100가지 병을 고칠 수 있는

30년 내공

알기 쉬운 실전 체형교정, 추나, 스포츠마사지

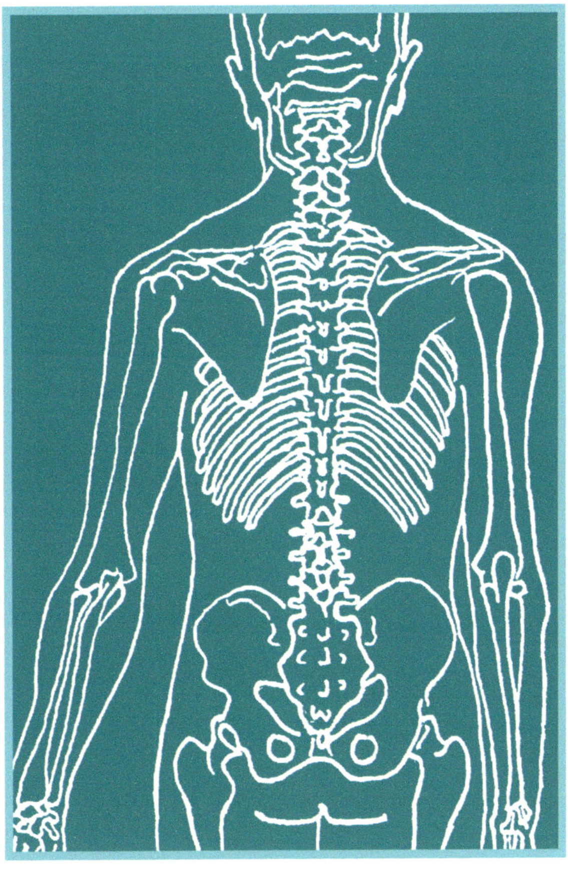

율곡출판사

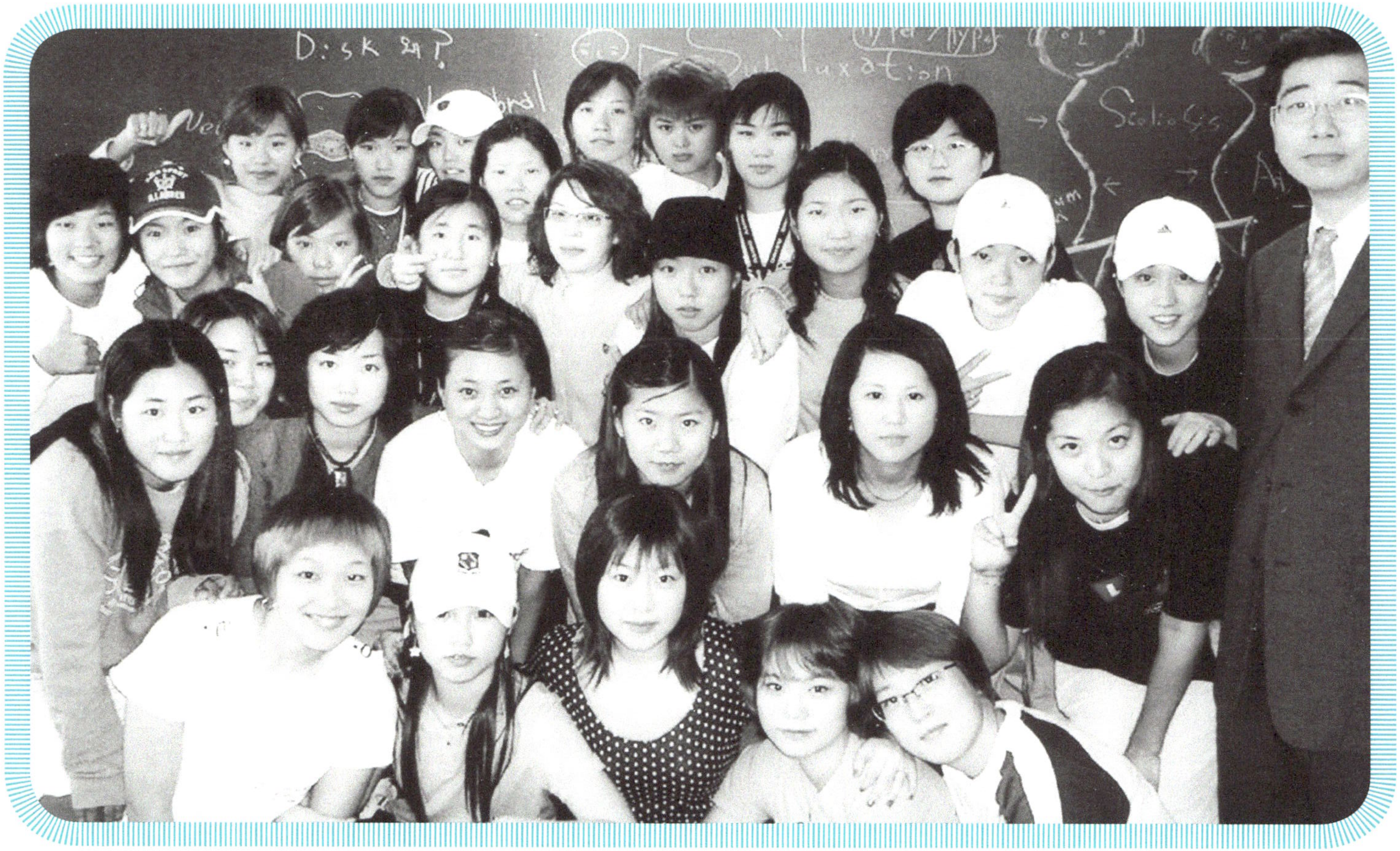

▲ 숭의여자대학 제자들과 함께한 저자

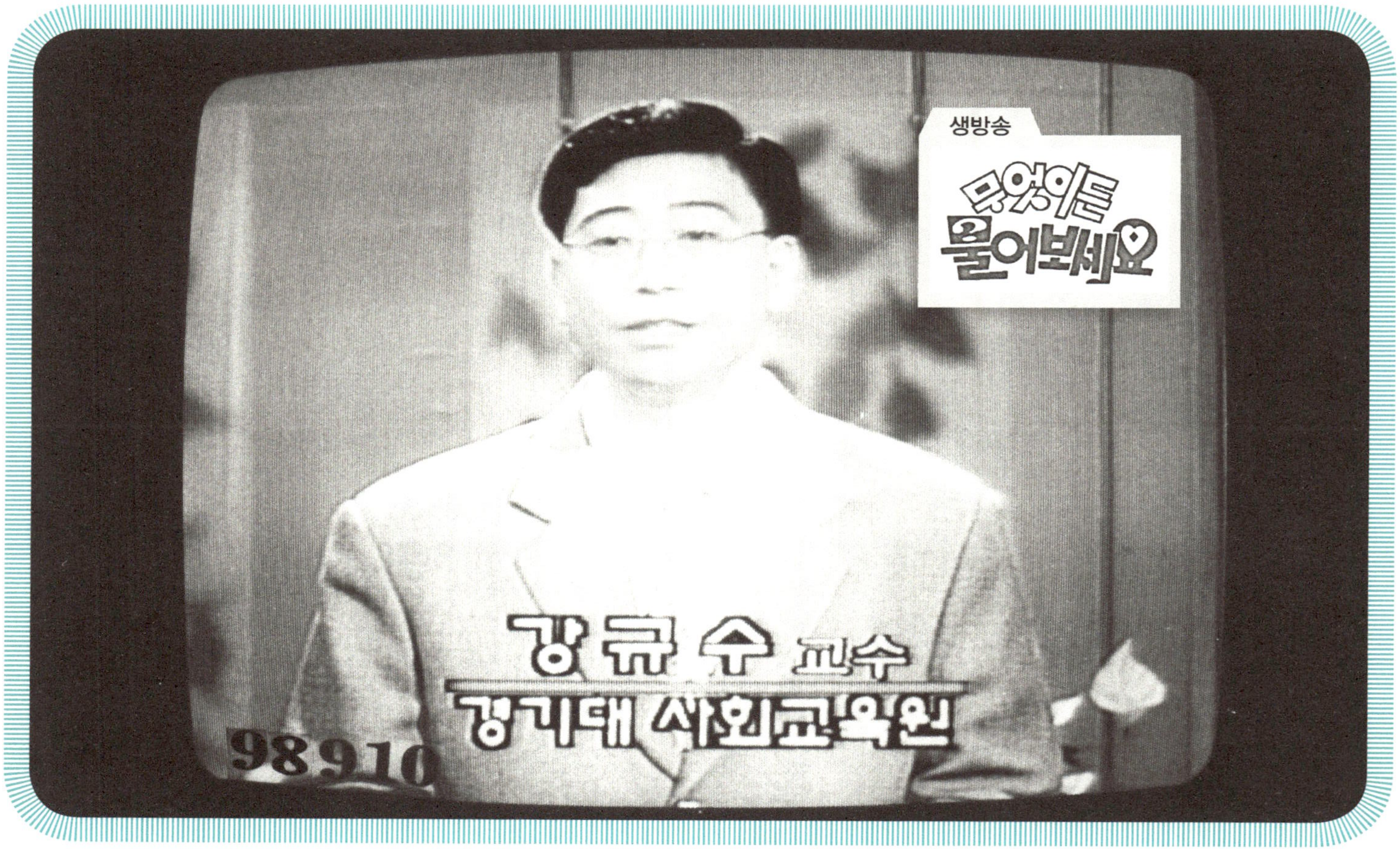

▲ 시청자들의 질문에 답변하는 저자(KBS TV 출연)

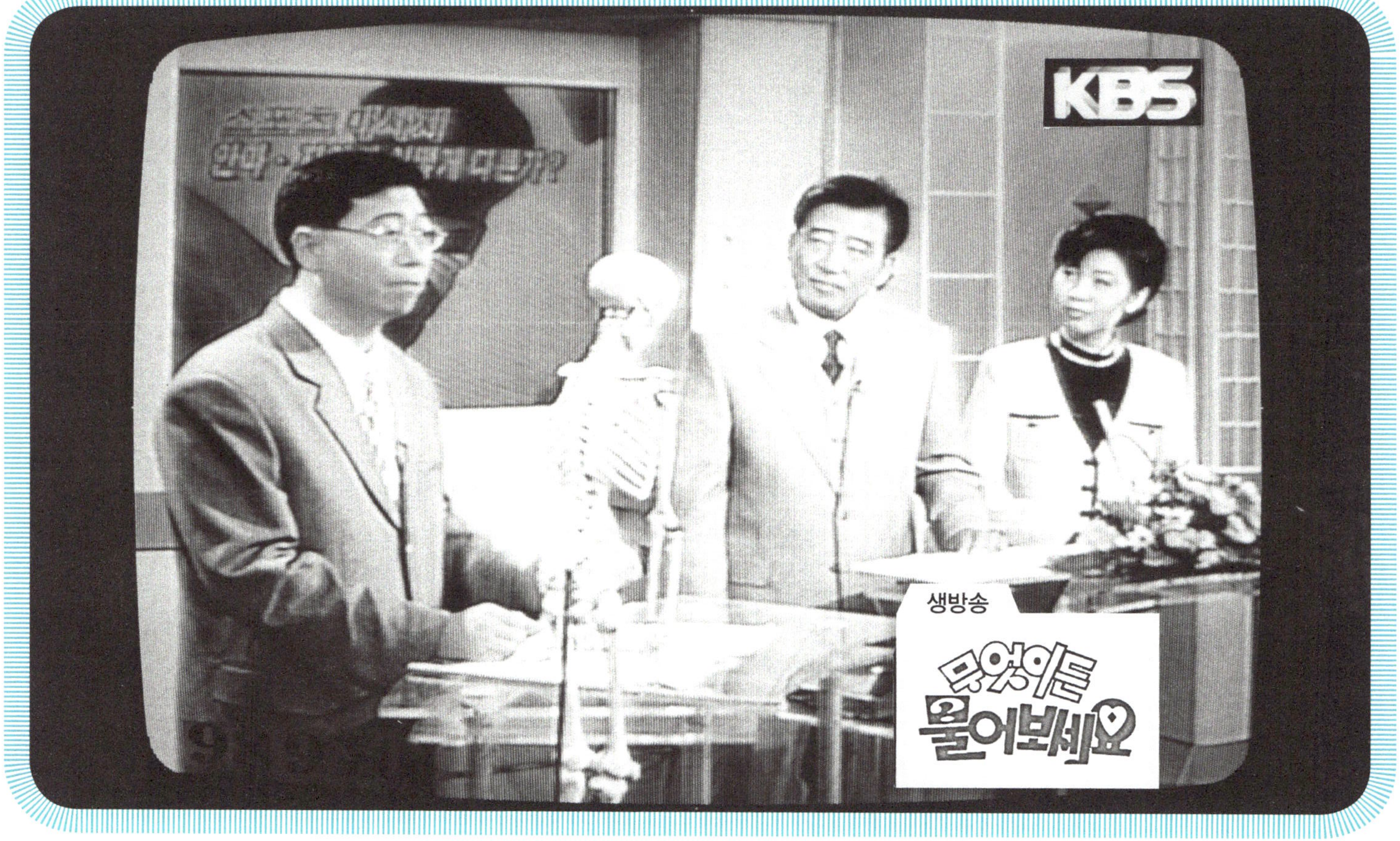

▲ 척추의 중요성을 설명하는 저자(KBS TV 출연)

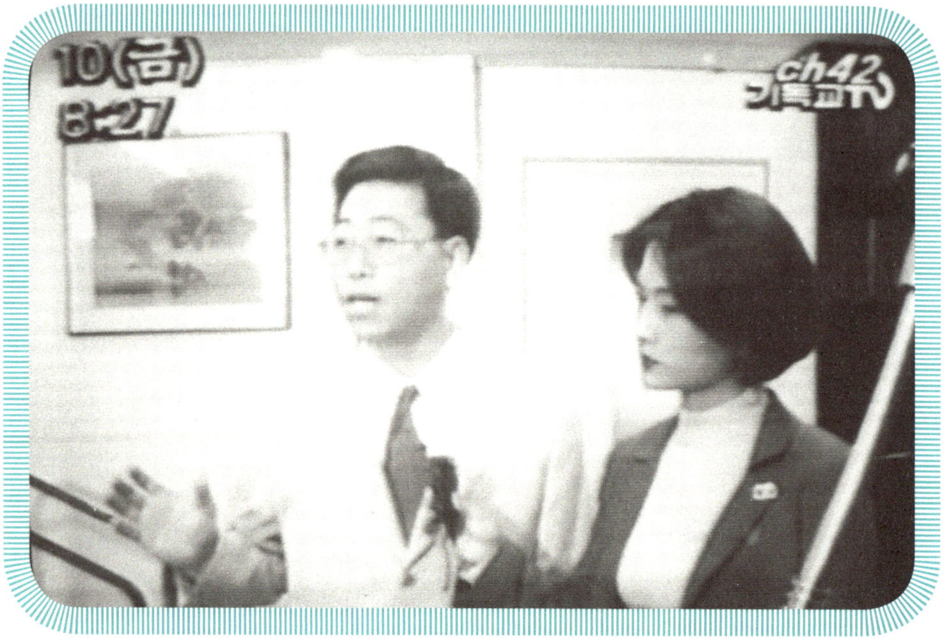

▲ 척추의 중요성을 설명하는 저자(기독교 TV 출연)

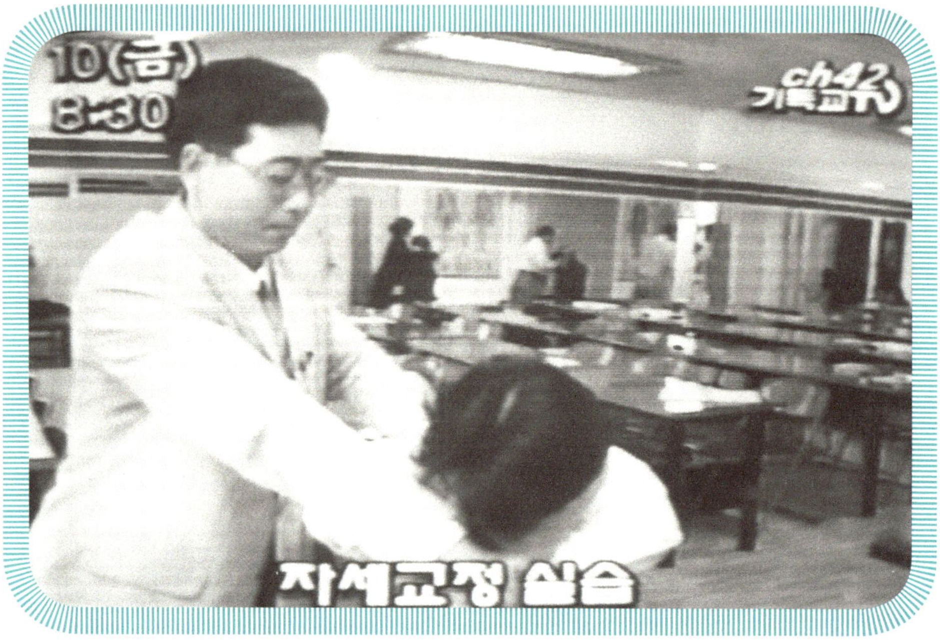

▲ 척추 교정 이론 및 실습 공개 방송(기독교 TV 출연)

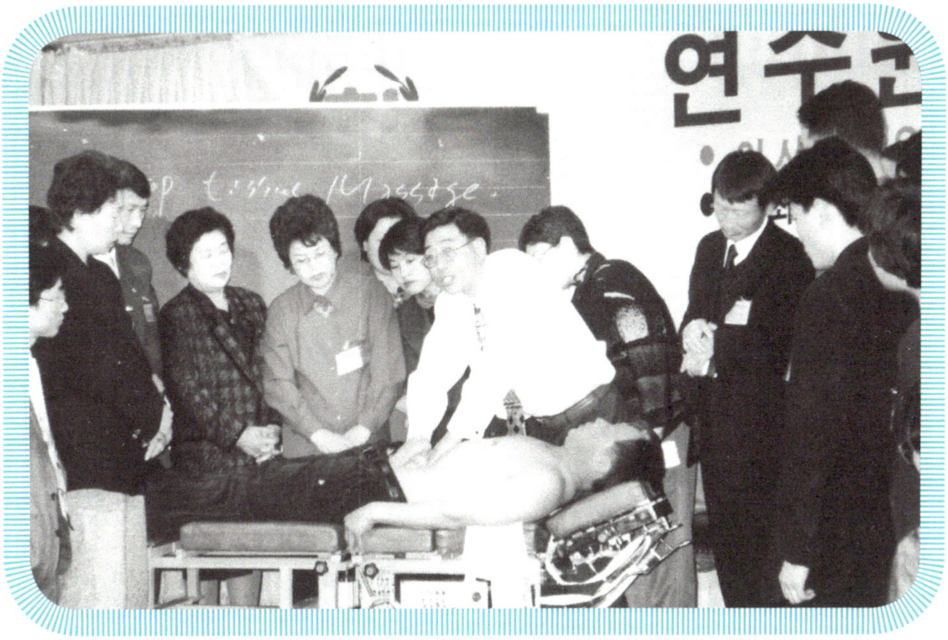

▲ 공개 세미나에서 강의하는 저자

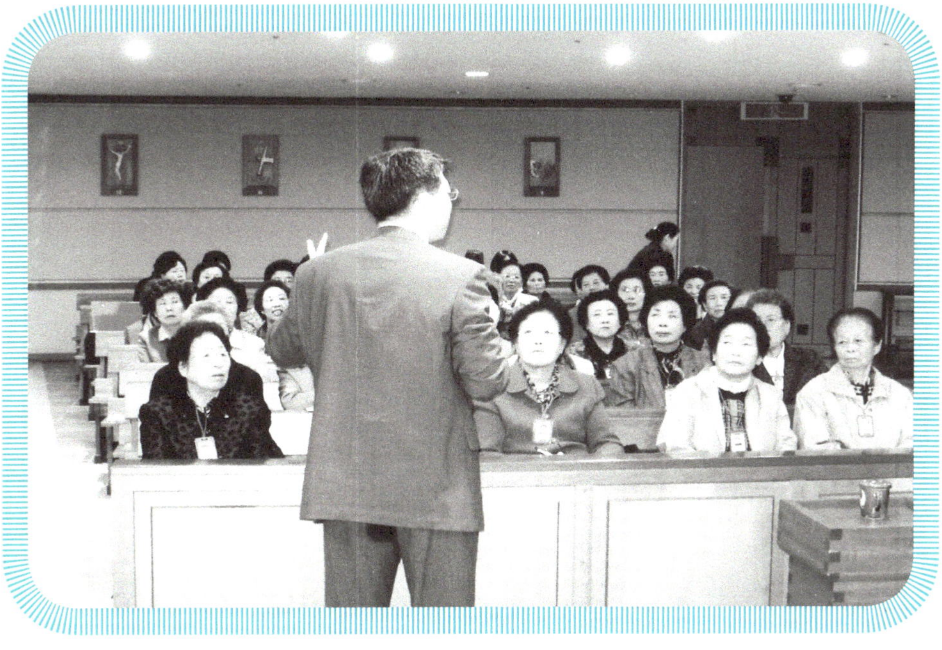

▲ 공개 건강강좌를 진행하고 있는 저자

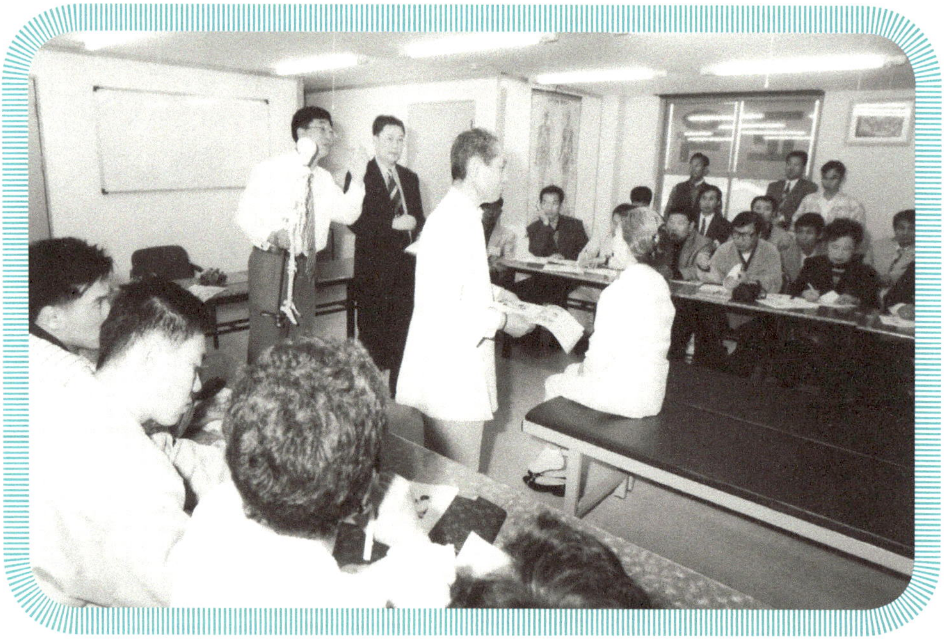

▲ 일본 자세 보건 균정대학 도시오 이사장과 공개 강좌를 하는 저자

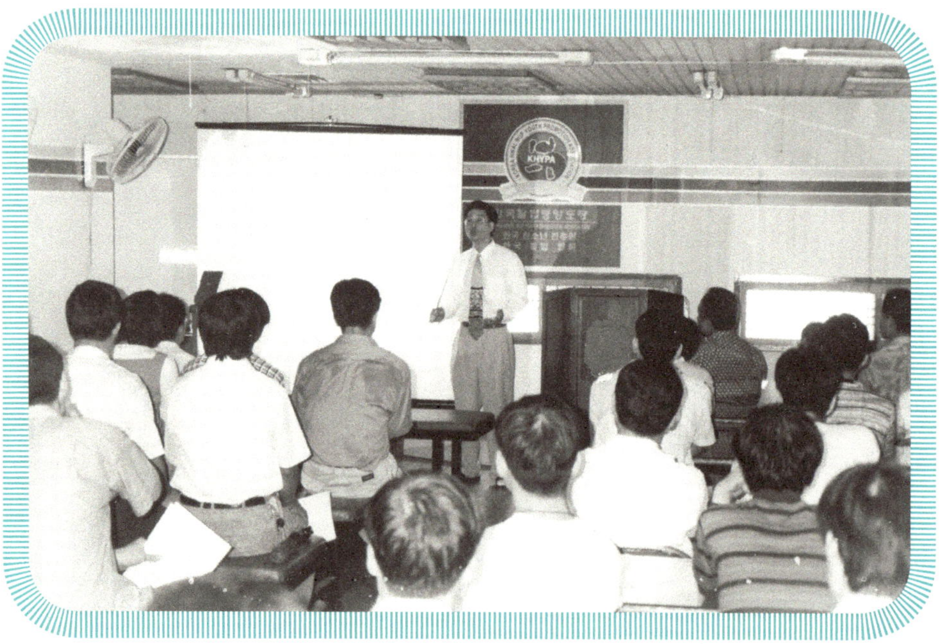

▲ 물리치료사 세미나에서 강의하는 저자

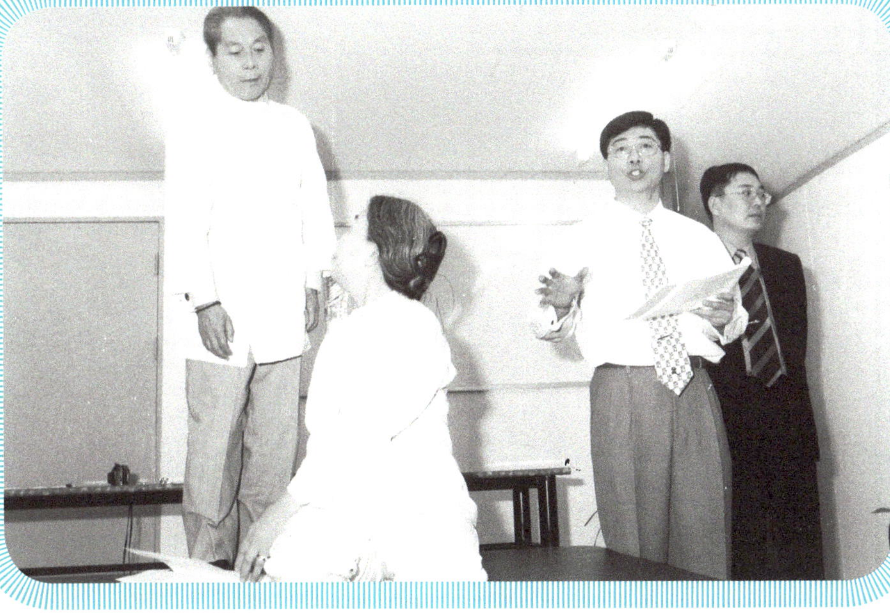

▲ 일본 자세 보건 균정대학 도시오 이사장과 공개 강좌를 하는 저자

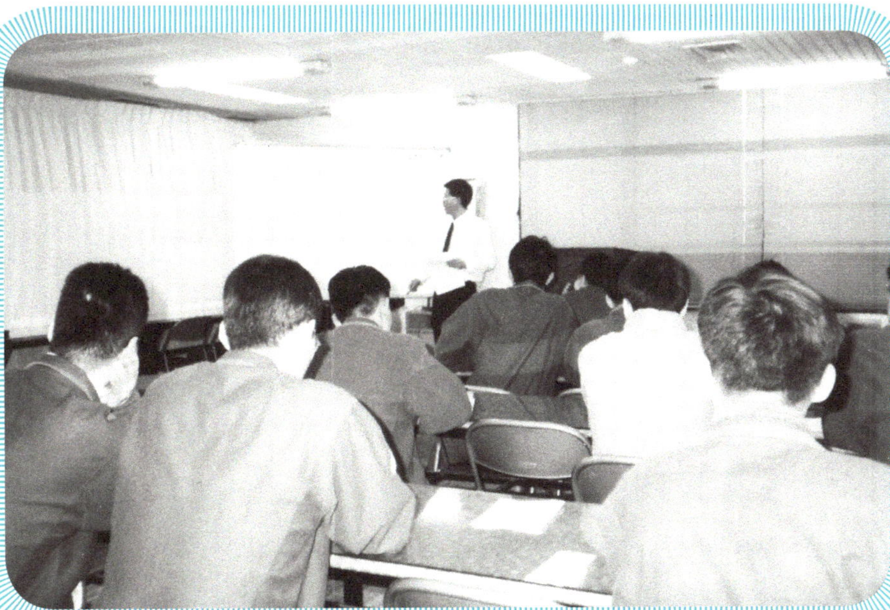

▲ 동국대 한의대생들에게 강의하는 저자

머리말

사람은 누구나 건강한 삶을 누리기를 바라기 때문에 자신의 건강을 위해서 많은 노력과 투자를 아끼지 않는다.

요즘 건강에 관한 서적들은 너무도 많이 범람해 있는 반면 원인 모를 통증을 호소하는 환자 아닌 환자가 비일비재(非一非再)하다.

저자가 생각하는 건강을 지키는 올바른 방법은 첫째, 영양 공급은 균형 있게 하고 둘째, 편안하고 안정된 마음을 가지며 셋째, 규칙적인 생활과 적당한 운동을 하고 넷째, 구조(뼈)의 정렬을 바르게 하는 것이다. 그렇게 하면 참된 건강을 지킬 수 있지 않을까 생각한다.

우리 인간의 몸을 지탱하는 뼈는 약 206개로 그중 건강에 큰 영향을 미치는 척추는 경추(Cervical)라고 하는 목뼈 7개, 흉추(Thoracic)라고 하는 등뼈 12개, 요추(Lumbar)라고 하는 허리뼈 5개와 선추(Sacrum), 미추(Coccyx) 등으로 구성되어 있다.

우리 몸의 기본 주춧돌과 기둥의 역할을 하는 뼈가 제 위치를 벗어나면, 즉 변위(Subluxation)가 오면 그 변위된 주위의 인대와 근육 그리고 신경조직 등에 압박을 가해 그 신경이 관장하는 기관(예를 들면 목뼈 1번이 변위되면 편두통, 등뼈 7번이 변위되면 위궤양 등)에 영향을 주기 때문에 참 건강을 지키기 위해서는 약을 찾기 이전에 자신의 척추를 바로잡는 일이 먼저 선행되어야 한다. 그렇게 해야만 건강한 삶을 약속받을 수 있을 것이다.

교정 운동으로 변위된 척추를 바로잡아주면 인체의 면역력이 증강되어 각종 질병에 걸릴 확률이 현저히 줄어들며, 척추로 인한 통증에서 해방되게 될 것이다.

이 책에서 저자는 30년 동안 여러 척추 환자들을 대상으로 한 임상 경험과 대학생, 물리치료사, 한의사 및 일반인들을 대상으로 강의를 해온 자료를 틈틈이 모아 교정실기와 스포츠마사지에 대하여 중심적으로 설명하였다.

아무쪼록 천학비재(淺學非才)한 본인의 조그마한 노력이 여러분의 척추 교정 학습 및 건강 생활에 많은 도움이 되어 국민 보건 향상에 미력하나마 이바지하게 되기를 기대하는 바이다.

본서가 나오기까지 많은 도움을 주신 율곡출판사 박기남 대표님, 편집을 맡아 노고를 아끼지 않으신 차은지 님께 감사드립니다.

강규수 교수

차례

제 6 장

제 7 장

제 1 장 척추 교정의 필요성

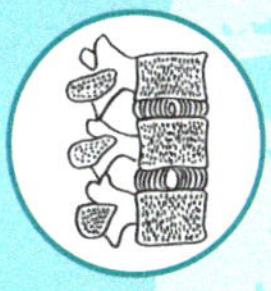

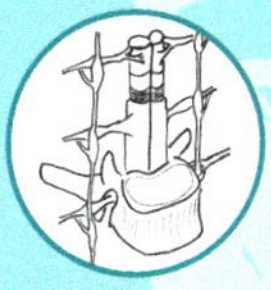

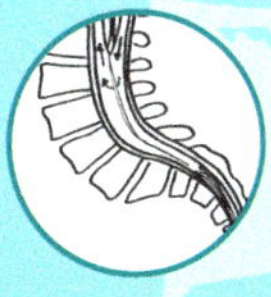

1. 누가 척추 교정을 받아야 할까요?

어린이부터 어른에 이르기까지 모든 사람이 그 대상이다.

살아가면서 경험하는 크고 작은 사고들, 나쁜 생활습관, 한쪽으로 치우친 자세, 운동 중 부상, 스트레스 등으로 자신이 깨닫지 못하는 사이에 척추는 무리를 하게 된다.

출생 그 자체가 유아가 이 세상에서 척추와 그 신경체계에 받게 되는 가장 최초의 충격이다. 특히 출산 시 유아의 목과 머리를 당김으로써 받게 되는 힘을 생각하면 그 정도를 짐작할 수 있다. 아이들이 자람에 따라 활동량이 늘어나면 부상의 빈도가 그만큼 늘어난다.

임산부도 척추 교정을 받으면 여러모로 도움이 된다. 많은 임산부들이 요통으로 고통받고 있다. 태아의 무게와 함께 늘어나는 체중으로 척추는 그 어느 때보다 스트레스를 받게 된다. 여러 연구에 의하면 임신 기간 중 척추 교정 치료를 받은 임산부는 출산 중에 요통이 훨씬 감소되며, 출산 시간도 단축된다. 그리고 무엇보다도 척추 교정은 임산부에게는 가장 안전한 치료 방법이다.

미국의 경우 학생들을 대상으로 신체 검사를 할 때 우리나라처럼 시력 검사, 몸무게, 키, 가슴둘레 검사 등을 하는데 거기에 추가로 X-ray를 찍어서 척추의 변위 검사를 한다. 그래서 척추의 변위가 발견되면 어릴 때부터 변위된 부분을 바르게 교정해 나가기 때문에 건강한 생활을 유지하는 데 큰 도움이 된다. 그에 반해 우리나라는 그렇게 하지 못하고 있다.

지금부터라도 우리나라에서도 학교 신체 검사 시 반드시 X-ray 사진을 찍도록 해야 된다고 생각한다. 얼마 전 일간지에서 우리나라 고등학생의

70% 정도가 크고 작은 척추변위의 질환을 호소하고 있다는 기사를 본적이 있다. 참으로 안타까운 일이 아닐 수 없다.

우리 인간은 태어나서 죽을 때까지 척추의 정렬이 바를 때 근본적인 건강을 유지할 수 있다. 신경의 흐름은 뇌로부터 척수가 척추관을 타고 내려오면서 목뼈, 등뼈, 허리뼈, 골반뼈 등으로 신경근을 내보내고 그 신경근은 말초신경까지 모든 명령을 전달하는 체계를 유지하고 있기 때문에 척추의 변위로 인하여 신경근이 압박받으면 신경의 흐름이 방해를 받게 된다. 수도 호스를 신경에 비유한다면 수도 호스가 일자로 곧게 뻗어 있으면 물이 시원스럽게 잘 나오지만 기역자로 굽어 있으면 잘 나오지 않게 되는 원리와 비슷하다. 척추가 변위되면 신경근은 압박되고 신경이 압박받으면 그 신경이 관장하는 말초신경이 제 기능을 발휘하지 못하게 되고 말초신경이 잠자게 되면 말초신경과 연결된 각종 장기에 이상이 생기기 때문이다.

많은 노인들이 여러 가지 척추 질환으로 고생하고 있다. 사람은 나이가 들면서 퇴행성 관절염과 같은 구조적 문제에 직면하게 된다. 관절의 뻣뻣함과 통증은 노인들이 겪는 가장 큰 고통이다. 노화에 따른 근육의 탄력 저하, 인대와 디스크의 신축성 감소 등이 원인이 되어 척추도 본래의 모습대로 지탱되기가 그만큼 어려워진다. 그에 따라 신경체계도 방해를 받게 되는 건 당연하다. 계속적인 척추 교정 치료는 척추의 유연성을 되찾고 더 이상의 퇴행을 막아 준다.

흔히 발생하는 교통사고의 후유증은 장기간에 걸쳐 척추의 손상을 가져온다. 조그만 사고라 해서 가볍게 넘긴 탓에 1년~5년 후에 여러 가지 후유증으로 고생하는 경우를 자주 본다. 사고 후 두통, 목 뻐근함, 요통 등을 경험한 뒤 그 증상이 사라지면 그냥 무심히 넘기기 쉽다. 뼈가 부러지지 않았으면 모든 것이 괜찮다고 생각하는 것은 위험한 발상이다. 척추 전문가의 철

저한 검사와 치료로 수년 후에 있을 고통에서 벗어날 수 있도록 자신의 건강을 지혜롭게 관리하기를 권한다.

2. 운동과 척추

저자가 만나는 많은 척추의 변위 환자 중 의외로 열심히 운동하는 사람들이 많다는 사실에 저 자신도 놀라곤 한다. 운동이 전반적으로 건강에 도움을 주는 것은 사실이다. 그러나 한 가지 검토해 볼 내용이 있다.

우리가 척추 건강에 대해서 접근할 때 균형 개념을 생각하면서 이해하려고 노력하면 정확히 깨달을 수 있을 것이다. 우리 인간의 인체 구조는 좌우 대칭이 조화를 이룰 때 신경과 근육과 뼈의 정렬이 바르게 된다. 더불어 척추의 정렬이 바르게 되면 신경과 근육과 척추 변위로 인한 질병이 퇴치된다. 그런데 여러 가지 운동 중에 한쪽으로 편중된 운동이 많다. 예를 들면 골프, 테니스, 스쿼시, 탁구, 야구 등이 그렇다. 그런데 이와 같이 한쪽으로만 편중되게 반복해서 척추를 트는 운동은 척추 건강에 그리 도움을 주지 못하는 것은 물론이고, 결국은 질병을 부르는 지름길이 되는 역효과를 가져오게 된다.

여러분이 꼭 골프를 하고 싶다면 척추에 무리를 주지 않고도 할 수 있는 방법을 설명해 드릴 수 있다. 예를 들면 이런 방법이다. 오른쪽으로 백 번 스윙을 했다면 왼쪽으로도 백 번 스윙을 하면 된다. 그렇게 좌우 균형되게 스윙을 한다면 척추의 건강을 지키는 데 상당한 도움을 받을 수 있을 것이다.

저자는 서울에 있는 S고등학교 야구부 학생들의 척추를 체크한 적이 있다. 이 야구부는 전국 4강 안에 들기 때문에 비교적 야구를 잘 하는 고등학교 선수들이었는데 척추를 체크해본 결과 30~40% 정도가 척추에 변위가 와서 변위 부위에 통증을 호소하는 심각한 상태였다. 변위의 원인은 간단하다. 한쪽으로만 지나치게 스윙을 많이 했기 때문이다. 우리나라의 훌륭한 프

로야구 선수들이 신체검사에서 불합격 판정을 받아 군입대를 면제받는 경우가 있는데 이 또한 척추의 심한 변위로 인해 불합격 판정을 받는 경우가 많다는 것은 잘 알려진 사실이다.

그래서 가능하다면 양다리 양팔, 즉 인체 육대관절과 척추를 균형 있게 사용하는 운동을 권하며, 어느 특정 부위를 한쪽 방향으로만 움직이는 편중된 운동을 해야 할 경우는 좌우 운동의 양을 똑같이 해야만 척추의 변위를 막을 수 있다는 점을 주지하기 바란다.

3. 하비 릴라드 이야기

미국에서 처음 카이로프랙틱(chiropractic, 척추 교정)이 탄생하게 된 배경은 이러하다. 미국의 대븐포트시(Davenport市)를 경유하는 미시시피강 주위에는 부두 노동자들이 아주 많았는데, D.D 파머라는 사람이 가만히 노동자들을 관찰해 본 결과 무거운 짐을 많이 드는 부두 노동자들이 척추에 통증을 호소하고 있다는 사실을 알았다. 그는 어떻게 하면 그 사람들이 겪고 있는 고통을 들어줄 수 있을까 하고 연구를 시작하게 되었다.

D.D 파머는 그 당시 지금보다는 훨씬 원시적인 방법이지만 자신이 고안한 방법으로 척추 교정을 조금씩 해 오던 중, 자신의 소유 건물 내 흑인 청소부인 하비 릴라드(Harvey Lillard)라는 사람의 귀가 들리지 않는다는 사실을 알고 그의 목뼈를 만져본 결과 목뼈 상부의 추체가 융기된 것을 발견한다. 그는 하비에게 그 척추의 변위만 바로잡아 주면 귀가 들릴 수도 있겠다는 설명을 한 후 그의 허락을 받고 경추를 단 한 번 교정했다. 그 결과 17년 동안 들리지 않던 귀가 정상인처럼 소리를 잘 들을 수 있게 되었다. 이 이야기는 매우 유명하며, 그런 경험과 그 경험으로 얻은 확신은 파머가 옥고를 치르면서도(처음에는 미국 의사단체에서 척추 교정을 인정하지 않았음) 척추 교정에 관해서 꾸준히 연구, 노력하여 그 맥을 이은 파머 가문의 후손들이 오늘날까지 파머 대학(척추 교정대학)을 이끌어 오는 계기가 되었다.

하비 릴라드는 태어날 때는 다른 정상인과 똑같이 귀가 잘 들렸는데, 어느날 동네 친구들과 높은 나무에 올라가 장난을 치고 놀다가 그만 떨어지고 말았다. 그 낙상 사고가 있은 직후부터 소리를 듣지 못하게 되었는데 그 원인을 검토해 보면 이러하다.

상부 경추(목뼈)는 얼굴과 두뇌의 여러 신경기관을 관장하지만 특히 경추 3번 신경은 귀와 관련이 아주 높다. 높은 나무에서 떨어져서 그 충격으로 인하여 경추 3번에 변위가 오게 되었고 그 영향으로 경추 3번 신경, 즉 귀가 소리를 들을 수 있게 하는 신경을 틀어진 뼈가 누르고 있었기 때문에 그 신경이 제 기능을 발휘하지 못하여 장애자로 생활해 오다 파머에 의해서 장애자가 아닌 건강한 몸으로 새로운 인생을 살아갈 수 있게 된 것이다.

4. 척추와 스트레스

스트레스와 우리 인체의 골격 관계를 생각해 볼 때 미국에서 널리 알려진 이야기 2가지를 예로 들면 이해하기가 빠를 것이다.

첫 번째 이야기 : 미국을 대표하는 올림픽 금메달리스트 남녀가 있었다. 이들은 미국 대표 선수들이기 때문에 이들의 X-ray가 체력 관리 센터에 보관되어 있었는데, 이 두 사람의 X-ray는 결혼 전만 해도 극히 정상이었다. 그런데 이 두 사람은 교제기간을 거쳐 결혼하게 되었다. 그러나 결혼 후 성격 차이가 심해 계속 스트레스를 심하게 받는 생활이 지속되었고 그러던 어느 날, 두 사람의 정기 신체 검진일이 다가와서 두 사람 모두 X-ray 촬영을 했다. 그 결과 척추의 변위가 조금씩 진행되고 있다는 사실이 밝혀졌다. 이것은 스트레스가 척추의 변위를 가져 온다는 하나의 예인 것이다.

두 번째 이야기 : 미국의 내과 의사가 자신의 건강을 정기적으로 체크하기 위해서 X-ray 촬영을 한 후 커피를 한 잔 마시고 있었다. 그때 마침 집에서 그의 아내로부터 전화가 왔는데, 그녀가 슈퍼에 잠시 다녀온 사이 집에 도둑이 들어 보석류를 모두 훔쳐갔다는 것이다. 이에 의사는 심한 스트레스를 느끼기 시작했다. 그는 자신이 심한 스트레스를 받은 상태에서 찍은 X-ray 사진을 스트레스를 받지 않았을 때의 사진과 비교, 검토해 보기 위해 전화를 받은 후 다시 X-ray를 촬영했다. 그리고 그 결과를 비교 분석한 결과 놀라운 사실을 발견하게 되었다. 불과 10분 전후의

X-ray이지만 도둑이 들었다는 말을 듣고 스트레스를 많이 받은 상태에서의 찍은 X-ray에서 미미한 척추의 변위가 진행되고 있었던 것이다.

이 두 가지 예를 보더라도 스트레스와 척추는 밀접한 연관성이 있다는 것을 우리는 알 수 있다.

5. 운동과 건강

각종 보신재가 고가에 잘 팔린다고들 한다. 어떤 사람들은 외국에 가서까지 여러 가지 보신 식품과 약품을 구입하는 데 혈안이 되어 있다고 한다. 그런데 우리 몸의 건강을 지켜주는 것은 고가의 식품과 구하기 어려운 약제가 아니라 올바른 척추의 정렬, 규칙적인 운동, 바른 영양 섭취, 안정된 마음인 것이다.

올바른 자세는 일상생활에서 습관화되어야 한다. 올바른 자세 교육은 어린이나 청소년들에게 특히 중요하다. 올바른 자세는 자신감을 갖게 하고 건강한 생활을 가능하게 하며, 여러 가지 질병으로부터 신체를 보호해 준다. 그리고 행복한 삶을 영위하는 데 도움을 준다.

나쁜 자세를 만드는 요인 중에는 시력 저하, 비만, 발에 맞지 않는 신발, 근육의 불균형, 부정적인 정신 상태, 직업에서 오는 스트레스, 그리고 부적당한 침구(특히 베개) 등이 있다.

규칙적인 운동은 척추 건강과 척추 질환 예방에 매우 좋다. 적어도 일주일에 3회, 매회 20~30분간의 유산소 운동이 좋다. 자신이 즐길 수 있는 운동이면 다 좋으나, 특히 걷기, 헬스, 수영 등 무리가 가지 않는 종목이 좋은 운동이라 할 수 있다. 자신에게 맞는 운동을 선택하여 꾸준히 반복함으로써 체력이 5년~10년은 젊어질 수도 있고 인체의 면역력을 증강시킬 수 있다.

일반인들이 행해야 하는 운동은 각종 스포츠 선수들이 하는 운동과는 차이가 있다. 운동 선수들은 꾸준한 체력 훈련을 바탕으로 인체의 모든 기능들이 잘 발달되어 있는 반면, 우리 일반인들은 그렇지 못하기 때문에 운동 선수들의 1/5 정도만 운동을 하더라도 충분한 운동의 효과를 거둘 수 있다.

자신의 나이, 환경, 적성, 영양 상태, 직업 등을 고려해서 운동을 하되 그 행한 운동의 후유증이 한 시간이나 두 시간 후면 사라질 정도가 적당한 운동량이라고 보면 되겠다. 즉, 너무 과도한 운동은 건강에 도움을 주는 스포츠가 아니라 오히려 건강을 해치는 노동이라는 사실을 명심하기 바란다.

올바른 영양 섭취는 건강한 생활의 근본이다. 비타민과 무기질의 좋은 공급원인 야채와 과일, 복합 탄수화물을 제공하는 곡류, 기름진 고기보다는 생선과 닭고기 그리고 설탕과 소금을 절제하는 식단이 좋다. 피해야 할 음식으로는 정제된 흰 설탕, 사탕류, 알코올, 음료, 커피, 콜라나 인공 색소가 함유된 드링크류, 방부제가 든 식품, 흰 밀가루 음식, 담배, 인스턴트 식품 등이 있다.

흔히 뒷골이 땡긴다라고 말하게 될 때가 있다. 기분이 나쁘거나, 갑자기 혈압이 상승하여 두뇌의 여러 신경에 자극을 주게 되어 느끼는 현상인데 이런 경우 목 주위의 근육과 연부조직이 경직되어 목뼈가 어느 한쪽 방향으로 변위가 오게 된다. 그래서 척추를 생각할 때에도 편안하고 안정된 마음가짐이 중요하다고 하겠다.

제 2 장

척추의 해부 생리학

1. 해부학적 자세
2. 용어 해설
3. 골격근계
4. 골격계
5. 신경계통

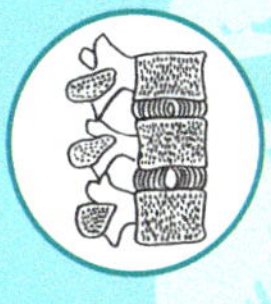

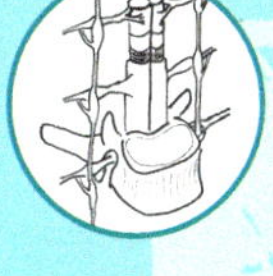

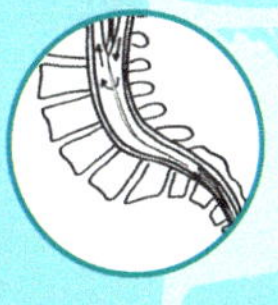

1. 해부학적 자세

해부학적 자세(Anatomical position)란 시선은 정면을 향하고 가슴은 자연스럽게 편 상태에서 양팔은 아래로 곧게 내리고 손바닥은 앞을 향해 펴고 양발은 붙이고 똑바로 서 있는 상태를 말한다. 이 자세는 여러 가지 구조에 대한 설명을 할 때 기본이 되며, 방향과 위치의 기준이 되므로 충분한 이해가 필요하다.

1) 방향을 표시한 술어

① **정중면**(Median plane)

사람의 몸을 좌우 대칭으로 나누는 면을 정중면이라고 하는데 이는 정중앙선이 두개골의 사상봉합(Sagittal suture)을 지나는 데서 연유된 것이다.

② **시상면**(Sagittal plane)

정중면과 평행되는 면으로 정중면과 겹쳐지는 부분은 정중시상면(Mid-sagittal plane)이라 한다.

③ **관상면**(Coronal plane)

시상면에 직각인 수직인 면을 관상면이라고 하며, 신체의 전부와 후부로 나누는 모든 면을 뜻한다. 전두면이라고도 하는데 두개골의 관상봉합(Coronal suture)을 지나므로 관상면이라 칭한다.

④ **수평면**(Horizontal plane)

신체를 나눌 때 상부와 하부로 나누는 면으로 시상면 및 관상면에 수직이다.

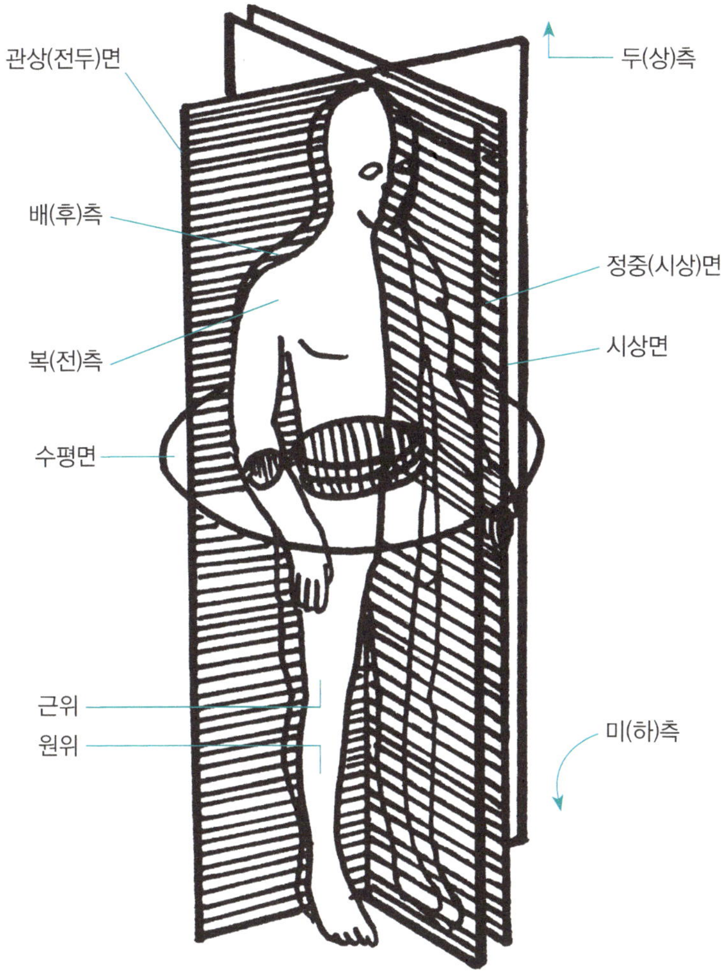

▲ 해부학적 자세 및 위치와 방향에 관한 용어

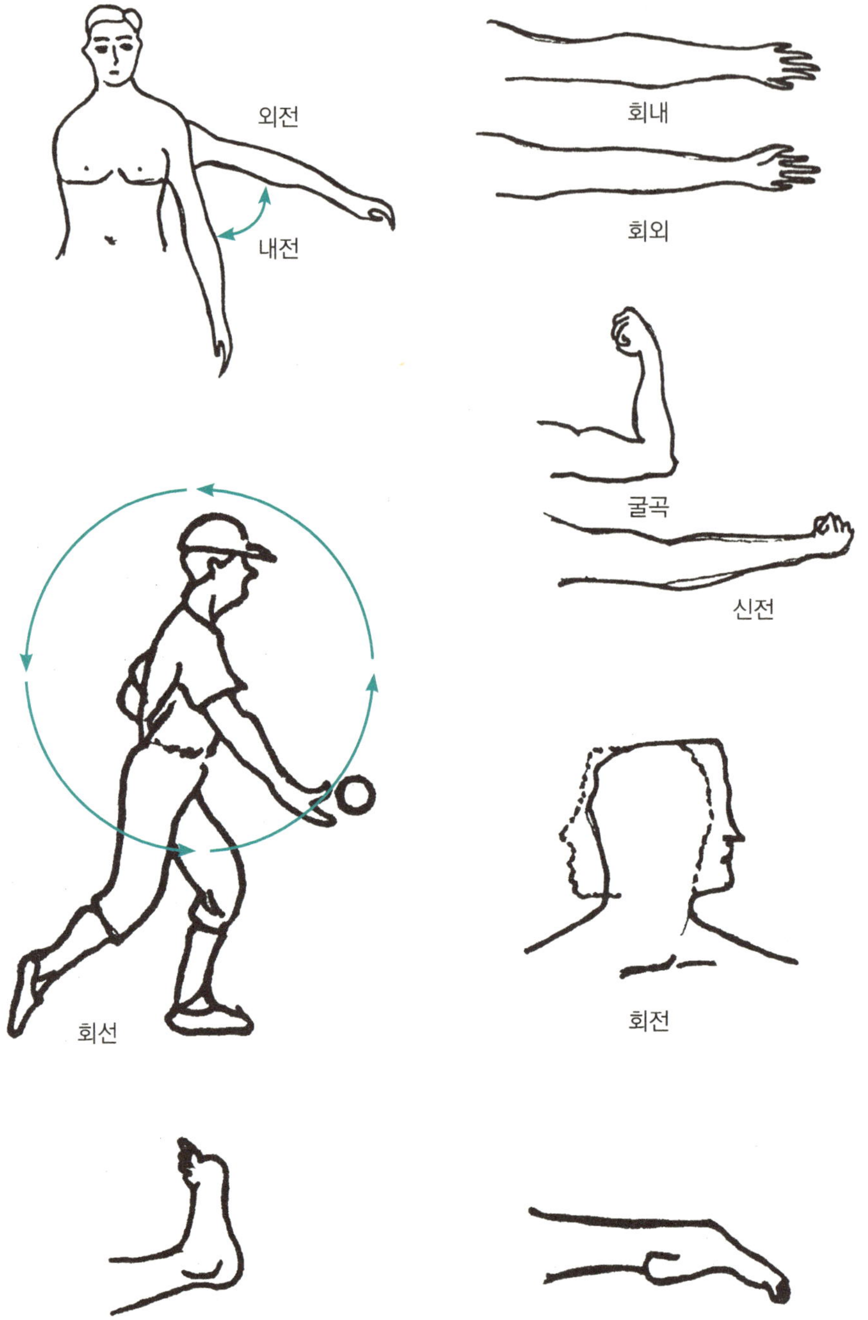

▲ 관절의 운동

2. 용어 해설

1) 위치의 용어

용 어	내 용
① 내측(內側)	정중면에 더 가까운 쪽을 말한다.
② 외측(外側)	정중면에서 더욱 먼 쪽을 말한다.
③ 전(前)	인체의 앞면에 가까운 쪽을 말한다.
④ 후(後)	인체의 뒷면에 가까운 쪽을 말한다.
⑤ 근위(近位)	체간에 가까운 쪽을 말한다.
⑥ 원위(遠位)	체간부보다 먼 쪽을 말한다.
⑦ 장측(掌側)	손바닥 쪽을 말한다.
⑧ 저측(底側)	발바닥 쪽을 말한다.

2) 움직임의 용어

용 어	내 용
① 굴곡(屈曲)	각을 이루며 굽히는 것을 말한다.
② 굴신(屈神)	굽혔다 펴는 운동을 말한다.
③ 신전(神轉)	굴곡의 반대 운동(똑바로 펴는 운동)
④ 내전(內轉)	정중면으로 가까이 오는 것을 말한다.
⑤ 외전(外轉)	내전의 반대를 말한다.
⑥ 과신전(過仲轉)	원위치를 지나 더욱더 신전되는 것을 말한다.
⑦ 회선(回旋)	굴곡, 회전, 신전, 내전의 연속된 운동이다. 팔로 원을 그리는 운동을 예로 들 수 있다.

3) 체부(體部)에 관한 용어

용어	내용
① 두(頭)	뼈 또는 기타 기관의 끝이 둥글게 비대된 부분(예 : 상완골두)
② 경(頸)	타부(他部)보다 가는 부분(예 : 목)
③ 첨(尖)	기관의 첨단부
④ 저(底)	기관의 기저부, 즉 하면에 가깝고 넓은 부분
⑤ 면(面)	뼈, 기타 기관의 표면(예 : 골(骨)의 관절면, 폐의 늑골면)
⑥ 연(緣)	두 면이 마주치는 면(예 : 견갑골의 내측면)
⑦ 엽(葉)	기관을 크게 구분할 때 그 각 부분을 말한다.(예 : 뇌의 전두엽)
⑧ 돌기(突起)	표면에서부터 높이 튀어 나온 것(예 : 유양돌기)
⑨ 과(顆)	첨단이 비후해져 있는 돌기(예 : 후두과)
⑩ 결절(結節)	주위에서 비교적 확실히 구별된 비후부(肥厚部)(예 : 좌골결절)
⑪ 능(稜)	길게 연결된 선상의 봉오리(예 : 장골능(腸骨稜))
⑫ 조면(粗面)	뼈의 주위에서 다소 융기된 면이며, 일반적으로 골격근의 부착부를 의미한다.
⑬ 와(窩)	표면에서 오목한 형태가 모이는 장소

4) 증상별 · 부위별 용어

용 어	내 용
① 갑상선(甲狀腺)	척추동물 후두(候頭)의 앞쪽 아랫부분을 말한다.
② 갑상연골(甲狀軟骨)	후두(候頭)에 있는 연골에 해당하나 후두의 외각을 이룬다.
③ 강직(强直)	근육을 어떤 빈도 이상으로 연속적으로 자극할 때 이것이 수축되는 상태
④ 강직성(强直性)	근육이 수축하여 굳어지는 상태
⑤ 경사(傾斜)	비스듬히 기울어짐
⑥ 경색(傾塞)	사물이 잘 융통되지 않고 폭막힘
⑦ 경결(硬結)	굳어 뭉쳐짐
⑧ 경직(硬直)	굳세고 곧음
⑨ 경화(硬化)	단단해짐
⑩ 경혈(經穴)	신체의 맥락과 급소
⑪ 과민(過敏)	지나치게 예민함
⑫ 과민성(過敏性)	선천적으로 감정이나 감각이 지나치게 예민한 체질
⑬ 균형(均衡)	어느 한편으로 치우쳐서 기울어지지 않고 고름
⑭ 근괴(筋塊)	근육(힘줄)이 덩어리져 있다
⑮ 누선(淚腺)	눈물을 내어 보내는 분비선
⑯ 뇌수(腦髓)	머릿골
⑰ 뇌신경(腦神經)	대뇌 연수에서 얼굴 머리에 퍼진 운동신경과 지각신경
⑱ 뇌척수(腦脊髓)	중추 신경계인 뇌와 척수의 총칭
⑲ 결체(結締)	잡아맴
⑳ 결체조직(結締組織)	몸 안에 여러 부분을 연결하는 조직 결체질 중 하나이다.
㉑ 긴장(緊張)	팽팽하며 늘어지지 않음
㉒ 긴축(緊縮)	바짝 줄임
㉓ 단렬(斷裂)	끊어져 찢어짐
㉔ 대상(代償)	일을 대신하다.
㉕ 동통(疼痛)	신경의 자극으로 몸이 쑤신다.
㉖ 마비(痲痺)	신경이나 힘줄이 그 구실을 못하거나 없어져서 생기는 병
㉗ 만곡(灣曲)	활처럼 굳음(추골이 3개 이상 탈구변위로 굽힘)
㉘ 변위(變位)	뼈가 위치를 바꿈
㉙ 변형(變形)	모양이 변하여 달라진 형태
㉚ 빈약(貧弱)	허약함

3. 골격근계

근육계의 기관인 근육은 몸무게의 약 50% 정도를 차지하며 전신의 골격근은 약 650개이고 주로 수축 작용을 수행하기 적합한 세포조직으로 구성되어 있다. 근육의 움직임은 영양분으로부터 나오는 화학 에너지를 기계적 에너지 혹은 운동 에너지로 변화시키며 그 고유의 기능을 수행하는데, 열 발생 작용으로 체온 유지, 혈액 순환, 소화관의 활동, 혈액 또는 뇨의 형성 및 배출, 호흡 그리고 자세의 유지, 열의 생산 등에도 큰 영향을 미친다. 인체에는 평활근, 골격근, 심근의 3가지 종류가 있다.

1) 근의 작용

사람들이 무거운 짐을 들게 될 때 팔을 안쪽으로 굽히게 된다. 이때 굴곡시키는 일을 수행하는 근을 굴근(Flexor)이라고 하며, 들어올린 짐을 어느 지점에서 놓게 될 때 팔이 펴지게 되는데 그 운동을 수행하는 근을 신근(Extensor)이라 한다. 인체의 중앙축을 중심으로 좌우로 돌아가는 운동을 일으키는 것을 내전근(Adductor) 및 외전근(Abductor)이라고 하며, 회전시키는 운동을 관장하는 근을 회전근(Rotator)이라 한다.

2) 근과 추체의 관계

근육은 뼈와 별개의 조직으로 구성되어 있고 서로에게 큰 영향을 주지 않는다고 생각할 수도 있겠으나, 척추를 주치료 대상으로 삼고 있는 학문을 연구하는 사람들은 뼈 못지 않게 근육의 중요성도 아울러 깊이 인식하기 바란다.

예컨대 좌골신경통이라고 하면 골반 아랫부분, 즉 우리가 의자에 앉을 때 의자 밑 부분에 닿는 좌우측 뼈를 좌골이라고 하는데, 그 부위를 지나가는 신경이 압박을 받아서 통증을 호소하게 되는 걸 말한다. 좌골신경통의 원인에는 여러 가지가 있다. 비교적 가벼운 경우를 예로 들면, 무거운 짐을 잘못 들거나 해서 허리의 뼈가 변위되어 그 변위된 추체가 좌골로 내려가는 신경을 눌러서 좌골신경통을 호소하는 경우가 있다(이런 경우 변위된 추체를 교정해 주기만 하면 치료가 됨). 또 다른 경우는 자세가 한쪽으로 심하게 기울어진 상태에서 장기간 일을 하다 보면 본인도 모르는 사이에 좌골 쪽에 통증이 나타나는 경우다. 바르지 못한 자세 탓에 한쪽 근육이 지나치게 굳게 되며, 그 굳은 근육이 그 주위의 뼈를 끌어 당기게 된다. 그렇게 변위된 뼈는 추간공으로 나오는 신경근을 압박하게 된다. 이러한 상황에 처한 사람은 좌골에 통증을 호소하게 된다. 그렇다면 이런 경우 변위된 뼈만 제 위치로 교정을 해주면 되느냐? 그렇지 않다. 뼈를 지탱하고 있는 근육, 즉 굳어 있는 근육을 풀어 주지 않고는 뼈의 변위를 바로잡을 수 없다. 이런 연유로 근육과 뼈는 깊은 연관을 가지고 있다고 하겠다.

3) I.C.A · ACA

I.C.A(International Chiropractic Association)는 세계 카이로프랙틱 협회의 약자이고, A.C.A(America Chiropractic Association)는 미국 카이로프랙틱 협회의 약자인데 이 두 단체에서의 척추 교정 방법이 조금 다르기 때문에 설명을 하고자 한다.

A.C.A의 경우는 스포츠마사지를 인정하지 않는다. 즉, 근육을 풀어주는 방법을 사용하지 않는다. 그냥 단순히 변위된 척추만 교정해 주는 방법을 채택하고 있고, 그런 근본 바탕을 가지고 학생들에게 교정법만 철저하게 가르

친다. 때문에 I.C.A, 즉 세계 카이로프랙틱에 가입되어 활동하는 교정사들은 A.C.A와 많은 차이점을 가진다.

I.C.A의 경우는 근육을 충분히 이완시키고 그 후에 척추 교정을 하며, 필요하다면 영양제 같은 약을 쓰는 것도 경우에 따라서는 인정한다. A.C.A와 다른 교정 방법인데, 근육과 뼈를 함께 생각하며 접근한다는 측면에서 I.C.A의 교정 기법이 더욱더 효과가 좋다고 보며, 저자 자신도 여기에 동의한다. 많은 환자들을 교정해 본 결과 A.C.A보다 I.C.A의 방법이 훨씬 효과적이었기 때문이다. 때로는 딥티슈(Deep Tissue) 마사지를 가미해서 근육을 풀어주면 변위 부위를 쉽게 이완시킬 수 있다.

4) 근육 이상에 의한 불균형

불균형 상태	불균형 가능성이 있는 근육
귀의 불균형	목 근육, 척주기립근, 상부승모근
견의 불균형	광배근, 목 근육, 중둔근, 승모근
둔부의 불균형	내전근, 중둔근
견이 굽은 것	견갑거근, 승모근
골반	요근, 대퇴근막, 봉공근
양손이 다른 방향을 향한 것	소원근
나왔거나 뒤로 처진 배	복직근, 이상근, 요근
들어간 배나 나온 등	척주기립근, 요근
굵은 다리	내전근, 대퇴근막, 중둔근
경직된 무릎	박근, 봉공근
신전도과의 무릎	슬와근, 비복근, 대퇴사두근
몸의 전향	편평근
옆으로 굽은 등	복직근, 척주기립근, 광배근
안으로 향한 다리	요근
밖으로 향한 다리	내전근, 대퇴이두근
왜곡된 발목	비골근
손을 뒤로 돌리기 곤란한 상태	승모근, 상부승모근
팔을 위로 올리기 곤란한 상태	전거근, 능형근, 견갑거근

5) 인체골격근의 형태

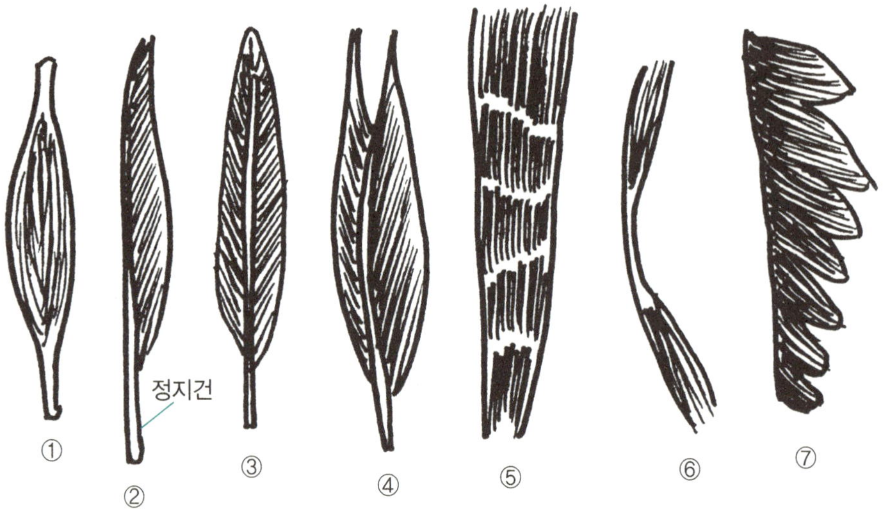

① 방수상근 ② 반익상근 ③ 익상근 ④ 이두근 ⑤ 다복근 ⑥ 이복근 ⑦ 거근

▲ 근의 여러가지 모양

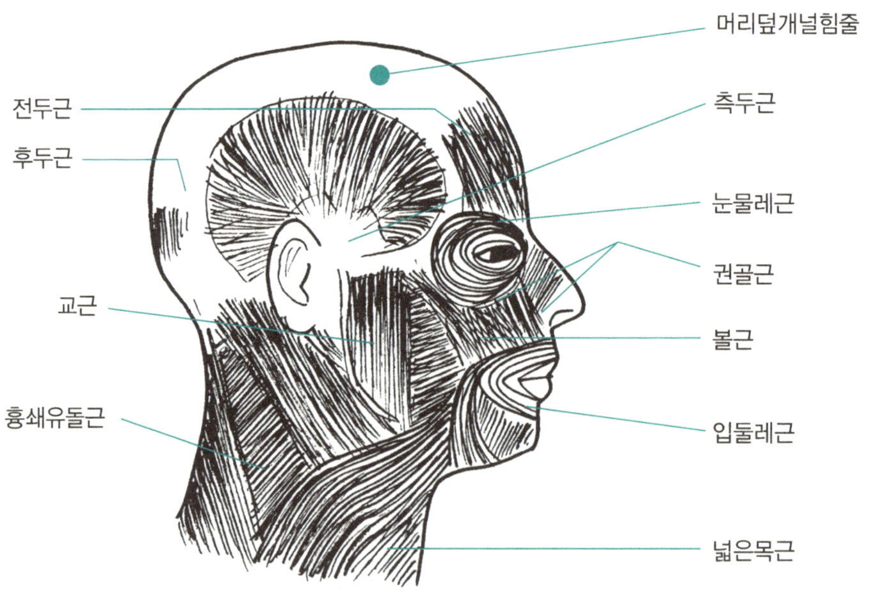

▲ 안면표정근과 저작근

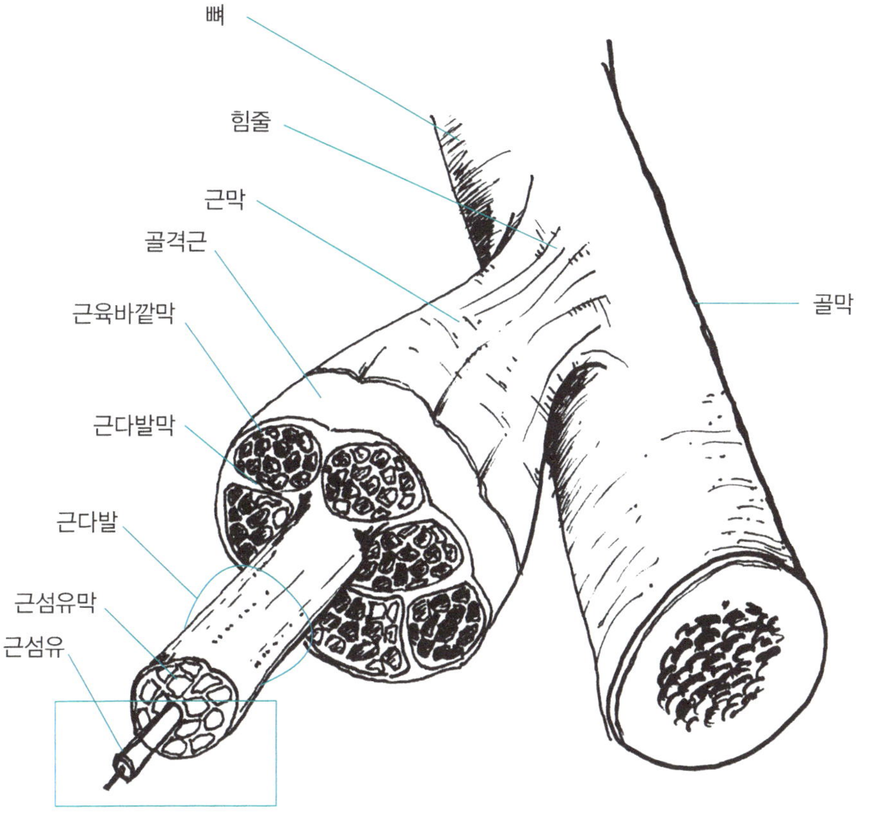

▲ 골격근의 구조

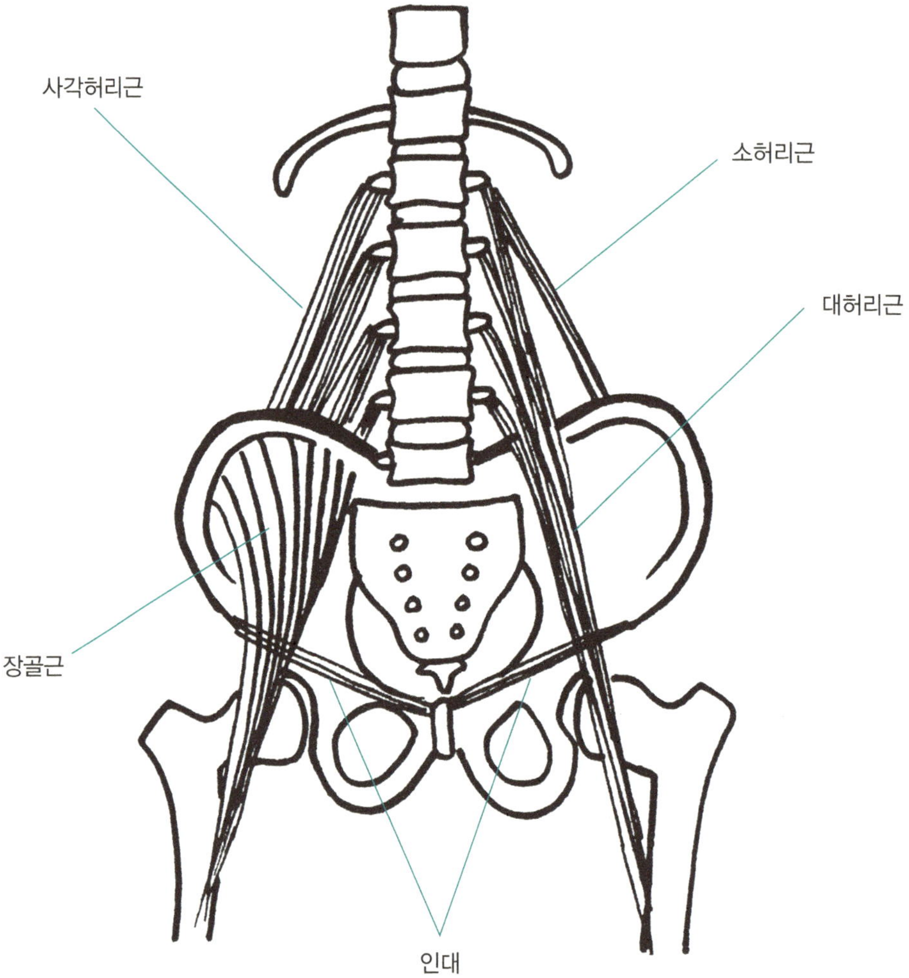

▲ 요추와 골반의 근육

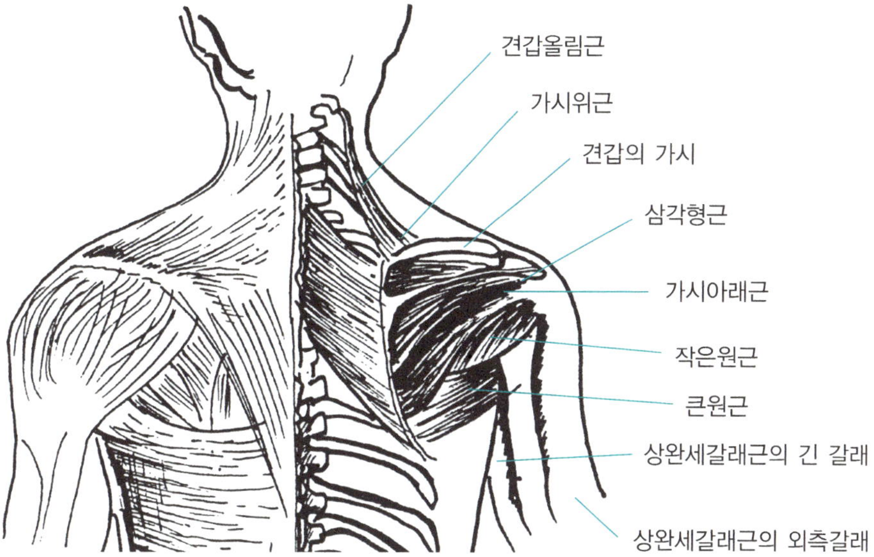

▲ 견갑과 상완의 뒷 표면근

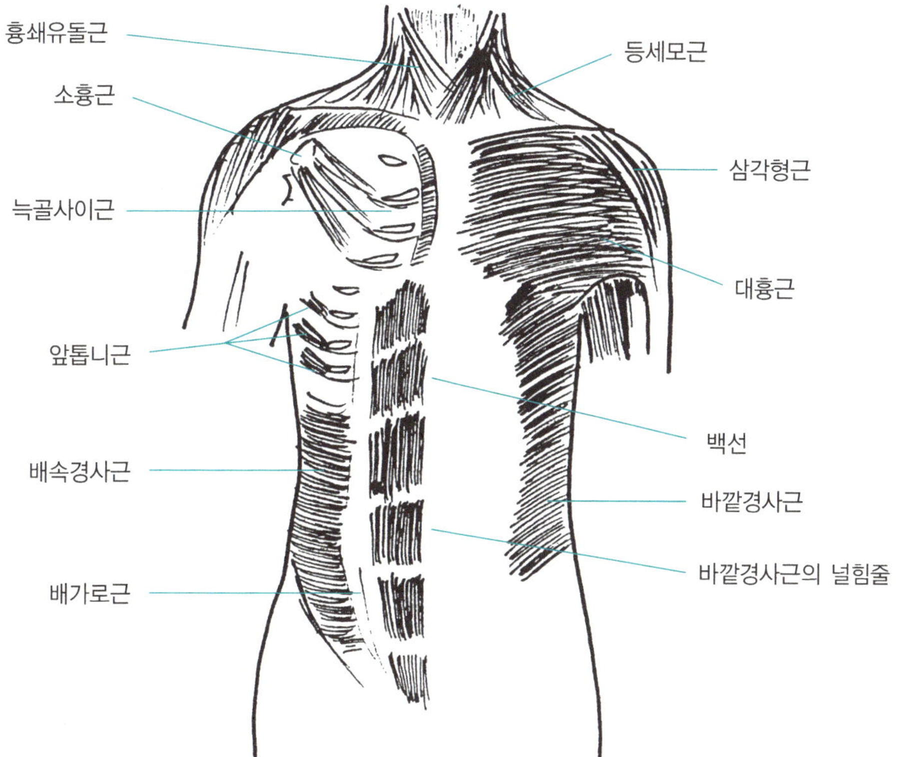

▲ 앞면의 가슴과 배벽의 근육

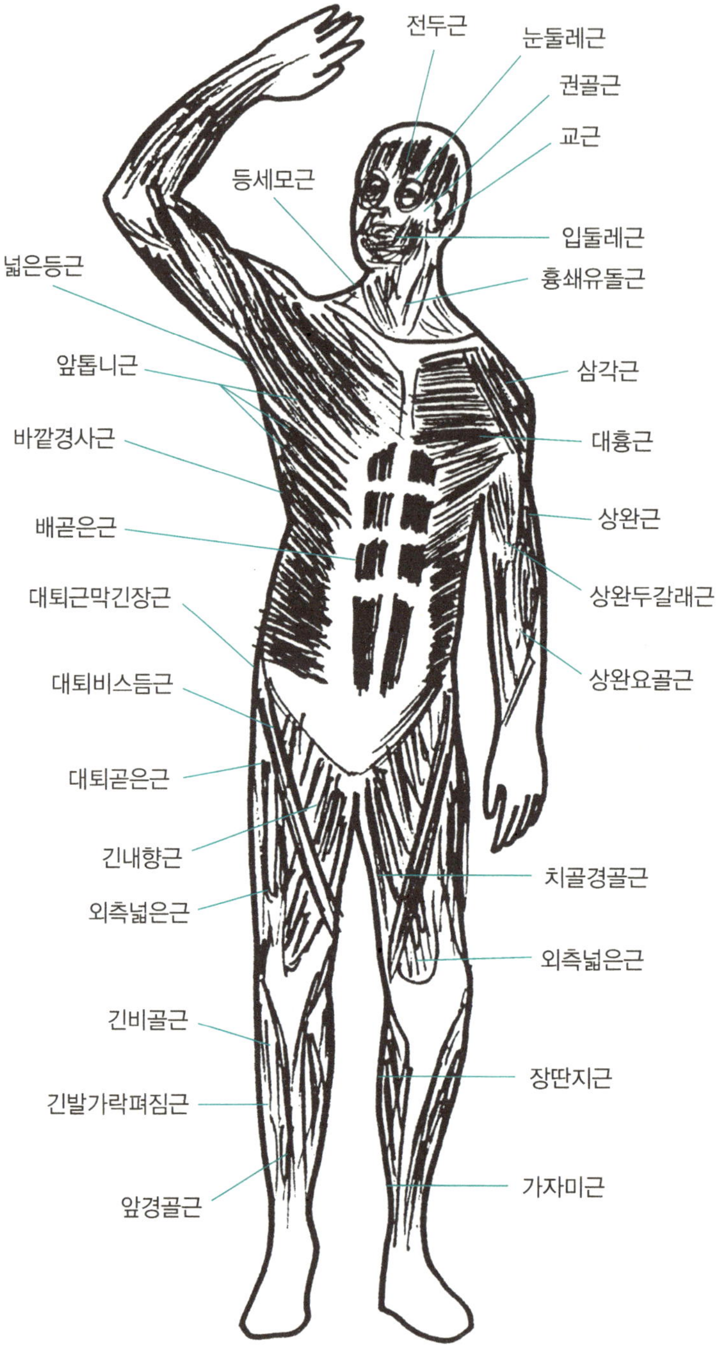
전두근
눈둘레근
권골근
교근
등세모근
입둘레근
흉쇄유돌근
넓은등근
앞톱니근
삼각근
바깥경사근
대흉근
배곧은근
상완근
대퇴근막긴장근
상완두갈래근
상완요골근
대퇴비스듬근
대퇴곧은근
긴내향근
치골경골근
외측넓은근
외측넓은근
긴비골근
장딴지근
긴발가락펴짐근
앞경골근
가자미근

▲ 표면 골격근의 앞면

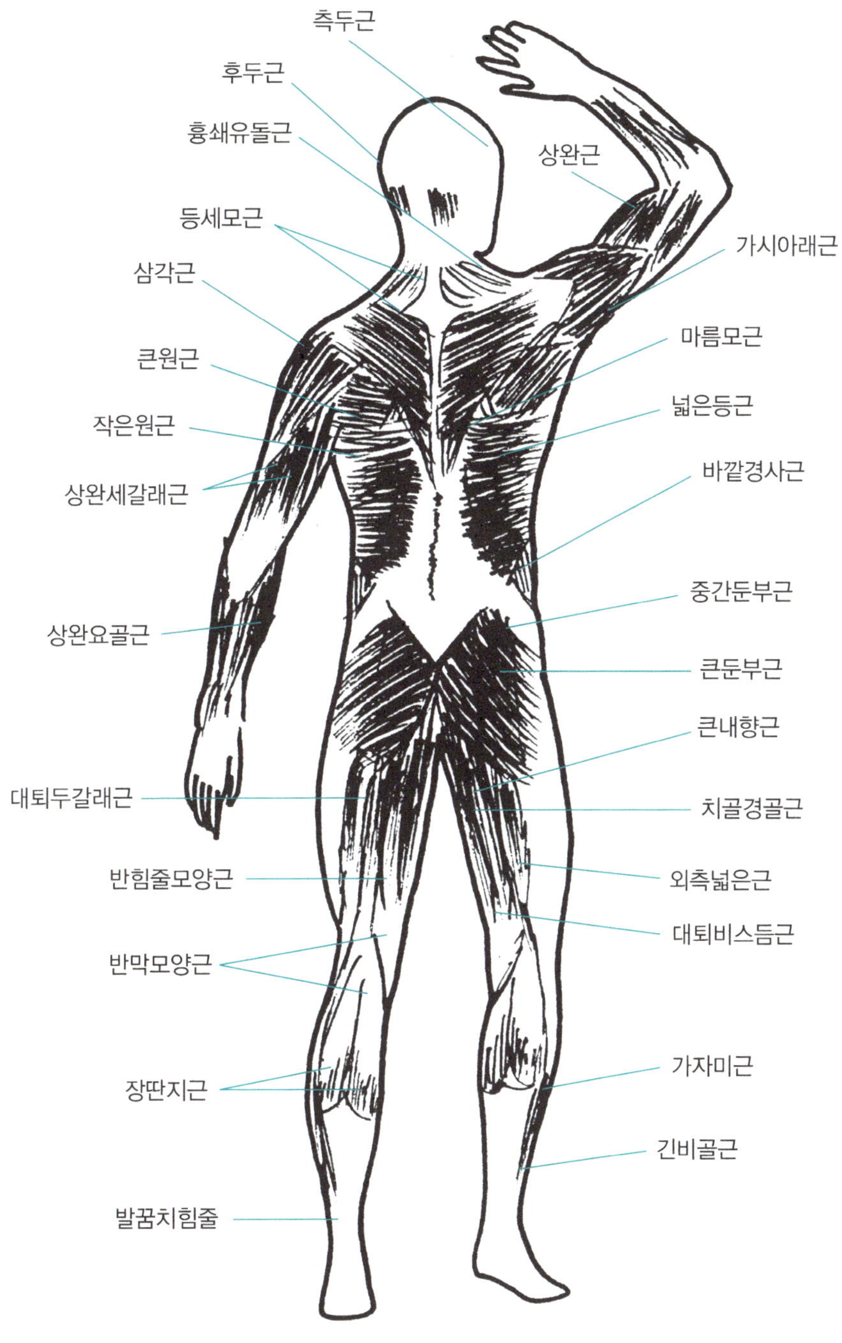
측두근
후두근
흉쇄유돌근
상완근
등세모근
가시아래근
삼각근
마름모근
큰원근
넓은등근
작은원근
바깥경사근
상완세갈래근
중간둔부근
상완요골근
큰둔부근
큰내향근
대퇴두갈래근
치골경골근
반힘줄모양근
외측넓은근
대퇴비스듬근
반막모양근
가자미근
장딴지근
긴비골근
발꿈치힘줄

▲ 표면 골격근의 뒷면

4. 골격계

골격(Skeletal)은 약 206개의 뼈 및 연골들로 구성되며, 둘 이상의 뼈는 인대(Ligaments) 등으로 연결되어 좌우 · 상하 운동을 주관하는 관절(Joint) 운동을 가능하게 한다. 골격근은 화학 에너지를 기계적 에너지로 전환시켜 공급하는 기능을 수행한다.

1) 골격의 기능

골격은 인체의 지주 역할을 하는데 몸무게의 약 15%를 차지하며 살아 있는 조직이다. 뼈는 지지 작용으로 신체의 외형을 구성하며, 보호 작용으로 두개골은 뇌를 보호하고, 흉곽은 심장과 간 등을, 골반의 뼈들은 생식기 및 방광들을 보호한다. 그 이외에도 지렛대의 기능을 수행함으로써 근이 수축 작용을 하는 것을 돕는다. 그 덕분에 근은 운동 기능을 수행할 수 있다. 또한 조혈 기능이 있어 적골수에서 혈액을 만들며, 무기질을 저장할 수 있어 칼슘과 인을 저장, 공급하는 일을 한다.

2) 뼈의 형태

신체를 이루는 뼈는 그 모양이 다양한데 다음과 같이 설명할 수 있다.

① **장골** : 사지의 뼈들로 폭보다는 길이가 훨씬 길다.

② **단골** : 입방형인 손목뼈와 발목뼈 등이 있다.

③ **편평골** : 대체로 근육의 부착이 많은 부위에 위치한다. 견갑골, 늑골 등이 이에 속한다.

④ **불규칙골** : 모양이 일정하지 않고 변화무쌍하며 추골, 이소골 등이 이

부류에 속한다.

⑤ **부골** : 전두골의 접합 부위

⑥ **종자골** : 둥글고 작은 뼈를 말하며 대표적인 뼈로는 슬개골이 있다.

3) 뼈의 구조

모형 뼈의 표면을 보면 돌출된 면과 함몰된 구조를 볼 수 있는데 이것은 결 및 혈관 신경의 흐름과 관계가 깊다. 남자와 여자의 뼈를 비교해보면 남자의 뼈가 더 거칠며, 근육 또한 여자보다 잘 발달되어 있음을 볼 수 있다.

뼈는 크게 골막(骨膜), 골질(骨質), 골수(骨髓)로 구별할 수 있다.

① 골막

뼈를 외부에서 감싸는 튼튼한 결합조직의 막이며 혈관과 신경을 많이 포함한다. 뼈를 보호하고 재생(再生)하는 중요한 역할을 한다.

② 골질

바깥층의 치밀질과 속위층의 해면질의 두 가지 층으로 되어 있는데 치밀질에는 신경이나 혈관이 통하는 가느다란 영양관이 많이 있다. 해면질은 부서지기 쉬운 연한 조직이다.

③ 골수

해면질의 조그만 강소(腔所) 안에는 부드러운 골수가 들어 있으며 조혈기능을 한다.

- 뼈 세포는 뼈소강 안에 위치하는데 콜라겐은 뼈의 강도와 탄력성을 높이며, 무기염들은 뼈를 잘 부러지지 않게 한다.

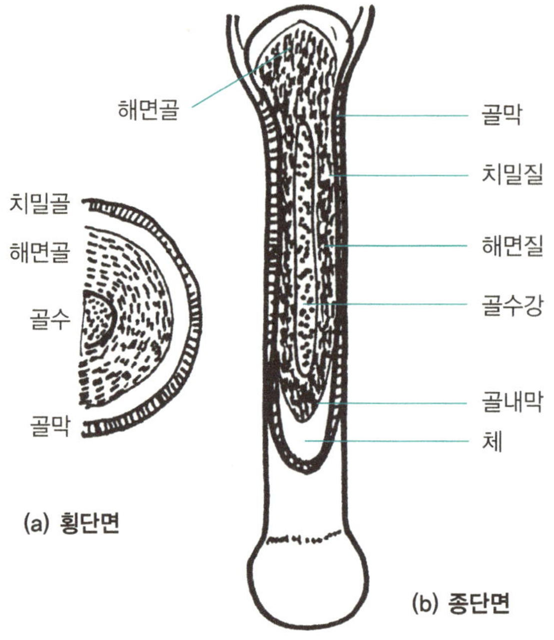

▲ 뼈의 기본적 구조

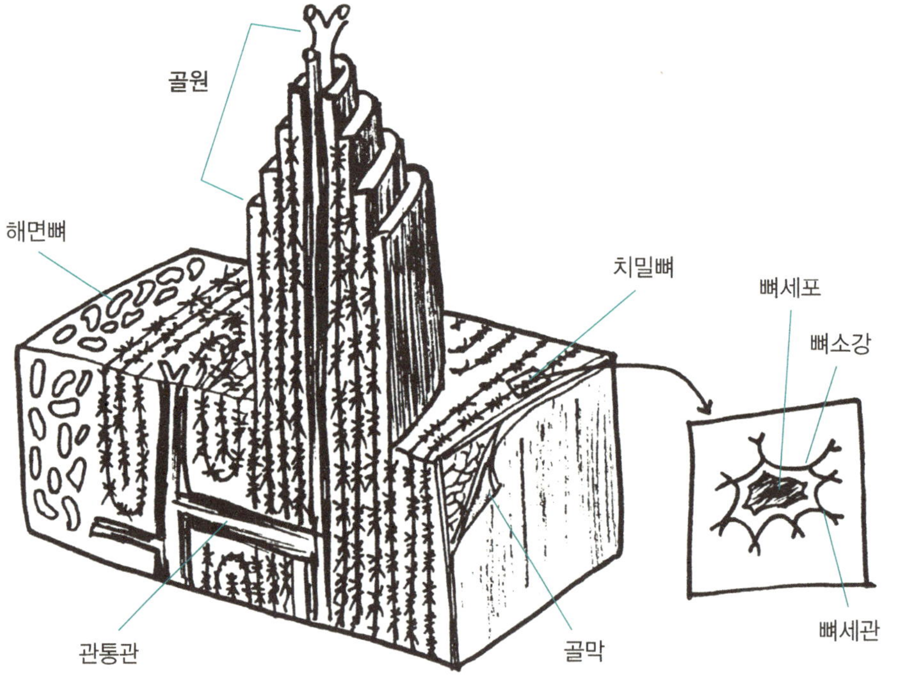

▲ 치밀뼈 주위의 모양

4) 몸의 체부(體部) 해설

인체는 외형 면에서 볼 때 두, 경, 흉, 복, 상지, 하지 등의 6가지 체부로 나눌 수 있다. 그러나 크게 두, 경, 체간, 체지의 4개 부위로 구분하는 것이 통례이다.

① **두**(頭)

② **경**(頸)

③ **체간**(體幹)
- 흉곽
- 복(腹)
- 골반(骨盤)

④ **체지**(體肢)
- 상지
  - 상완(上腕) — 견관절
  - 전완(前腕) — 주관절
  - 수(手) — 완관절
- 하지
  - 대퇴(大腿) — 고관절
  - 하퇴(下腿) — 슬관절
  - 족(足) — 족관절

※ 골반
- 관골
  - 장골
  - 좌골
  - 치골
- 선골
- 미골

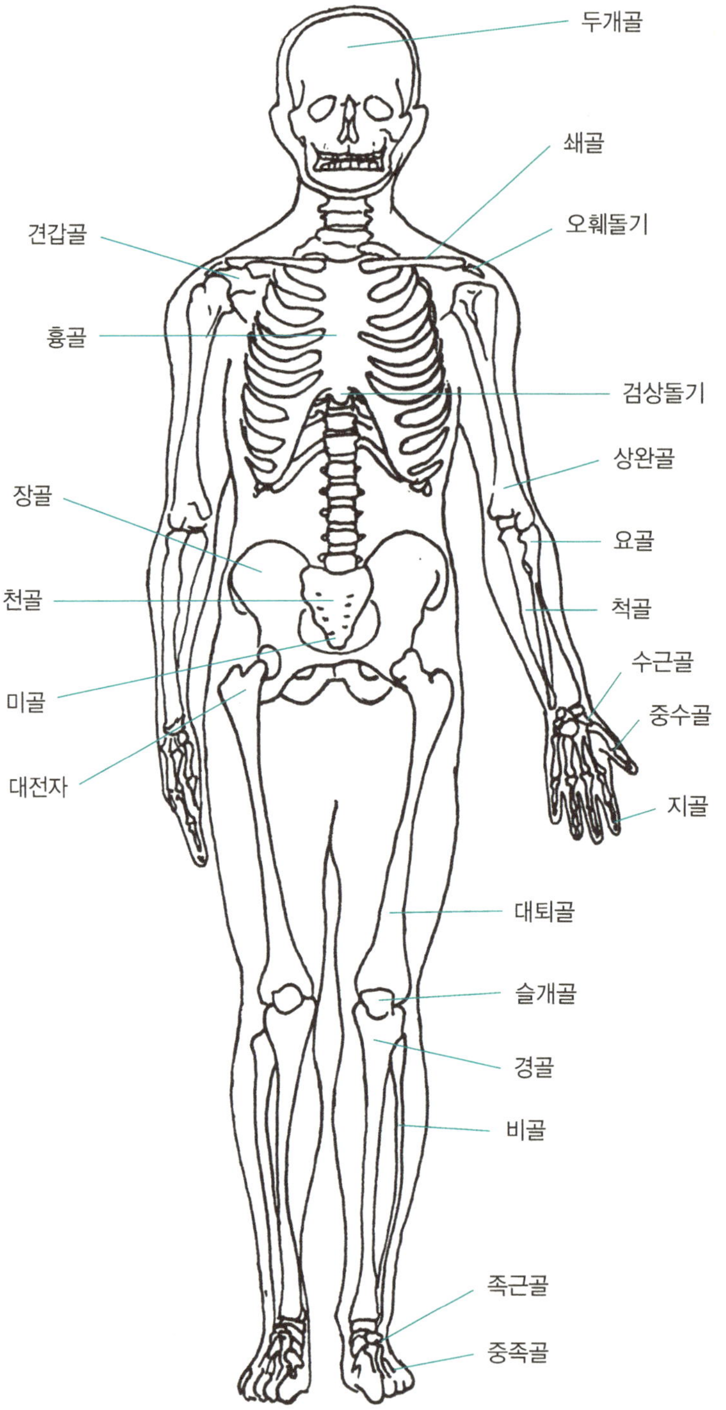
두개골
쇄골
견갑골
오훼돌기
흉골
검상돌기
상완골
장골
요골
천골
척골
수근골
미골
중수골
대전자
지골
대퇴골
슬개골
경골
비골
족근골
중족골

▲ 인체의 골격(전면)

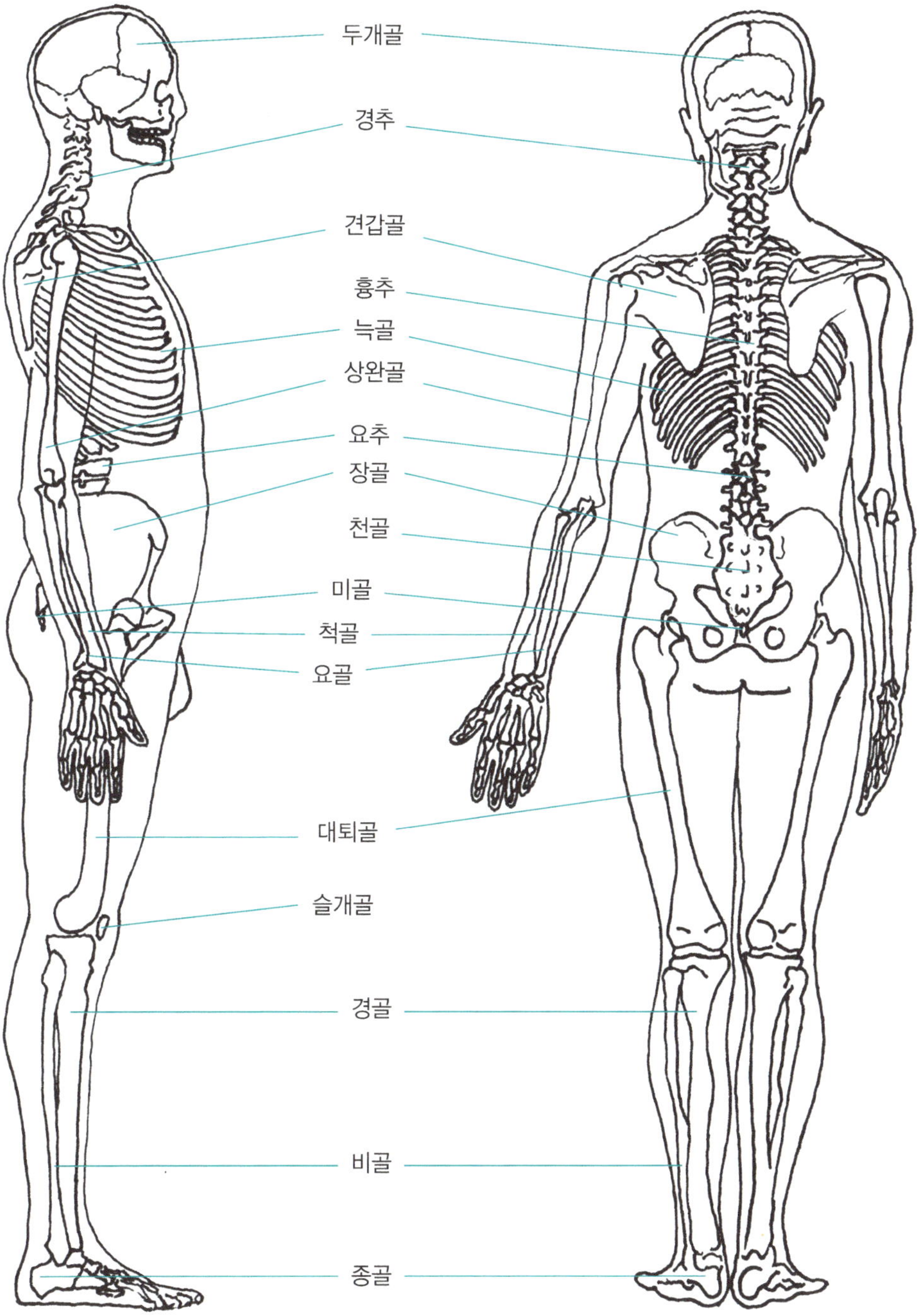

▲ 인체의 골격(외측 및 후면)

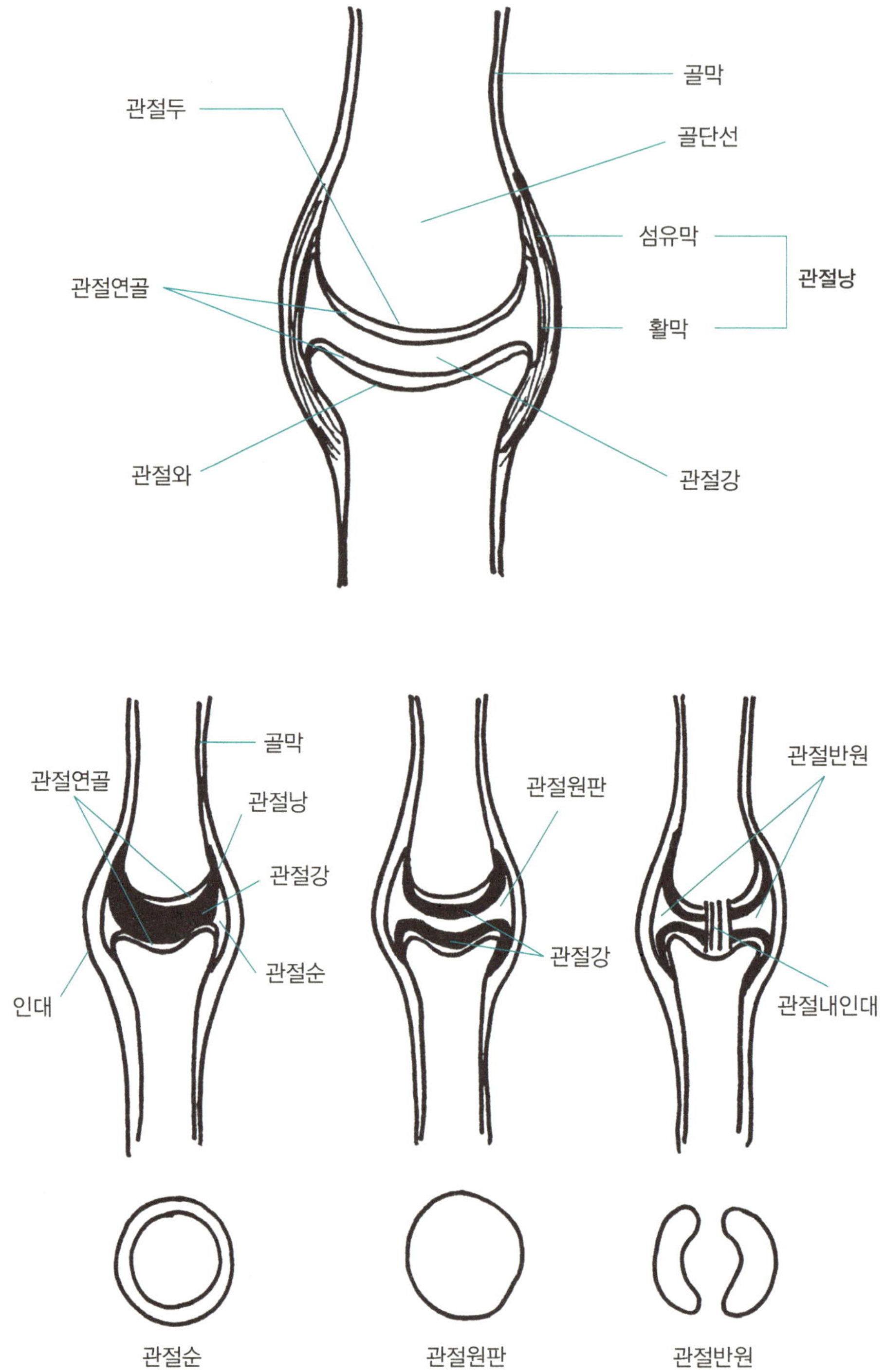
골막
관절두
골단선
섬유막
관절낭
관절연골
활막
관절와
관절강
골막
관절연골
관절낭
관절강
관절순
인대
관절원판
관절강
관절반원
관절내인대
관절순
관절원판
관절반원

▲ 관절의 기본적 구조

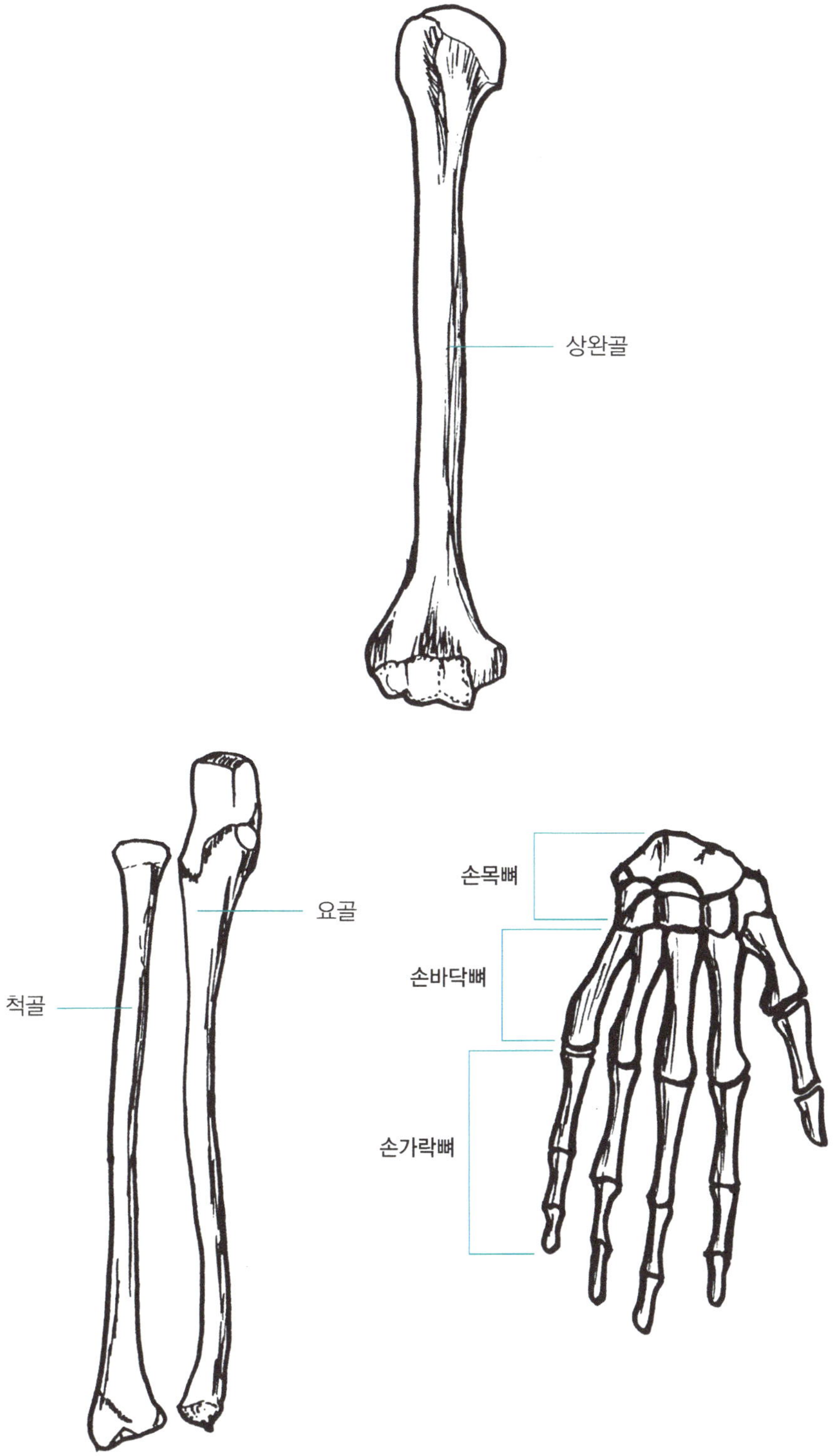

▲ 해부학적 자세에서 왼팔의 앞면

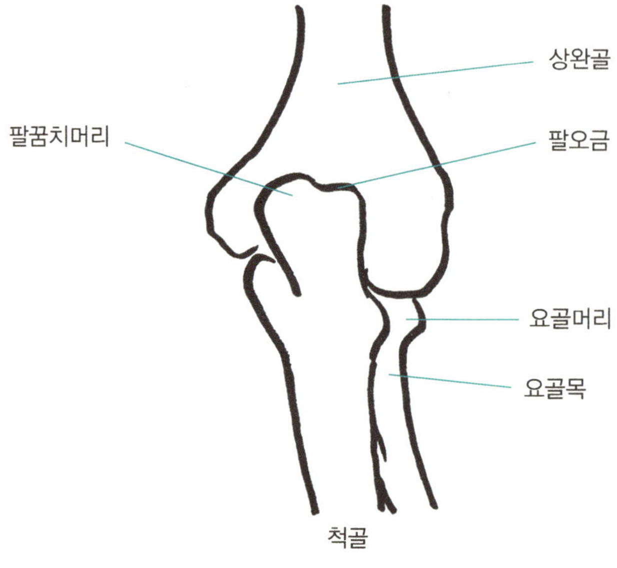
상완골
팔꿈치머리
팔오금
요골머리
요골목
척골

▲ 팔굽의 뒷면

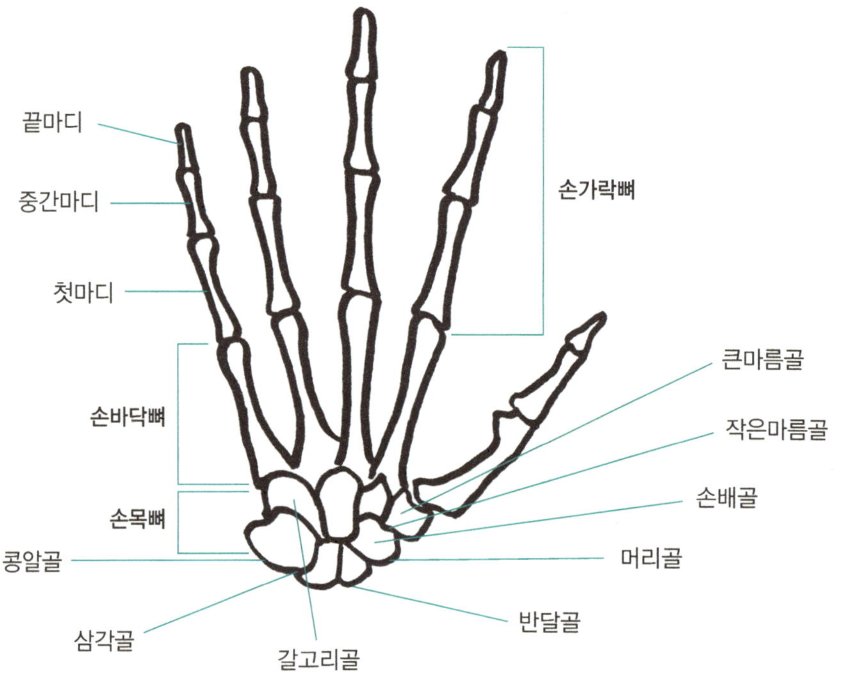
끝마디
중간마디
첫마디
손가락뼈
손바닥뼈
손목뼈
큰마름골
작은마름골
손배골
콩알골
머리골
삼각골
반달골
갈고리골

▲ 왼손의 뒷면

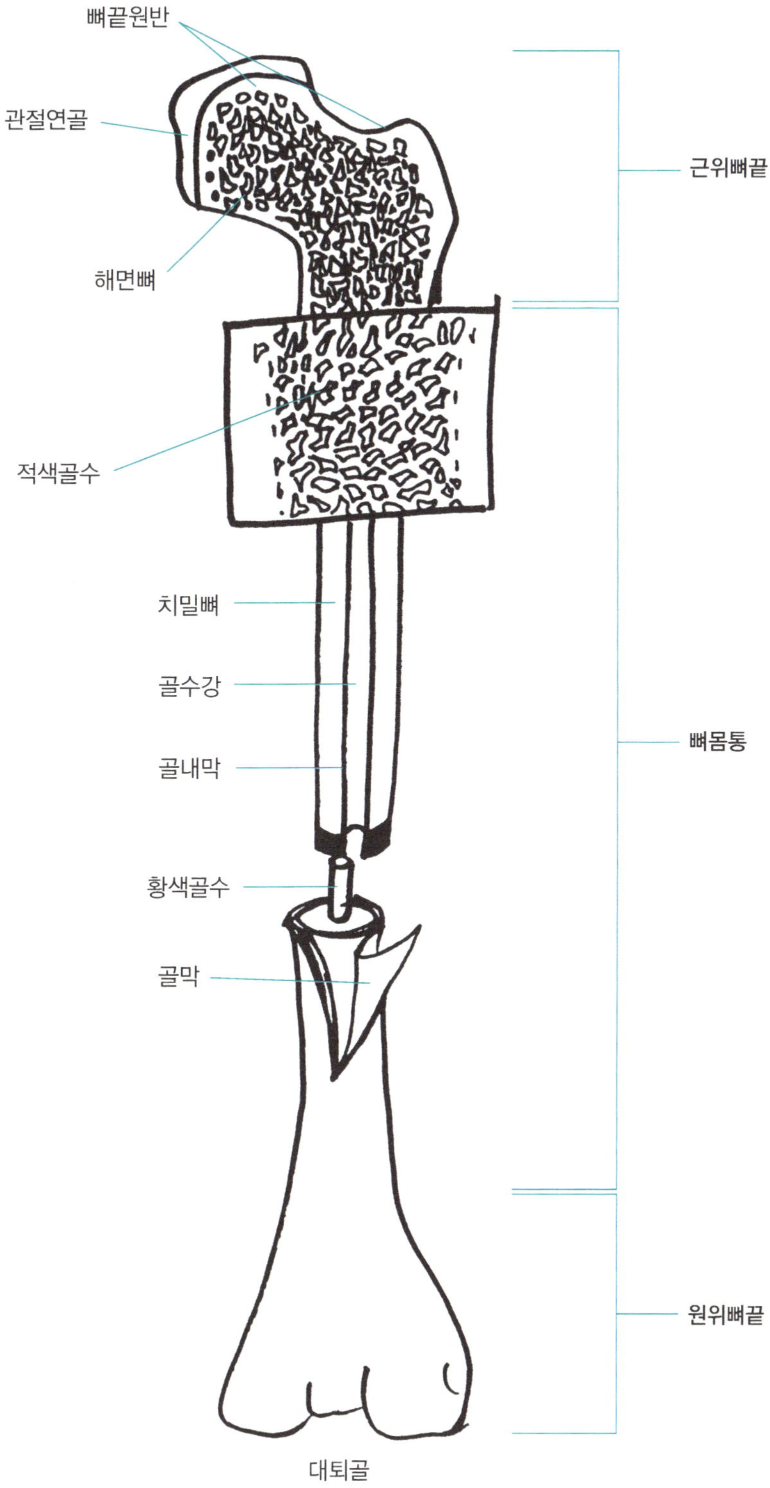

▲ 대퇴골의 구조

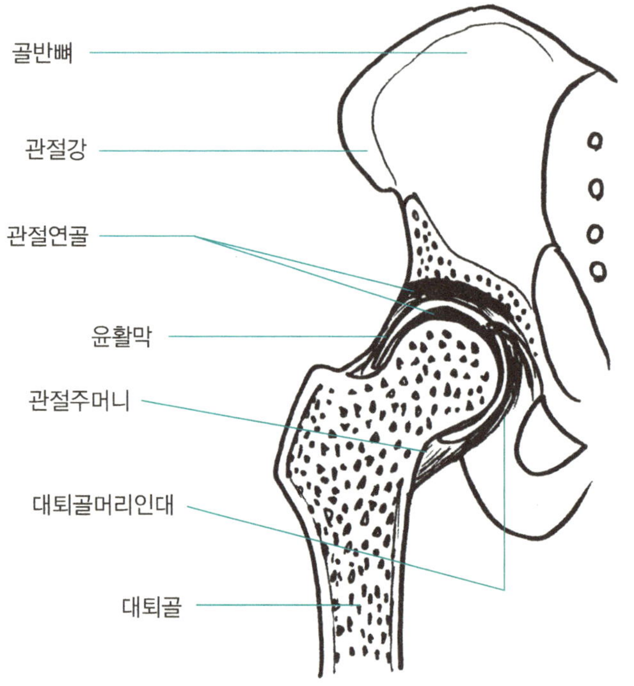

▲ 대퇴관절

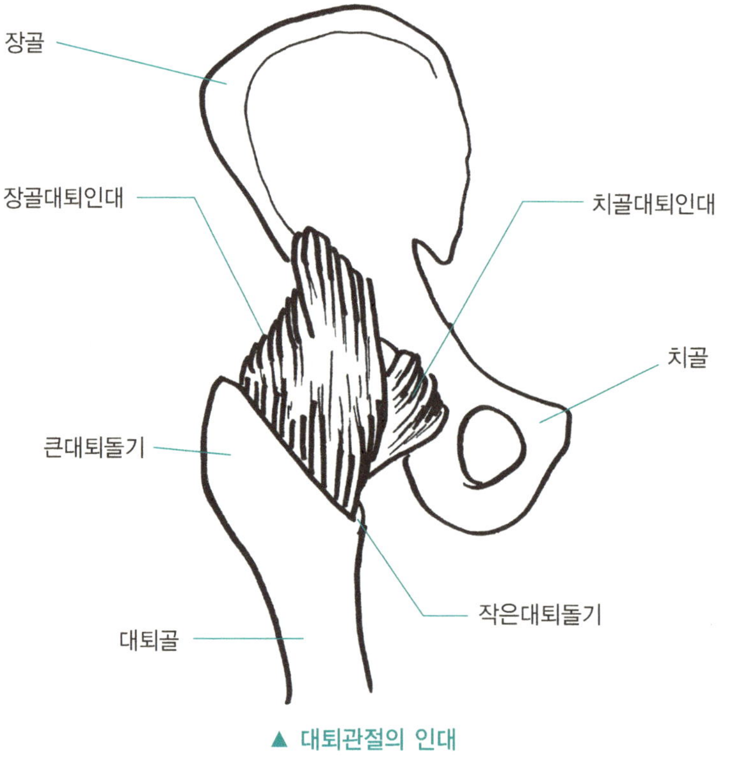

▲ 대퇴관절의 인대

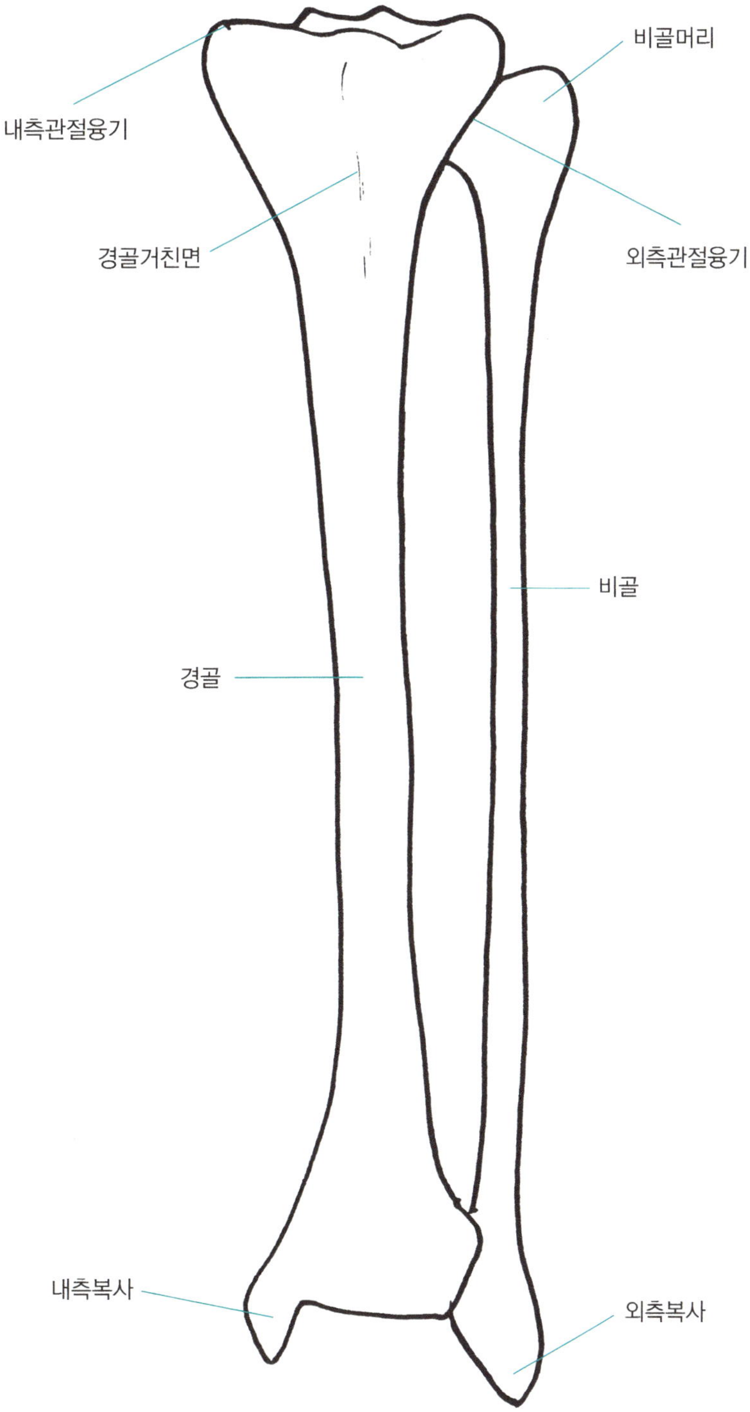

▲ 경골과 비골의 구조

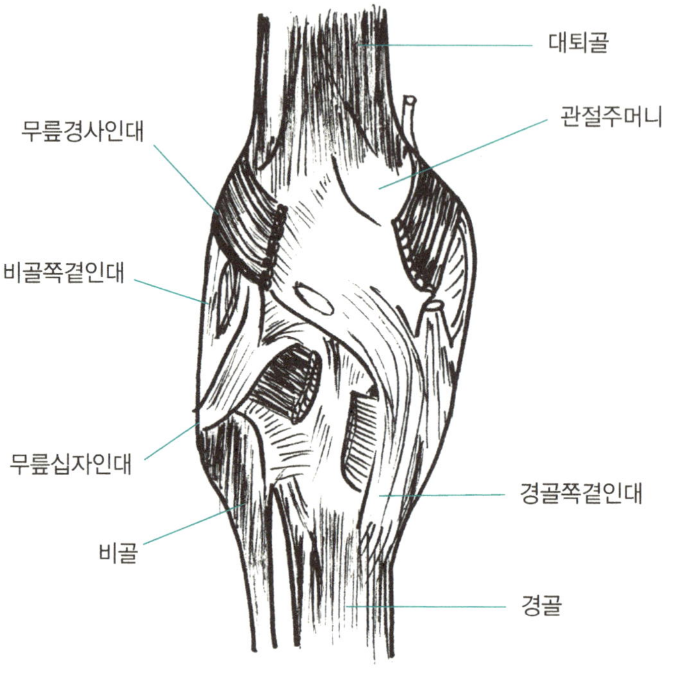

▲ 무릎관절

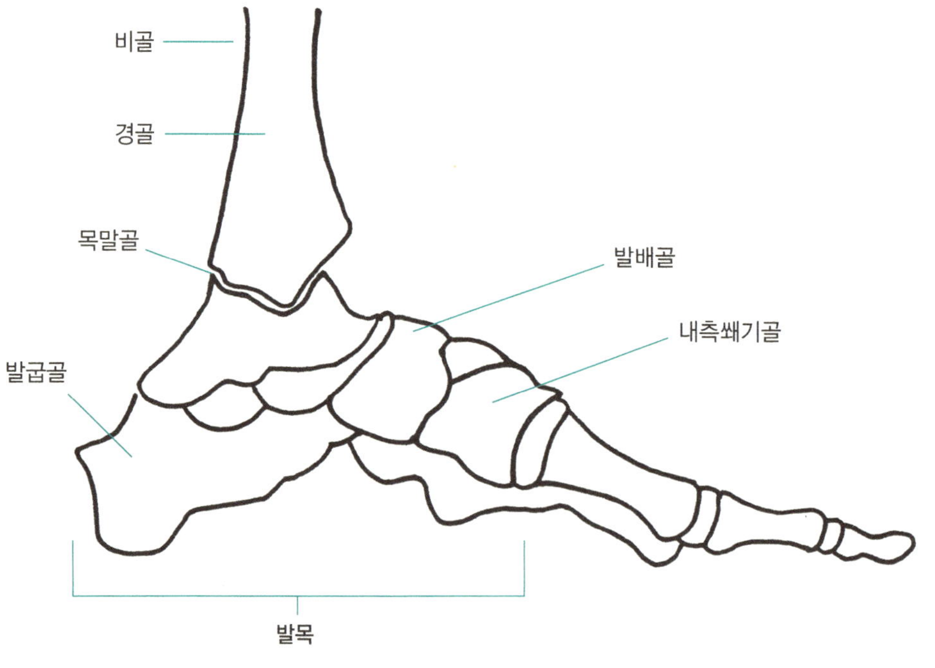

▲ 족관절 주위의 구조

5) 중요 골격의 형태

① 척추(Vertebral Column)

척추는 머리에서 골반까지 이어져 우리 몸에 수직의 골격축을 형성하며, 각 추체 사이에 추간원판이 있는데 추간원판의 크기는 추체의 1/3 정도이고 마모가 된다. 추간원판이 고르게 마모되면 나이를 먹어도 척추는 건강하고 유연성을 유지할 수 있다.

각 추체를 보면 경추 1번과 경추 2번 사이를 제외하고는 모두 일률적으로 추체 사이에 추간원판이 자리 잡고 있으며 추체와 추간원판을 연결 및 지지하고 있는 인대에 의해 서로 연결되어 있다.

척추는 머리와 몸통을 지지하면서도 매우 유연하며, 신전, 굴곡, 측굴, 회전을 자유자재로 할 수 있으며, 성인의 경우 경부만곡, 흉부만곡, 요부만곡. 선부만곡의 4개의 만곡이 있는데 이것이 충격을 흡수하고 유연한 움직임 등을 가능하게 한다.

어린이의 경우는 선추가 5개, 미추가 3~6개인데 성인으로 성장하면서 선추와 미추가 각각 1개의 뼈로 융합되어 단일 추체로 골화된다.

정상 성인의 경우 경추 7개, 흉추 12개, 요추 5개, 선추 1개, 미추 1개로 총 26개의 뼈를 가지며, 그 길이는 약 72~75cm이다.

경추(Cervical)	7개
흉추(Thoracic)	12개
요추(Lumbar)	5개
천추(Sacrum)	5개
미추(Coccyx)	5(3~6)개
계	34

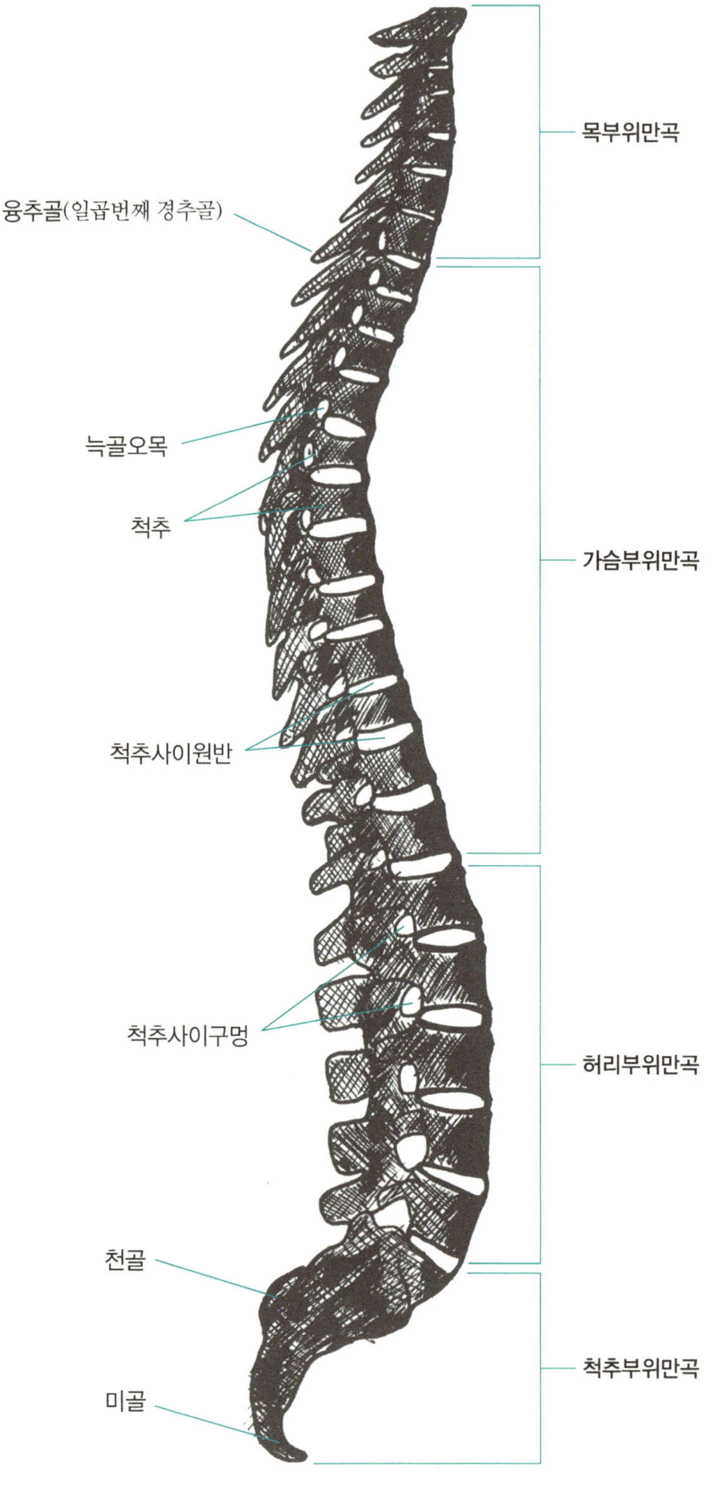
목부위만곡
융추골(일곱번째 경추골)
늑골오목
척추
가슴부위만곡
척추사이원반
척추사이구멍
허리부위만곡
천골
척추부위만곡
미골

▲ 척추

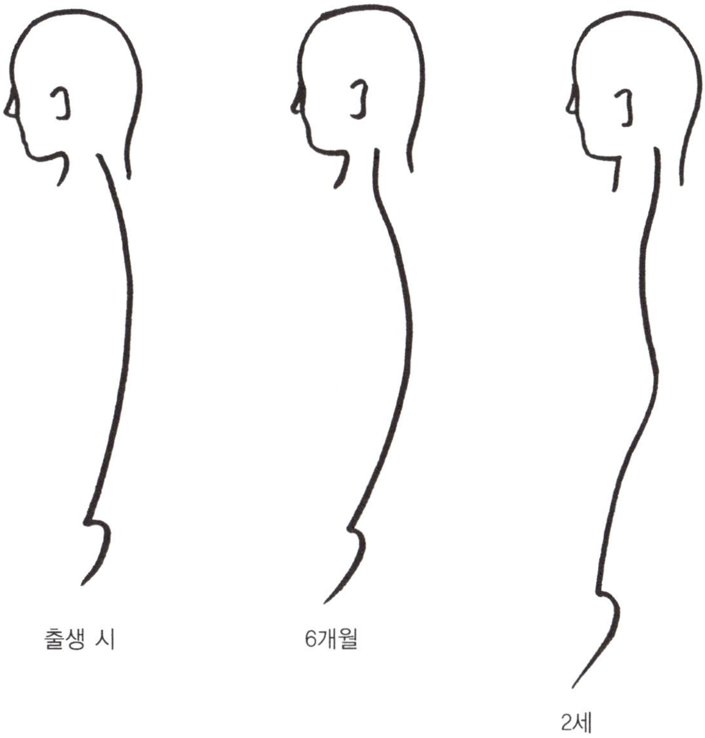

▲ 척추 만곡의 변화과정

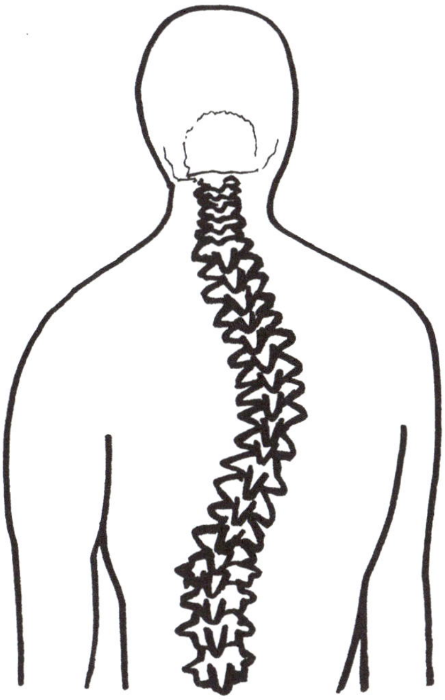

▲ 척추 측만증

② 경추(Cervical)

경추는 7개의 추체로 구성되어 있으며 목의 축을 이룬다.

제2~5경추는 극돌기가 두 갈래로 나뉘어져 있는데 이 부위는 여러 근육의 부착 부위가 된다. 경추 7번의 극돌기는 다른 경추에 비해서 길게 튀어나와 있는데 이것은 피부를 통해서 만져지므로 척추의 위치를 알아내는 하나의 기준으로도 쓰인다.

경추는 척추 중 가장 작은 뼈이고 중추신경의 하나인 두뇌를 받치고 있으며, 경추 7번은 목의 움직임, 즉 굴곡, 신전, 측굴, 회전의 근본 축 역할을 수행하며 그러한 움직임에도 크게 동요되지 않는 하나의 기둥 역할을 한다.

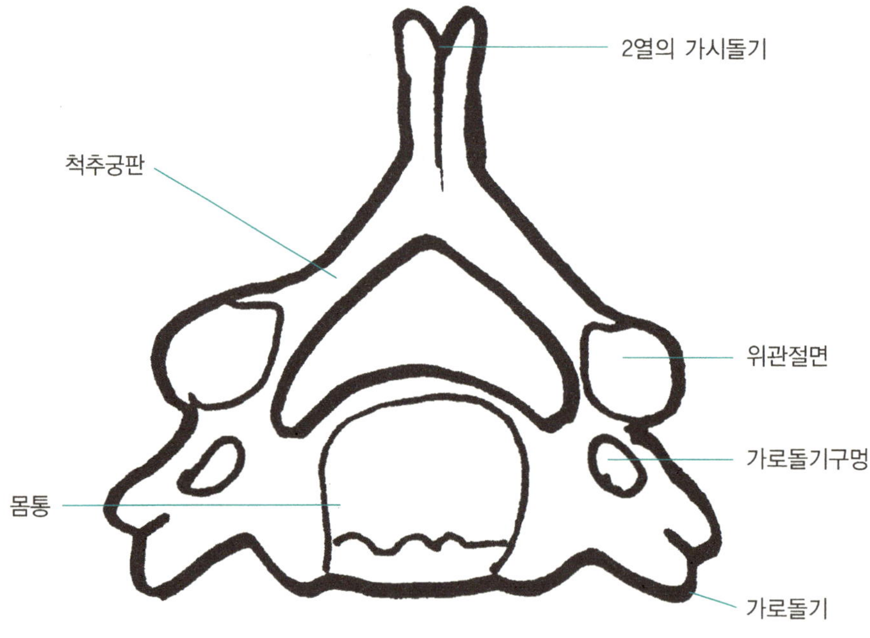

▲ 전형적인 경추

경추 1번은 목뼈, 환추, 아틀라스(Atlas)라고도 한다. 아틀라스는 지구를 힘들게 짊어지고 있는 그리스 신의 이름에서 유래한 것으로 목뼈의 가장 위에 위치하여 머리를 받치고 있는 환추의 기능을 잘 설명해준다.

경추 1번은 극돌기와 추체가 없고 횡돌기만 있으며, 양 횡돌기에는 횡돌공이라는 구멍이 하나씩 나 있는데, 그 구멍 사이로 추골 동정맥이 뇌 쪽으로 올라가서 얼굴 앞쪽 코 부위에서 기저동맥으로 만나게 된다. 환추골 중앙으로는 뿔같이 생긴 경추 2번 치아돌기가 올라와 있는데 그 축을 중심으로 목의 굴곡, 신전, 측굴, 회전이 가능하며 경추 1번과 경추 2번 사이에는 추간원판이 없고 인대로만 연결되어 있다.

환추는 통상적으로 촉지하기가 쉽지 않은데 유양돌기 바로 밑에서 5mm 정도의 앞 부위가 환추 1번 횡돌기의 위치가 되겠다.

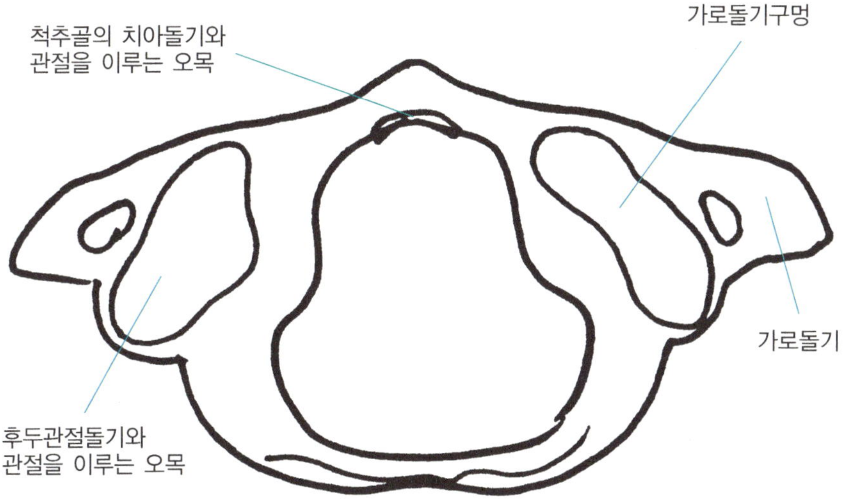

▲ 경추 1번

경추 2번은 목뼈, 축추(Axis)라고도 한다.

축추는 상면에 치아돌기가 솟아 있으며 환추의 전궁과 관절하여 두개골의 회전 운동에 중심축이 된다. 축추는 양쪽 횡돌기에 횡돌공이라는 구멍이 각각 1개씩 나 있으며 극돌기는 2분되어 있다.

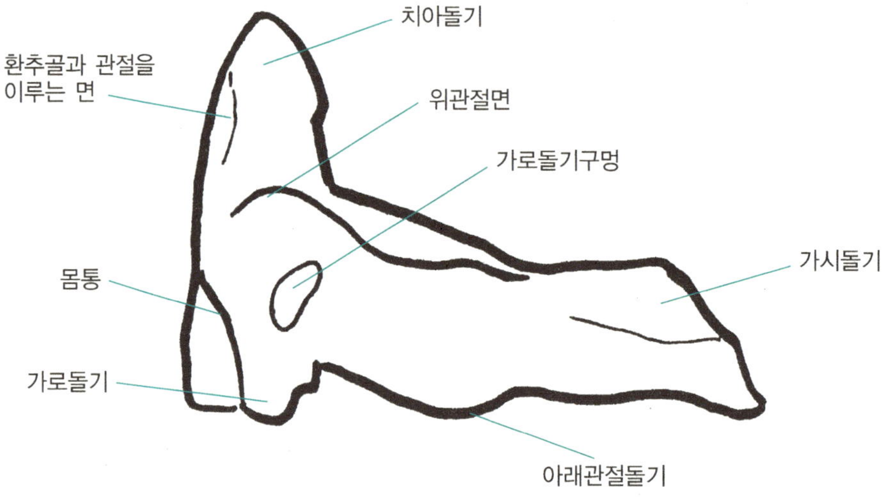

▲ 경추 2번

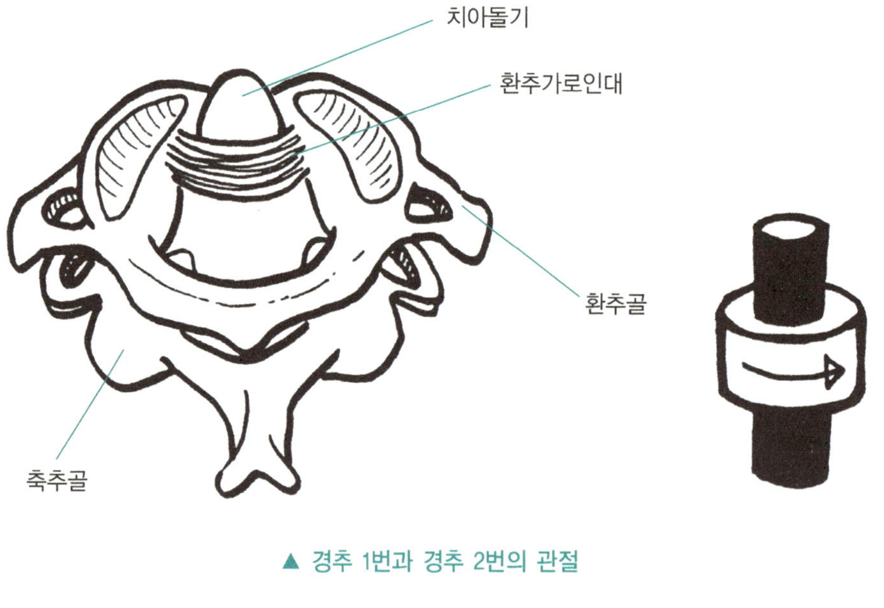

▲ 경추 1번과 경추 2번의 관절

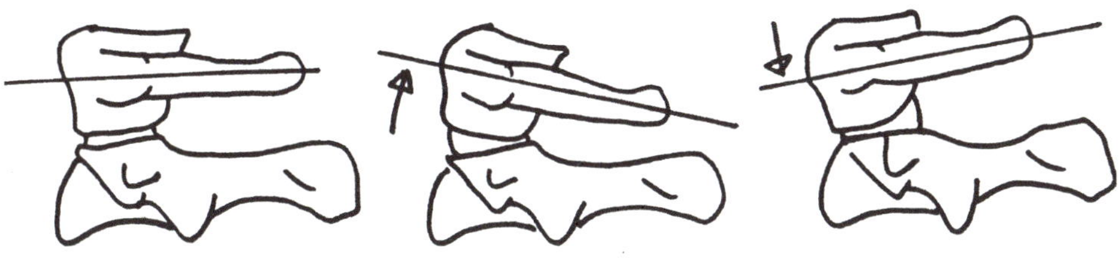

정상 전상방 변위 전하방 변위

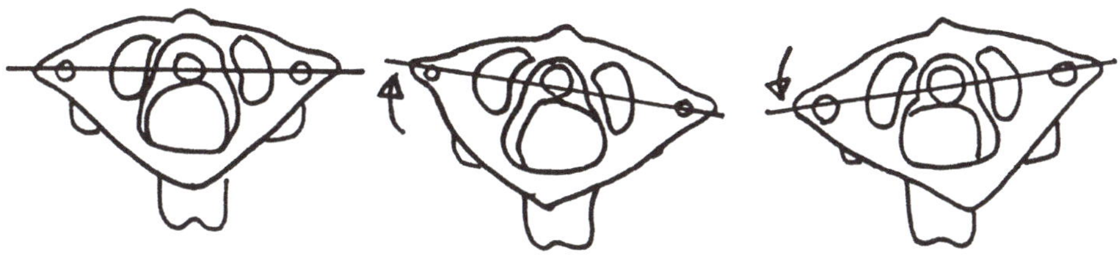

정상 좌측 전방변위 좌측 후방변위

▲ 경추 변위의 예

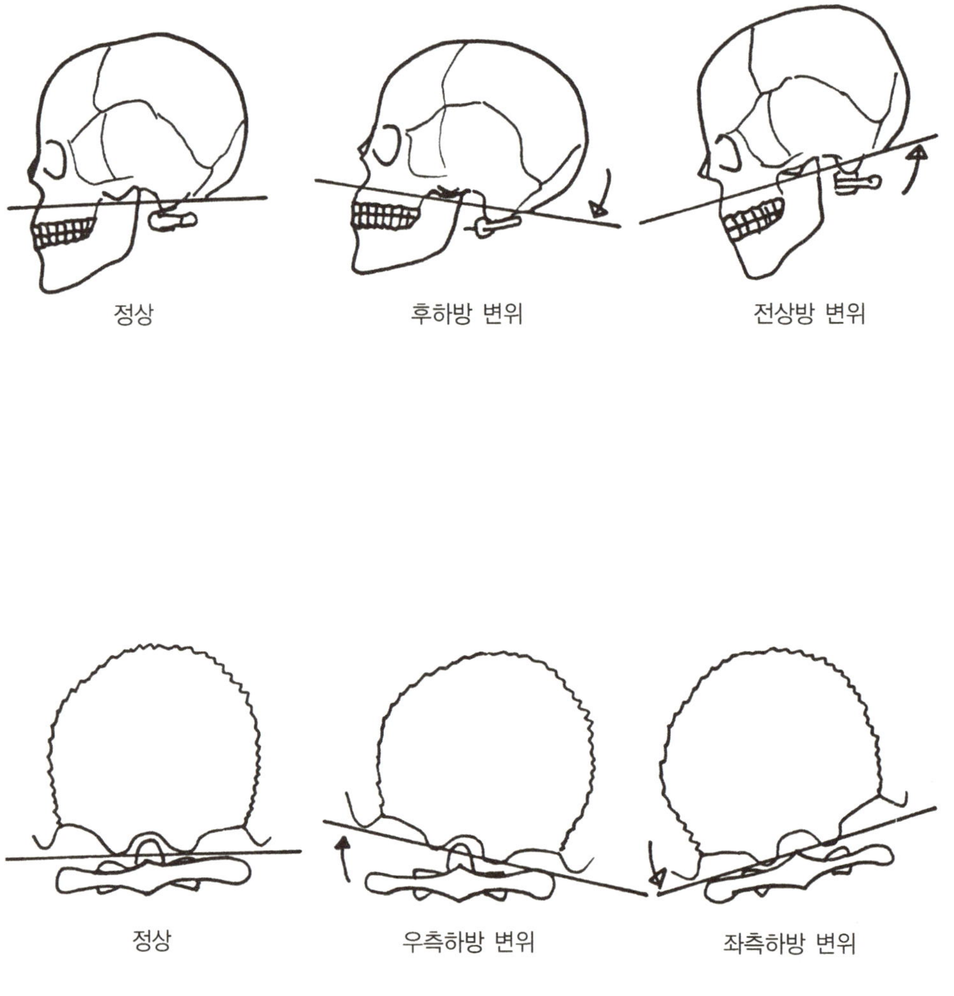

▲ 두개골 변위의 예

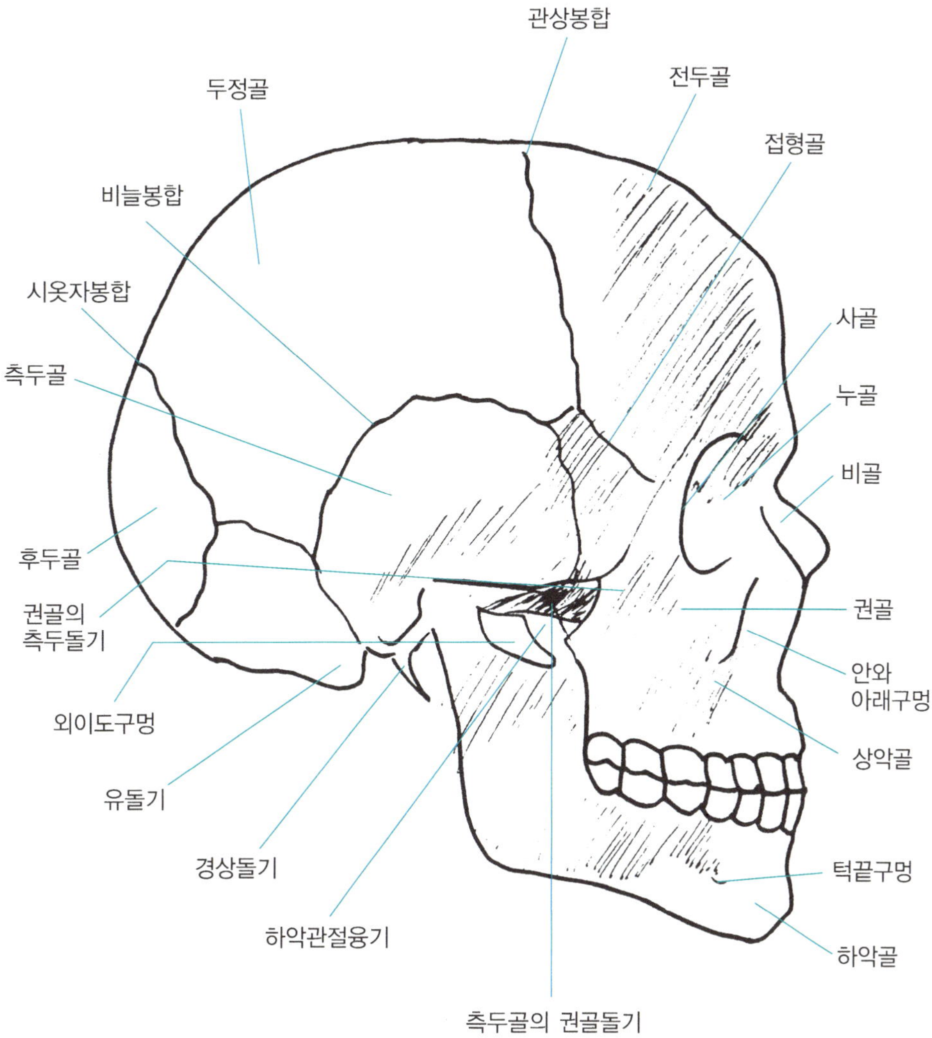
관상봉합
전두골
두정골
접형골
비늘봉합
시옷자봉합
사골
측두골
누골
비골
후두골
권골의
측두돌기
권골
외이도구멍
안와
아래구멍
상악골
유돌기
경상돌기
턱끝구멍
하악관절융기
하악골
측두골의 권골돌기

▲ 두개골의 오른쪽 옆면

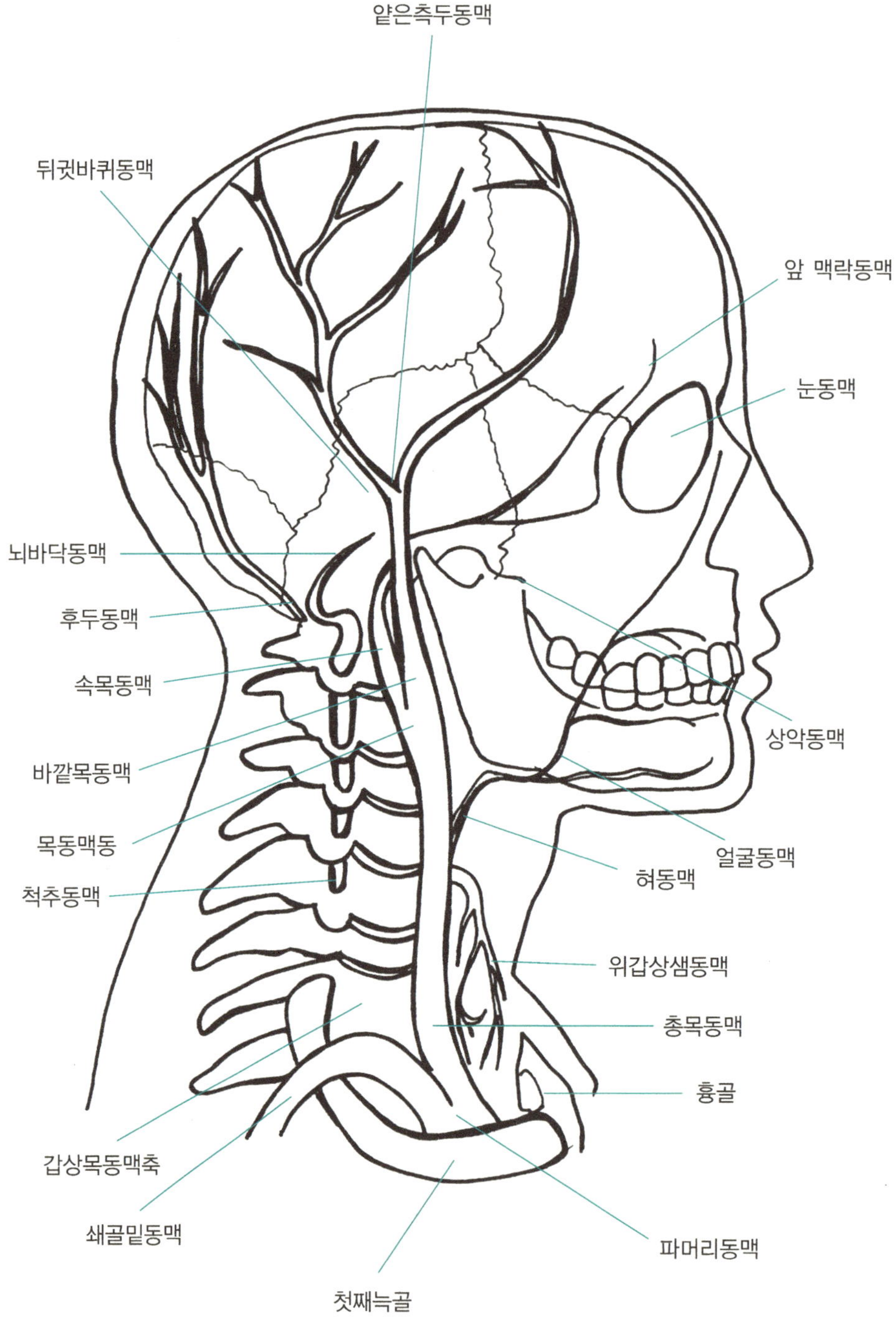
얕은측두동맥
뒤귓바퀴동맥
앞 맥락동맥
눈동맥
뇌바닥동맥
후두동맥
속목동맥
바깥목동맥
목동맥동
척추동맥
상악동맥
얼굴동맥
혀동맥
위갑상샘동맥
총목동맥
흉골
갑상목동맥축
쇄골밑동맥
파머리동맥
첫째늑골

▲ 머리와 목의 주요 동맥

③ 흉추(Thoracic)

흉추는 도오살(Dorsal)이라고도 하는 등뼈이다. 12개의 흉추는 추체가 경추보다는 크고 요추보다는 작은데 극돌기가 아래로 길게 뻗어 있다. 특히 흉추 5번부터 흉추 9번까지는 극돌기가 아주 많이 아래로 뾰족하게 뻗어 있으며 추체 측면에는 늑골과 관절을 형성하는 관절 면이 있다. 흉추는 늑골과 관절하고 있기 때문에 늑골의 변위로 인하여 흉추의 변위가 일어날 수 있고 반대로 흉추의 변위로 인하여 늑골의 변위가 일어날 수 있다. 흉추는 늑골과 함께 우리 인체의 중요 내장 기능을 보호, 지지한다. 흉추는 늑골의 지지로 인하여 전방 변위는 잘 일어나지 않는 반면 후방 변위가 생기는 것을 흔히 볼 수 있으며, 후방으로 만곡이 이루어져 있다.

흉추는 제3흉추 추체로부터 아래쪽으로 내려감에 따라 추체 몸통의 크기가 점점 커진다. 따라서 이 추체들은 그들이 받는 몸무게의 증가에 따라서 적응을 한다.

그 상 · 하면은 상위의 흉추에서는 경추와 같이 좌우경이 큰, 옆으로 긴 타원형이고 중위에서는 전후경이 길어 심장형이고 하위에서는 다시 좌우경이 길어져 요추와 닮은 큰 타원형이 된다. 특징 중 특이한 것의 하나로는 추체의 후외측 상면과 하면에 상늑골와와 하늑골와가 있다는 점이다.

흉추 2번~9번에는 상 · 하의 반원형의 늑골와가 있으며 인접한 추골의 늑골와가 합쳐서 하나의 늑골두에 관절을 이룬다. 횡돌기는 후외측으로 돌출하고 위에서 아래로 갈수록 튼튼하며, 흉추 8번에서 가장 잘 발달되어 있고 그 밑으로 가면 다시 짧고 작아진다.

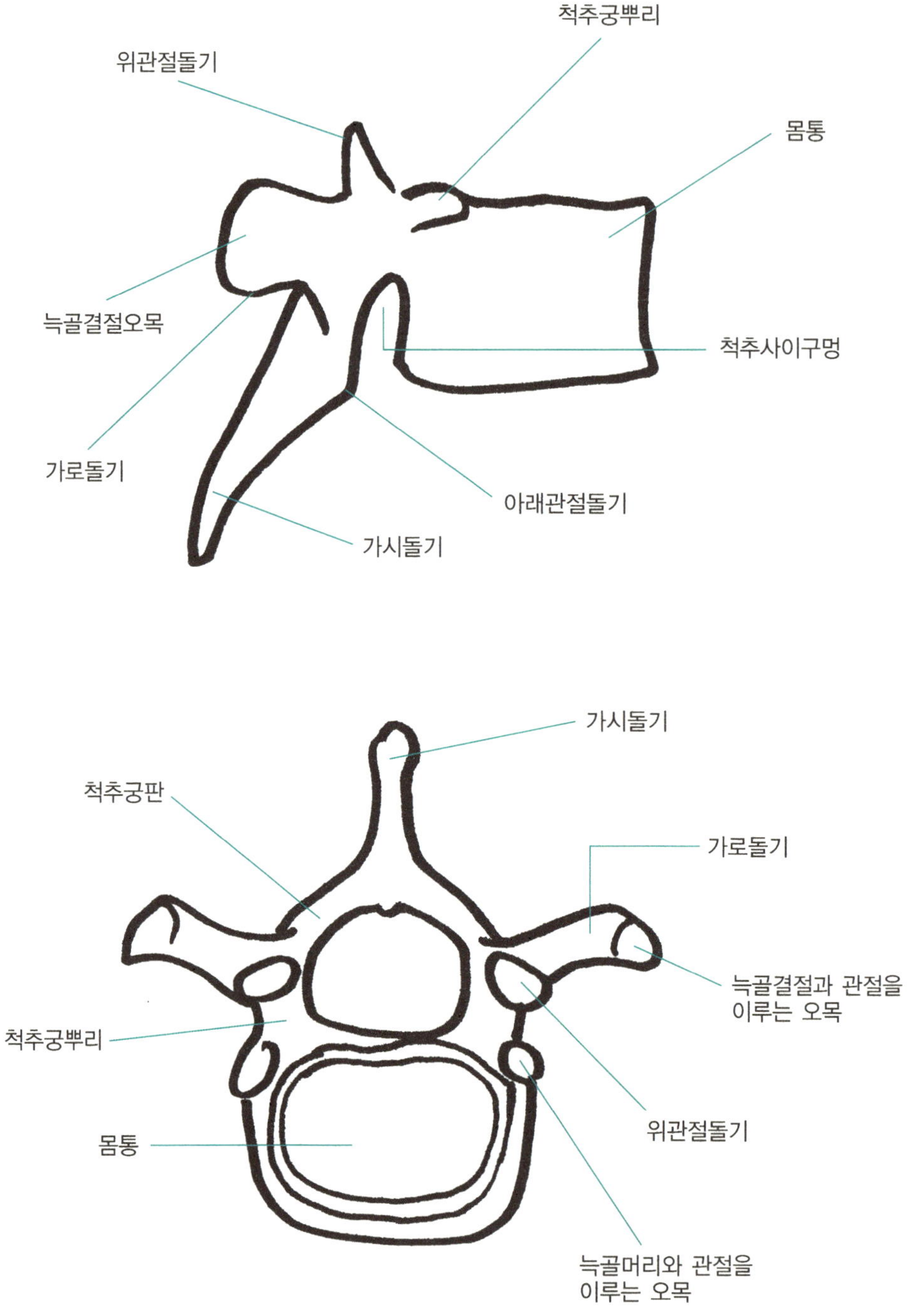
척추궁뿌리
위관절돌기
몸통
늑골결절오목
척추사이구멍
가로돌기
아래관절돌기
가시돌기
가시돌기
척추궁판
가로돌기
늑골결절과 관절을
이루는 오목
척추궁뿌리
몸통
위관절돌기
늑골머리와 관절을
이루는 오목

▲ 전형적인 흉추

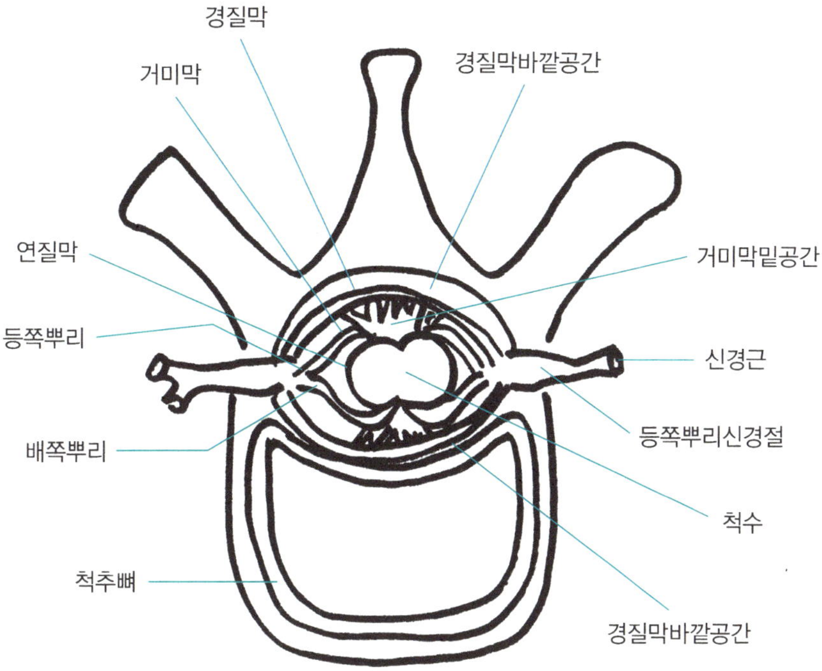
경질막
거미막
경질막바깥공간
연질막
거미막밑공간
등쪽뿌리
신경근
배쪽뿌리
등쪽뿌리신경절
척수
척추뼈
경질막바깥공간

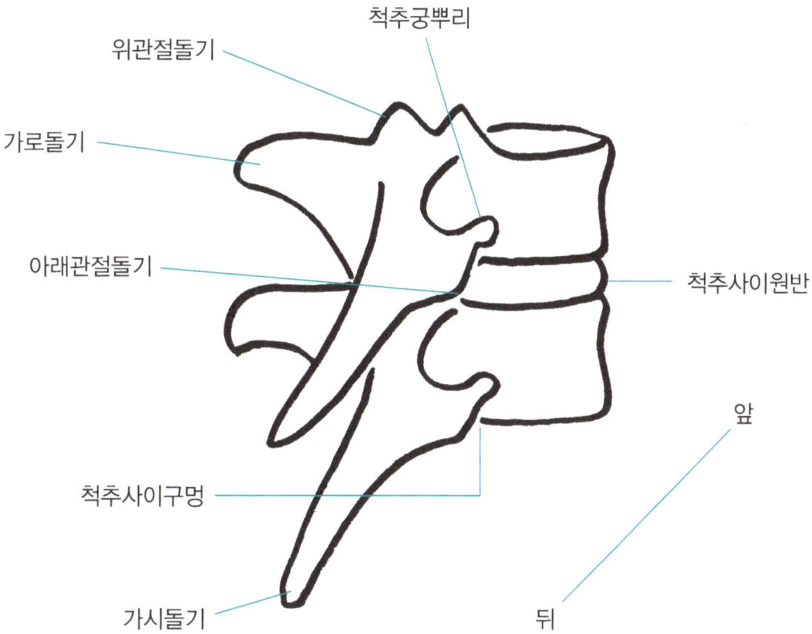
척추궁뿌리
위관절돌기
가로돌기
아래관절돌기
척추사이원반
앞
척추사이구멍
가시돌기
뒤

▲ 흉추와 관련된 조직

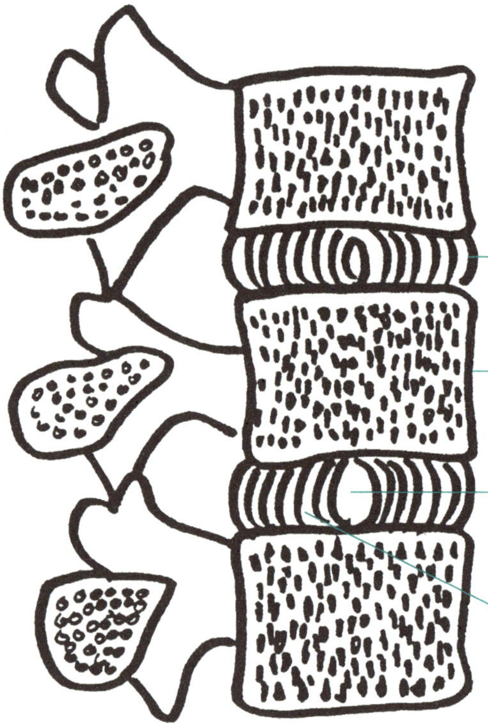

▲ 추체와 추간원판

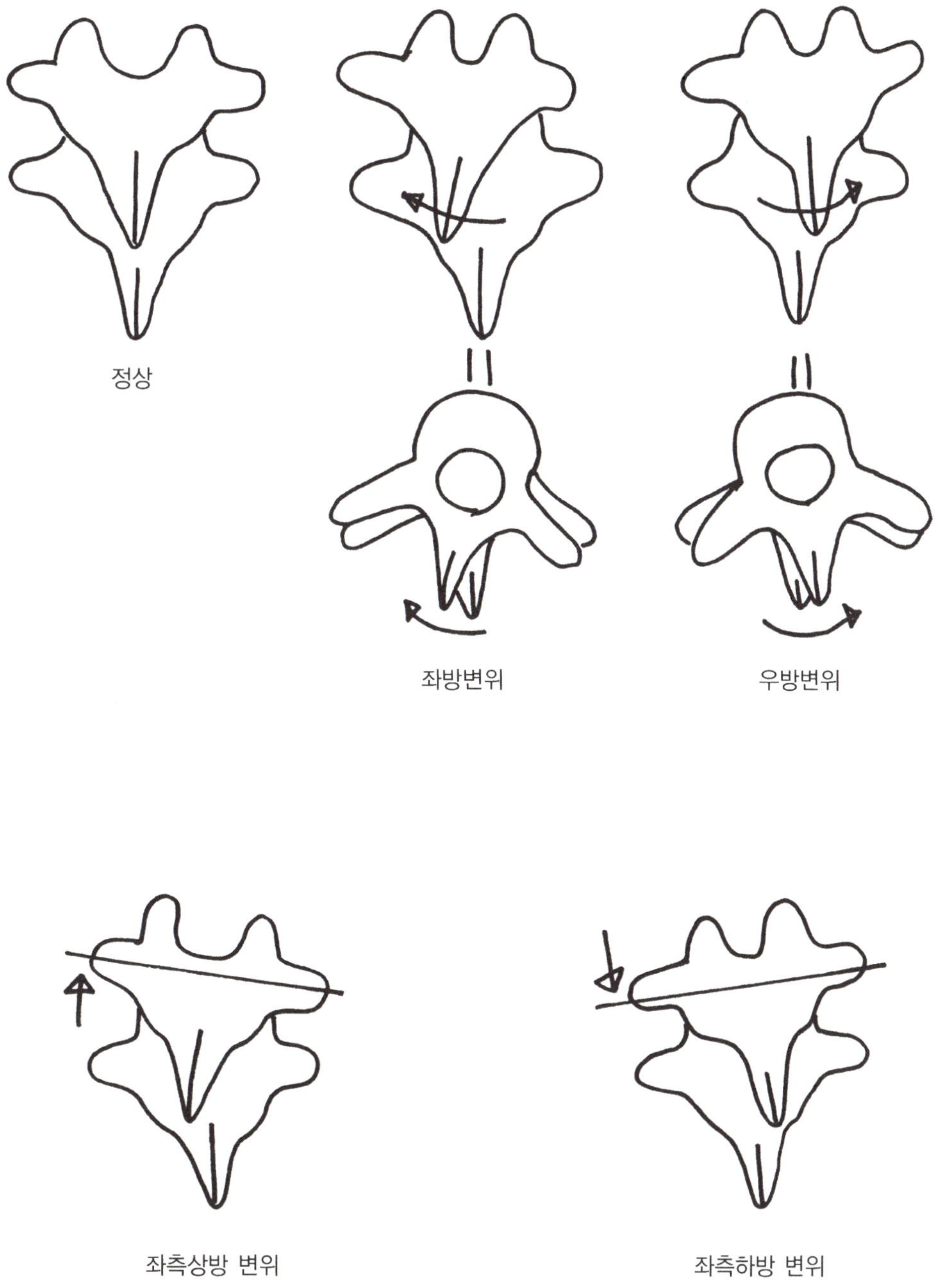

▲ 흉추 변위의 예

④ 흉곽(Thoracic Cage)

흉곽에는 늑골, 흉추, 흉골 및 늑연골이 있다.

이 부분은 상지지대와 팔을 지지하고 상부 복강의 장기들을 보호하며 호흡에 관여한다. 사람의 흉곽은 대개 12쌍의 늑골로 이루어져 있으며, 이는 흉추에 모두 연결되어 있는데 상부 7쌍의 늑골은 흉골에 붙어 있어 진성늑골(True ribs)이라 하고 나머지 5쌍은 연골이 흉골에 직접 붙어 있지 않기 때문에 가성늑골(False ribs)이라고 한다.

늑골의 변위로 인하여 흉추의 변위가 올 수 있고, 반대로 흉추의 변위로 인하여 늑골이 함께 변위가 오는 수도 있으며, 대체로 늑골이 지지하는 앞쪽으로는 변위가 잘 되지 않고 주로 후만되는 경우가 많다.

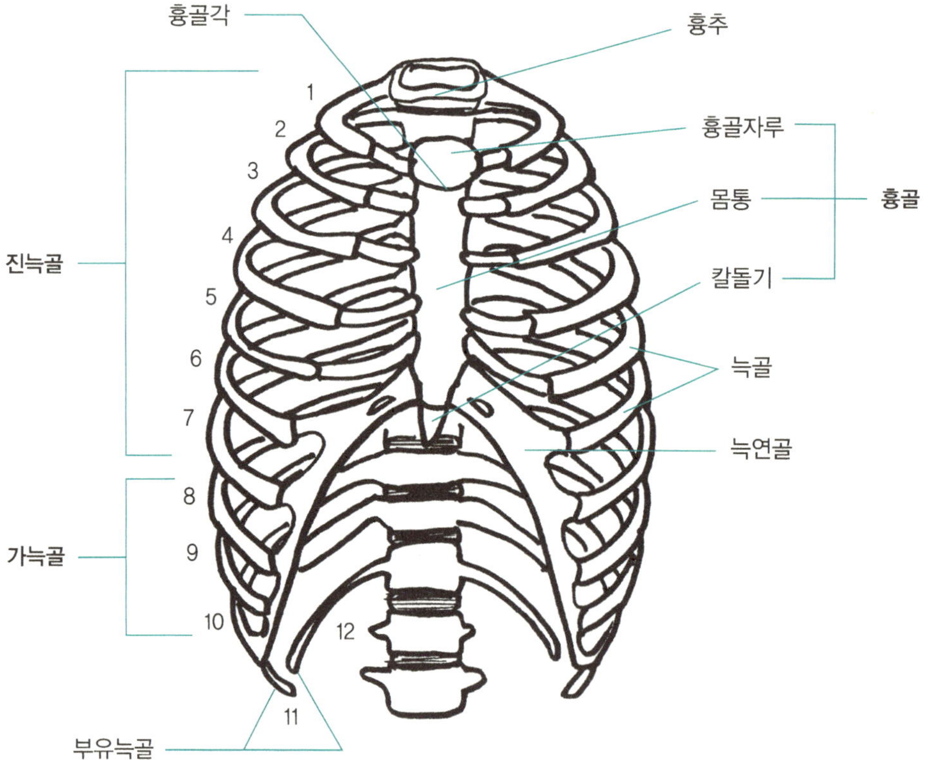

▲ 흉곽

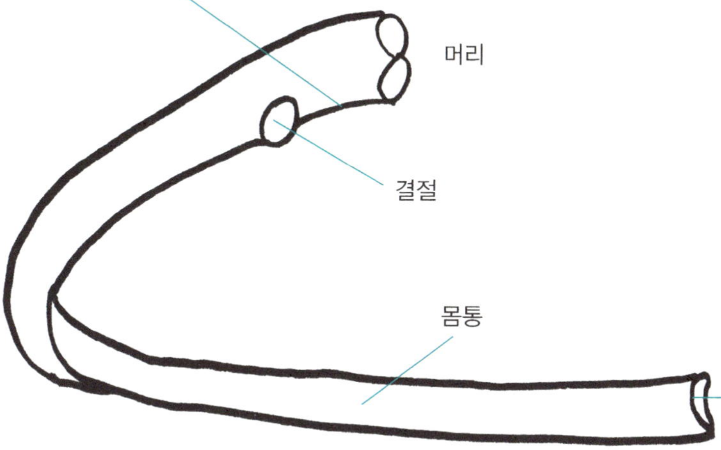

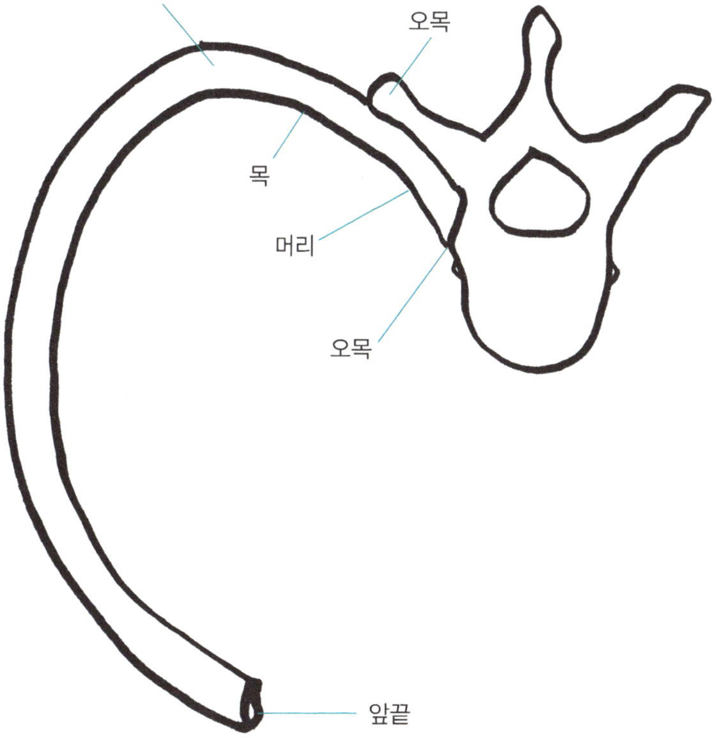

▲ 늑골과 흉추의 관절

⑤ 요추(Lumbar)

요추는 5개의 뼈로 구성되어 있는 허리뼈이다. 사람에 따라서는 기본적으로 요추가 6개인 사람과 때로는 4개인 사람이 있을 수 있으며, 이런 기형의 경우 허리 통증을 호소하게 된다.

요추는 척추 중 가장 크고 장대하며 다른 척추골에 비해 더 큰 몸무게를 받아내도록 적응되어 있다. 두꺼운 횡돌기는 뒤를 향해 예각으로 뻗어 있으며, 짧고 두꺼운 극돌기는 수평으로 놓여 있다.

요추에는 경추와 흉추에 없는 유두돌기가 있고 유추 5번과 선추 사이에는 추간원판이 있다. 요추 교정 시에는 횡돌기에 접촉을 하지 않고 유두돌기에 접촉하며, 전방만곡이 이루어져야 한다.

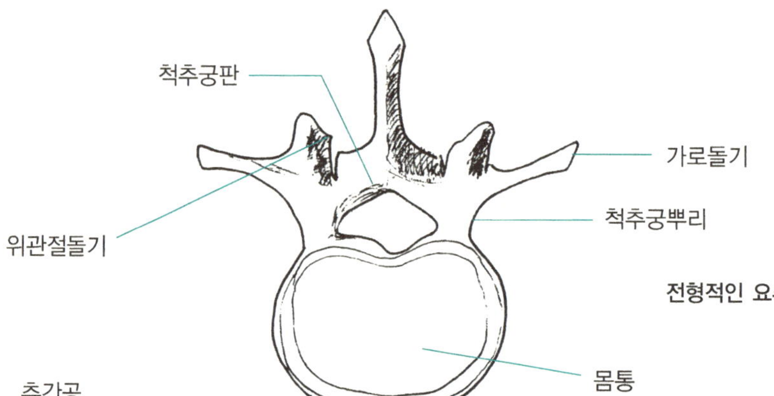

전형적인 요추

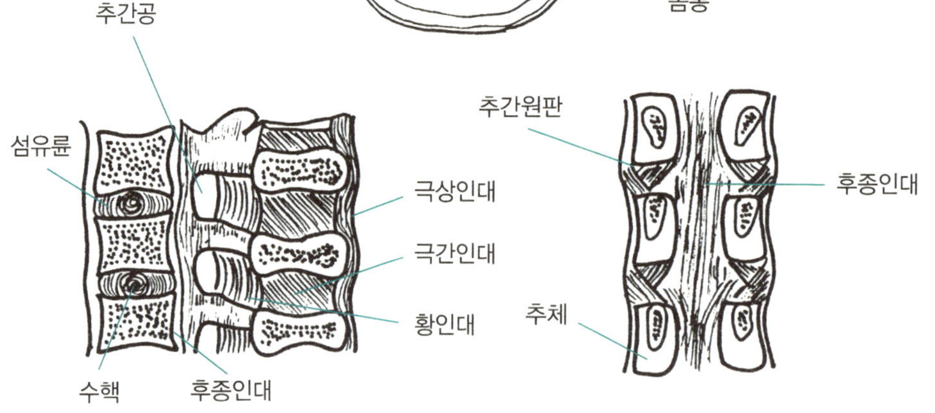

▲ 요추와 인대의 관계

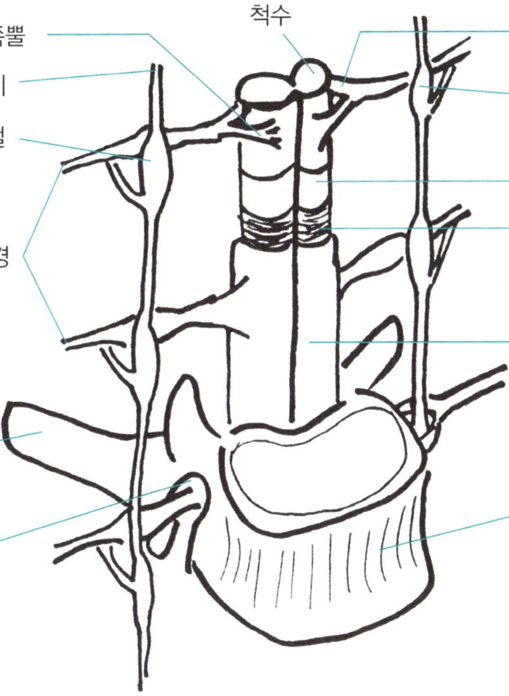
척수
배쪽뿔
등쪽뿌리
교감신경줄기
등쪽뿌리신경절
척추옆신경절
연질막
거미막
척추신경
경질막
가로돌기
척추몸통
척추사이구멍

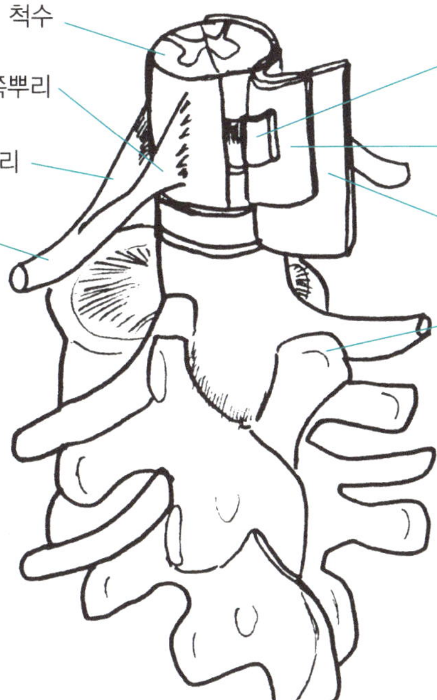
척수
연질막
등쪽뿌리
거미막
배쪽뿌리
경질막
척수신경
요추

▲ 요추와 신경의 관계

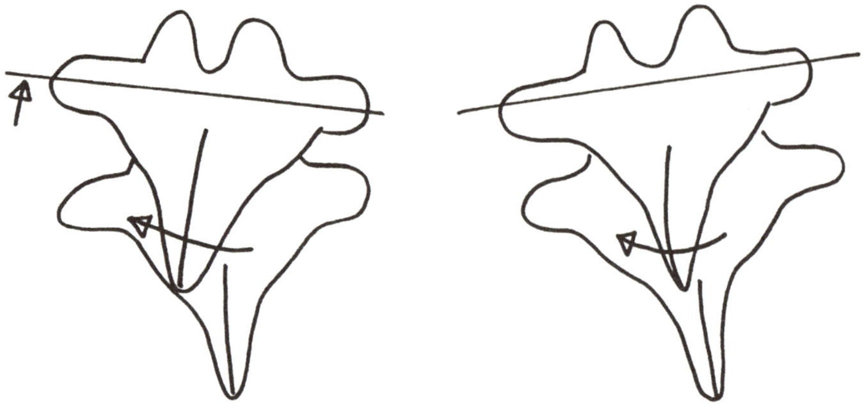

좌방변위

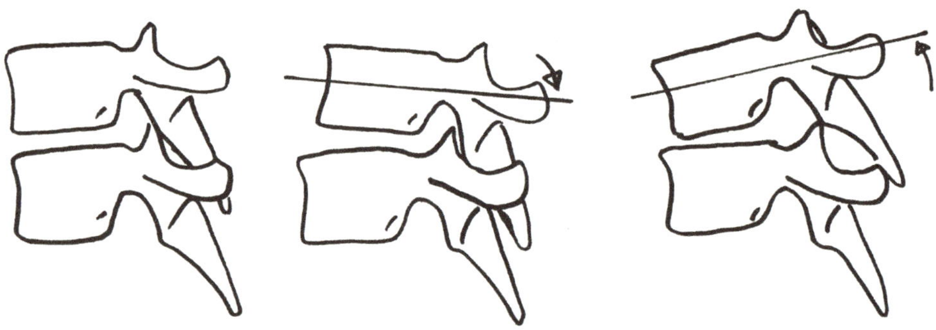

정상　　후하방변위　　후상방변위

▲ 요추 변위의 예

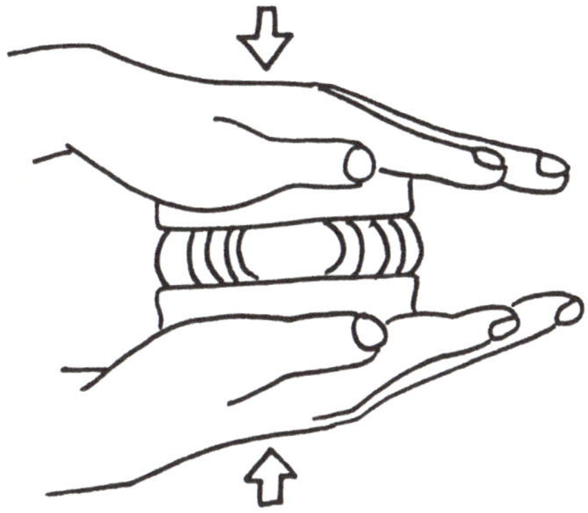

▲ 압축

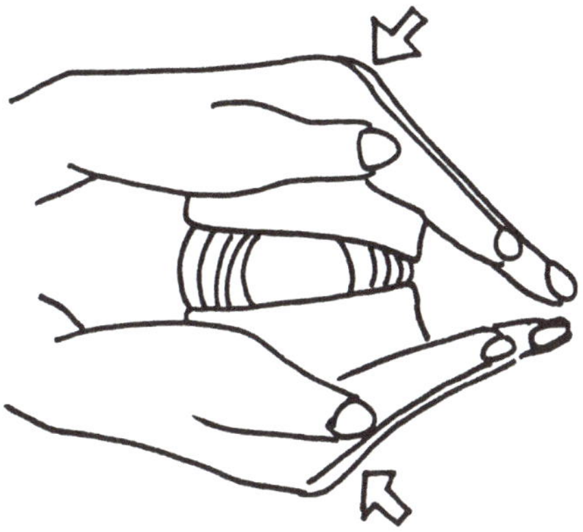

▲ 굴곡 · 신전

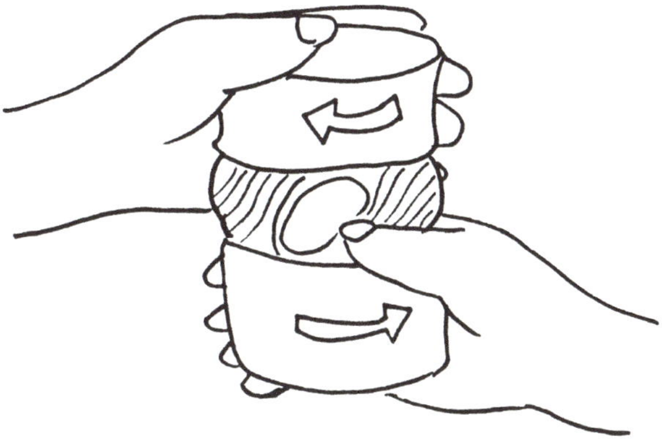

▲ 회전

추간원판은 압축과 굴곡, 신전에는 강하지만 회전(비틀림)에는 약하다.

⑥ 천추(Sacrum)와 미추(Coccyx)

천추는 선추라고도 하며, 5개의 천추 뼈가 15~16세를 지나 성장하면서 1개의 뼈로 골화된 것으로, 척추 중 가장 중심축 역할을 하는 요추를 역삼각형 모양으로 떠받치고 있는 뼈이다. 장골, 좌골, 치골, 미골과 함께 어울려 골반을 형성한다.

골반의 후면을 이루고 삼각형의 밑변에 해당하는 요추 5번의 바로 아래 베이스(Base) 부분과 위에서 아래로 향할수록 좁아지고 작아지면서 미추와 관절하는 꼭지점(Apex) 부분이 있다.

천추 내에는 신경이 아주 복잡하게 흐르고 있는데 이는 좌골신경통과 아주 밀접한 영향이 있다. 마치 접시처럼 오목한 면은 골반공을 향하고 있으며 4개의 가로평행횡선은 5개의 천추가 만나서 1개의 뼈로 굳어진 자리이다. 요추와 천추 사이를 요천관절이라 하고 천추와 장골 사이를 천장관절이라고 한다.

천추의 가로횡선 주위에는 위아래로 4쌍의 구멍이 나 있는데 이곳을 천골공이라고 하며 신경과 혈관이 흐르는 통로이다.

요추 5번과 천추 사이에는 추간원판이 있으며 여성의 천추는 대체적으로 넓고 짧은 반면 남성의 천추는 여성보다는 좁고 길다. 여성의 경우는 아마도 출산과 천추의 모양이 깊은 관련이 있다고 보아야 할 것이다.

미추는 보통 3~6개의 작은 추체로 형성되어 오다 15~16세를 지나면서 서서히 1개의 뼈로 굳어진다.

미추는 천추 바로 아래의 뼈로, 앉을 때 대체로 바닥에 닿게 되며, 미추의 이상 변위 시 여성들에게 각종 부인병을 유발하며 특히 2번째 임신을 불가능하게 하는 경우가 많다. 미추는 태어날 때 3~6개 정도 있으나 성장하면서 인접한 추골과 융합되어 버린다.

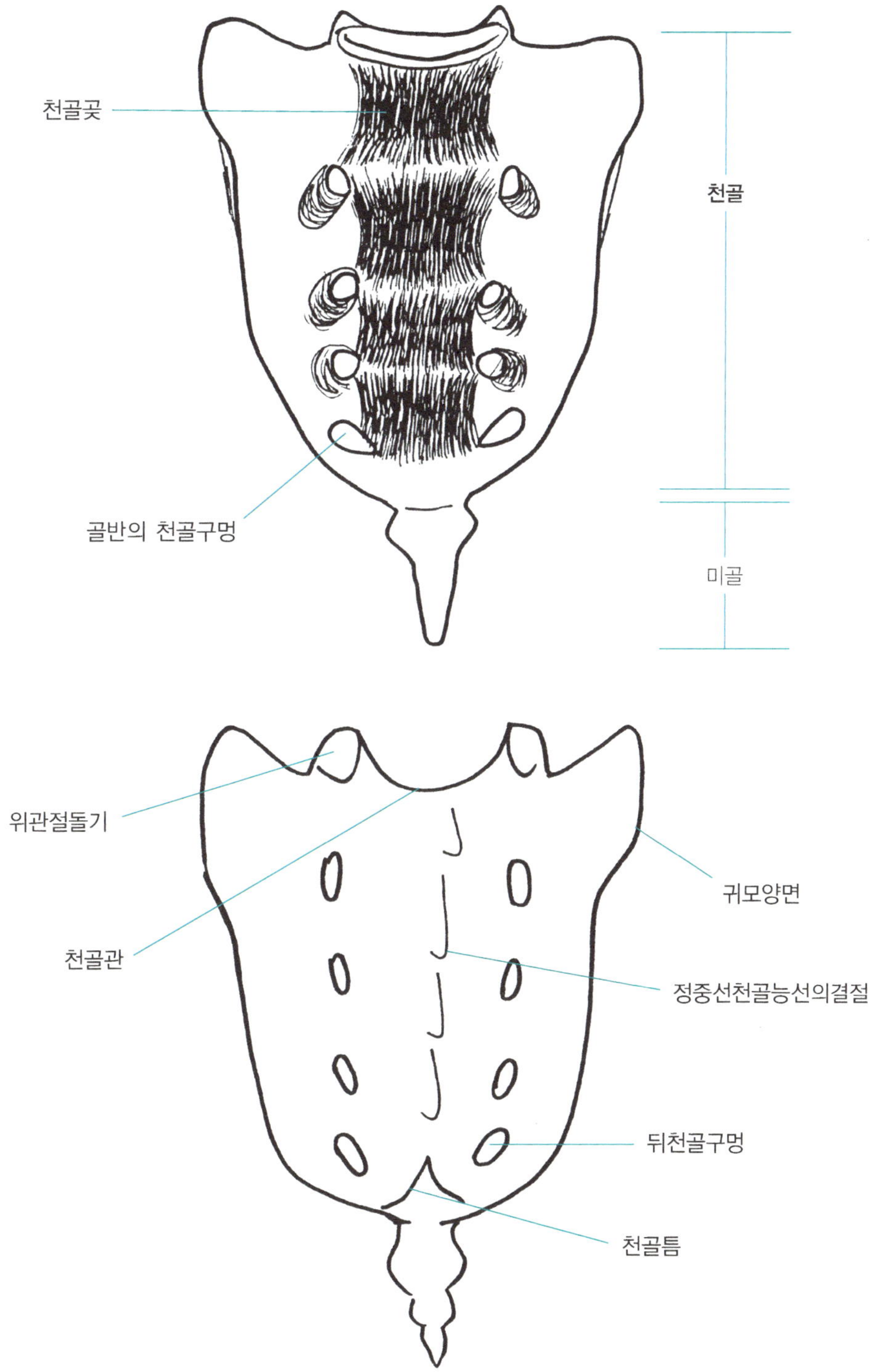

▲ 천골과 미골

⑦ 관골(Hip bone)

상부의 척주와 하부의 하지 지지대를 연결 짓는 역할을 하는 뼈로, 출생 시에는 장골, 좌골, 치골의 3개의 분리된 뼈로 구성되어 있다. 15~16세경을 지나며 1개의 굳은 뼈로 골화한다. 장골에서 윗면 가느다란 선상의 봉우리를 장골능이라고 하며, 앞쪽에 돌출된 부분을 전상장골극이라 한다. 뒷쪽에 돌출된 부분을 해부학적으로 후상장골극이라 하며, 앉을 때 바닥에 닿는 부위를 좌골이라고 하고, 여성들이 출산을 할 때 10cm 이상 벌어지는 치골은 자궁 주위에 위치한다.

좌골과 치골 사이에는 좌우 1쌍의 폐쇄공이 있는데, X-ray상 판독 시 기준점으로도 활용된다. 관골의 주위에는 선추와 미추가 있는데 관골과 선추 그리고 미추를 통틀어서 골반이라고 칭한다.

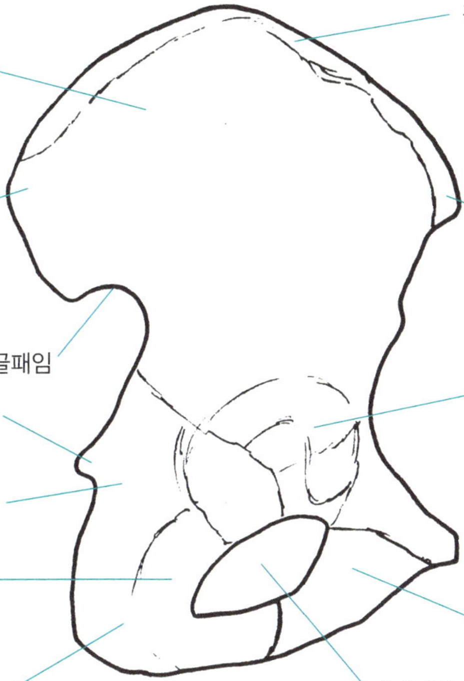

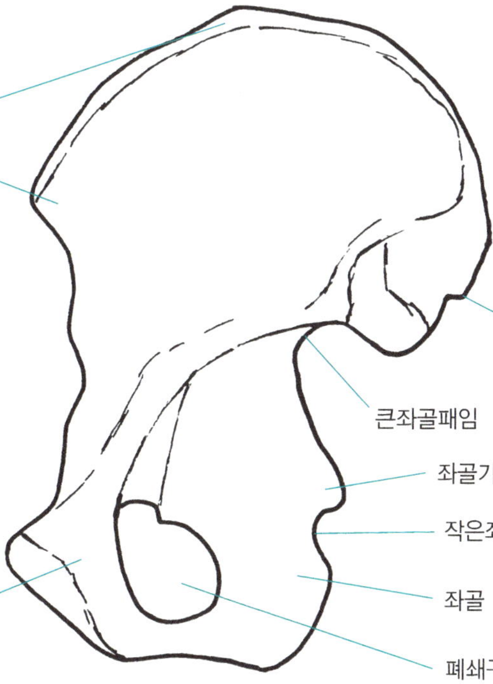

▲ 오른쪽 관골의 외측면과 내측면

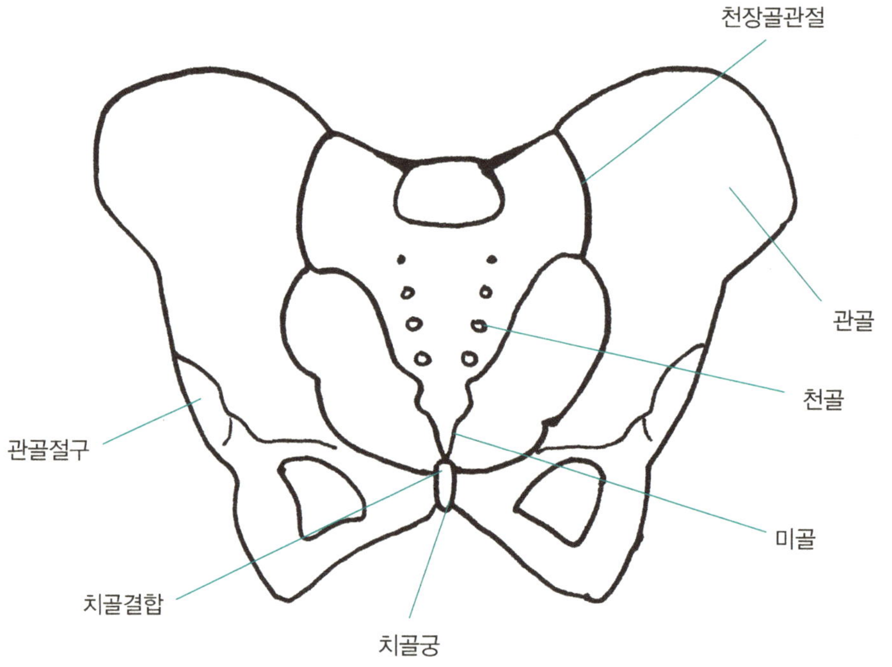

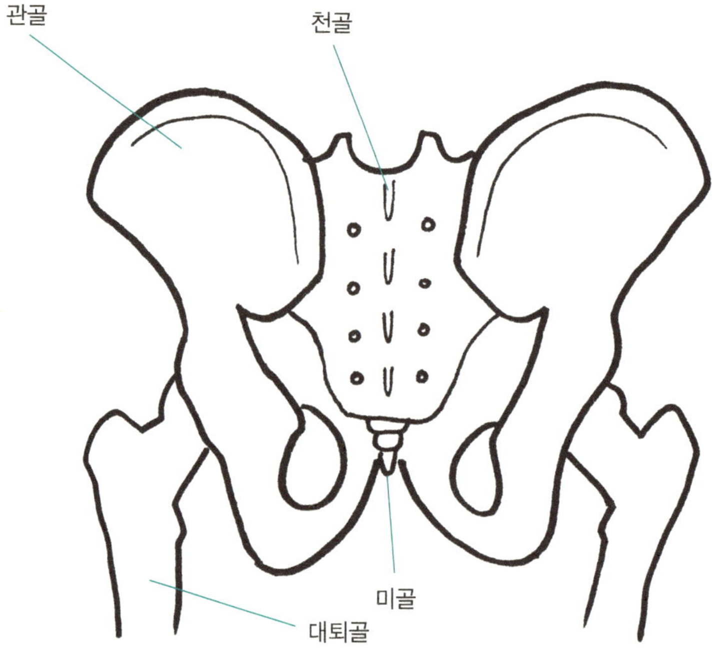

▲ 골반의 구조

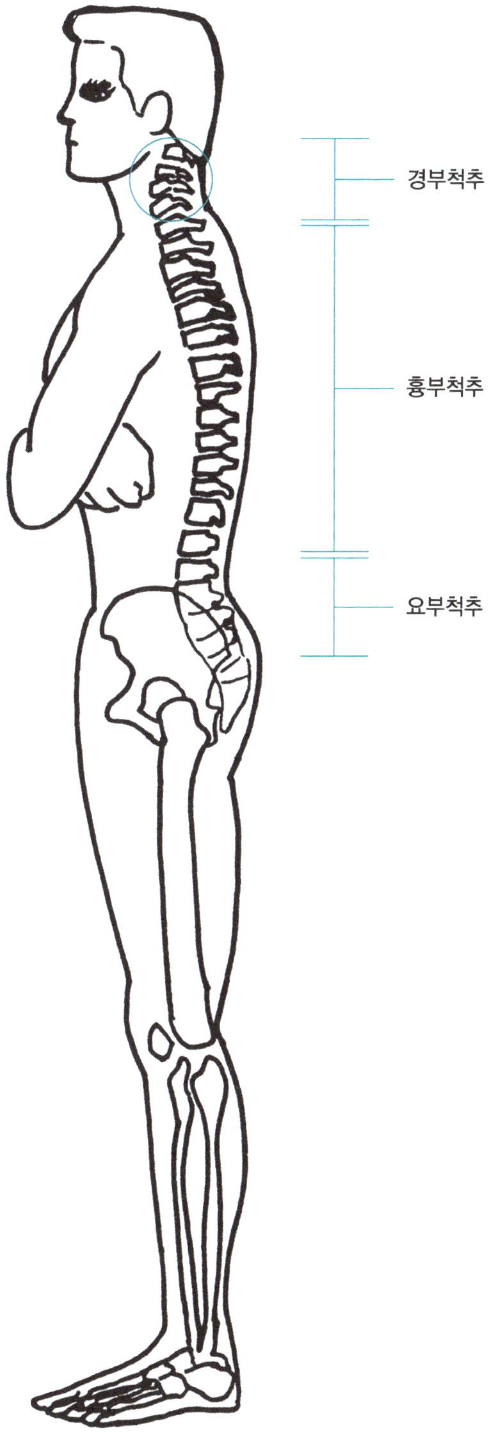

▲ 균형 잡힌 척추

5. 신경계통

신경계는 뇌(Brain)와 척수(Spinal cord)를 포함하는 중추신경계(Central nervous system)와 말초신경계(Peripheral nervous system)로 나눌 수 있는데 말초신경계에는 뇌신경(Cranial nerves) 12쌍과 31쌍의 척수신경(Spinal nerves)과 신경절(Ganglia)이라는 신경세포의 군집으로 이루어져 있다.

1) 척수와 척수신경

① 척수

척수는 척주관 내에 위치하고 있는 중추신경계의 하나로 뇌와 말초신경 사이에서 자극 전달과 반사 기능을 맡고 있다. 척수는 경막, 지주막, 연막으로 둘러싸여 있으며 척수의 직경은 2cm 미만으로 척주관 내에 꽉 차 있지 않다.

유아기 때는 척수의 길이와 척주의 길이가 같지만 성장하면서 척주의 길이가 훨씬 더 빨리 자라기 때문에 성인의 경우는 척수가 요추 1번과 2번 사이의 추간원판 위치에서 끝난다. 척수 외면에는 구(Sulcus)와 앞쪽에 열(Fissure)이 있으며, 척수신경에 따라 경부, 흉부, 요부 및 천부로 구분할 수 있다.

② 척수신경

척수에는 31쌍의 신경이 있는데 8쌍의 경추신경(Cervical nerves), 12쌍의 흉추신경(Thoracic nerves), 5쌍의 요추신경(Lumbar nerves), 5쌍의

선추신경(Sacrum nerves) 및 1쌍의 미추신경(Coccyx nerve)으로 구성되어 있다.

2) 척수와 추간원판

부상이나 사고로 인하여 추간원판(Intervertebral disk)이 탈출하게 되는데 이 추간원판은 앞쪽보다는 뒤쪽, 즉 등쪽으로 주로 밀려나오는 경향이 많다. 왜냐하면 추간원판을 감싸고 있는 인대 중 전종인대가 후종인대보다 훨씬 힘이 강하기 때문이다.

그러므로 추간원판 탈출을 예방하기 위해서는 후종인대를 강화시키는 운동을 많이 해야 한다. 척수는 끊임없이 상하로 움직이며 활동하고 있는데 만약 추간원판의 탈출로 인하여 흉추 부위의 신경이 눌려 있다고 가정하면 어떻게 되겠는가?

척수로부터 흘러나오는 아주 많은 신경근이 메시지를 제대로 받지 못하여 제 기능을 수행하지 못하게 되면 우리 인체는 동시다발적으로 치명적인 여러 가지 질병을 얻게 될 것이다. 마치 수돗물이 잘 나오는 호스 위에 발을 올려 아래로 압력을 가하면 물이 시원스럽게 잘 나오지 못하는 것처럼 척수의 흐름 자체도 느려질 것이다. 척수에 직접 영향을 미치는 신경근 부위는 척수의 흐름이 느려지면 치명적인 손상을 입게 되기 때문에 척수의 원활한 흐름은 대단히 중요하다. 뼈의 정렬이 아무리 바르더라도 척수의 흐름이 왜곡되어 있다면 우리 인체는 더욱 큰 질병에 걸리고 고통을 받게 된다. 물론 뼈의 변위를 바로잡고 추간원판의 위치를 제 위치로 돌려 놓는다면 척수의 원활한 흐름을 보장받을 수 있을 것이다.

3) 척수신경의 흐름

우리 인체의 신경 전달은 수돗물의 흐름과 유사한 점이 많다.

수돗물이 잘 나오기 위해서는 댐에서 취수장을 거쳐 각 가정까지 전달 체계가 원활해야만 수도가 제 기능을 다 하듯이, 우리 인체의 신경 전달 방법도 이와 유사한 점이 많다고 할 수 있겠다.

우리 인체의 신경흐름은 두뇌 12쌍의 신경이 교감신경과 부교감신경을 거쳐 경추신경, 흉추신경, 요추신경, 천추신경, 미추신경 등으로 전달하게 된다. 경추신경은 8쌍인데 두뇌와 양팔을 관장하기 때문에 두통, 이명, 팔 저림 등의 현상이 발생할 때에는 경추의 신경을 체크해 보아야 한다. 흉추신경은 12쌍인데 간, 위, 소장, 대장 등 우리 인체의 내부 장기와 연결되어 있다. 인체의 내부 장기에 이상이 있을 때는 흉추신경을 체크해 보아야 한다. 요추신경(5쌍)과 선추신경(5쌍) 및 미추신경(1쌍)은 골반과 양 하지, 즉 엉덩이와 양다리 전체의 신경을 관장한다. 그래서 좌골신경통, 다리 저림, 요통, 디스크 등의 질환이 생기면 요추신경과 선추신경 및 미추신경을 체크해 보아야 한다.

이후의 그림들은 신경의 흐름을 잘 나타낸 것인데 신경이 흐르는 방향을 정확하게 주지하길 바란다.

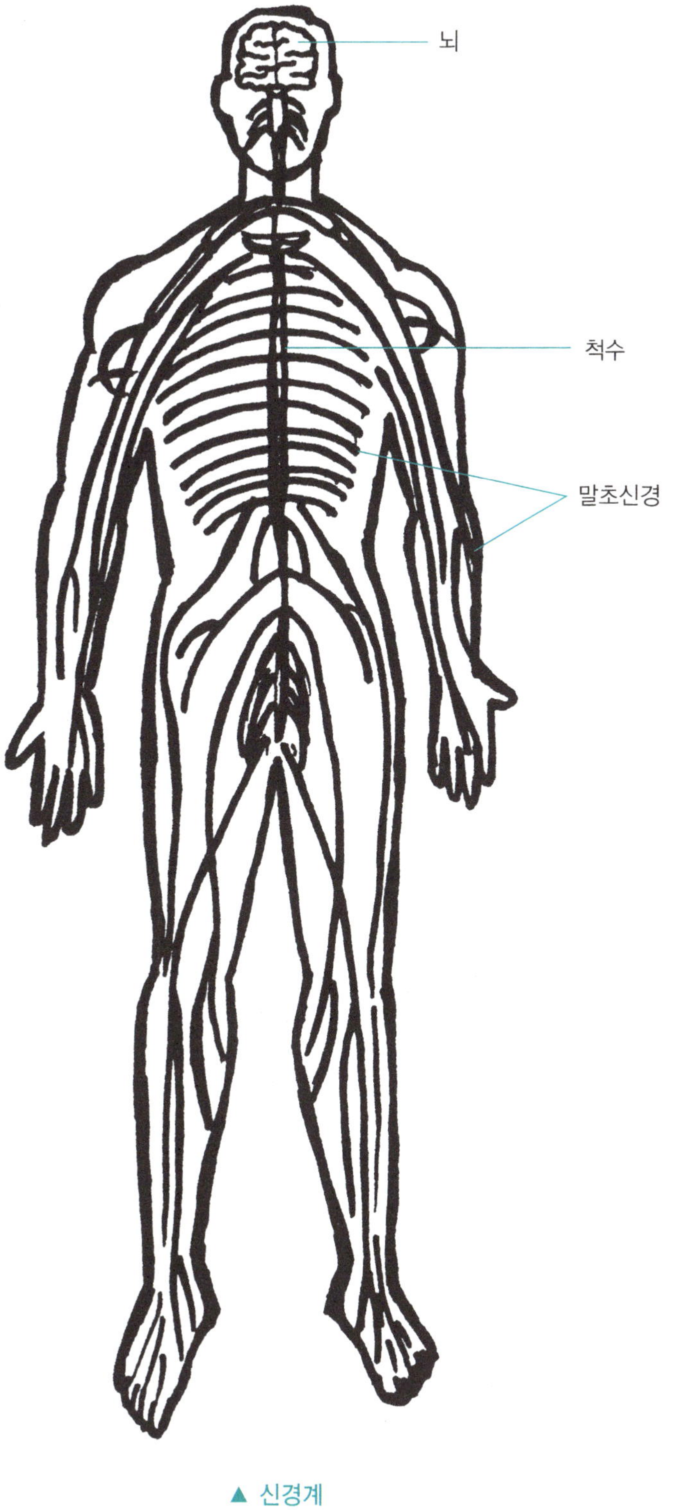

▲ 신경계

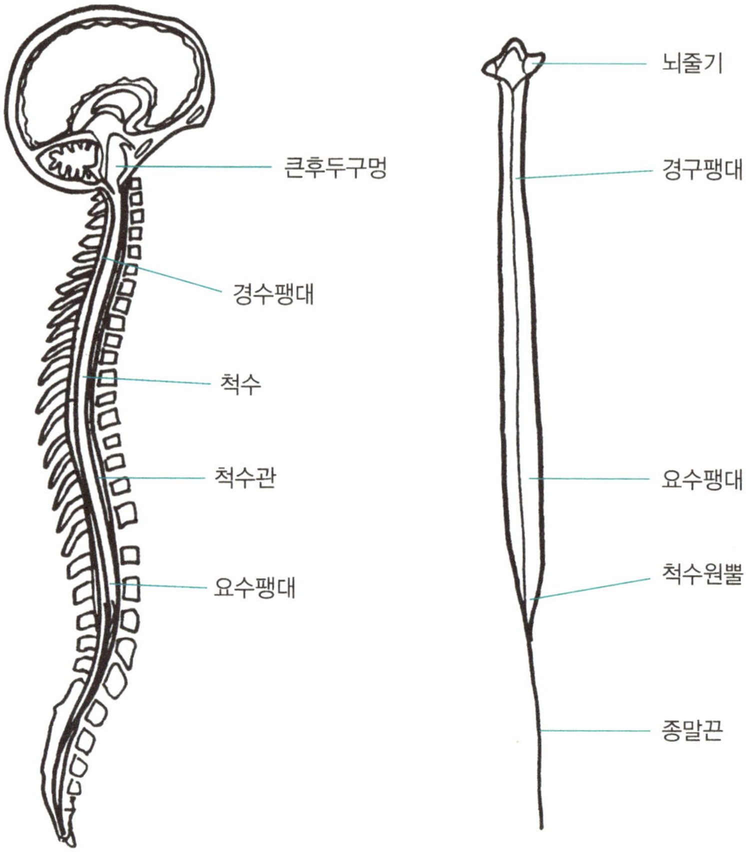
큰후두구멍
경수팽대
척수
척수관
요수팽대
뇌줄기
경구팽대
요수팽대
척수원뿔
종말끈

▲ 척수

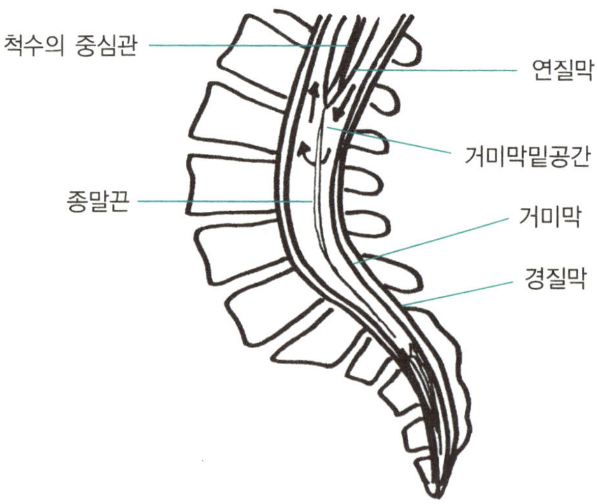
척수의 중심관
연질막
거미막밑공간
종말끈
거미막
경질막

▲ 척수의 흐름

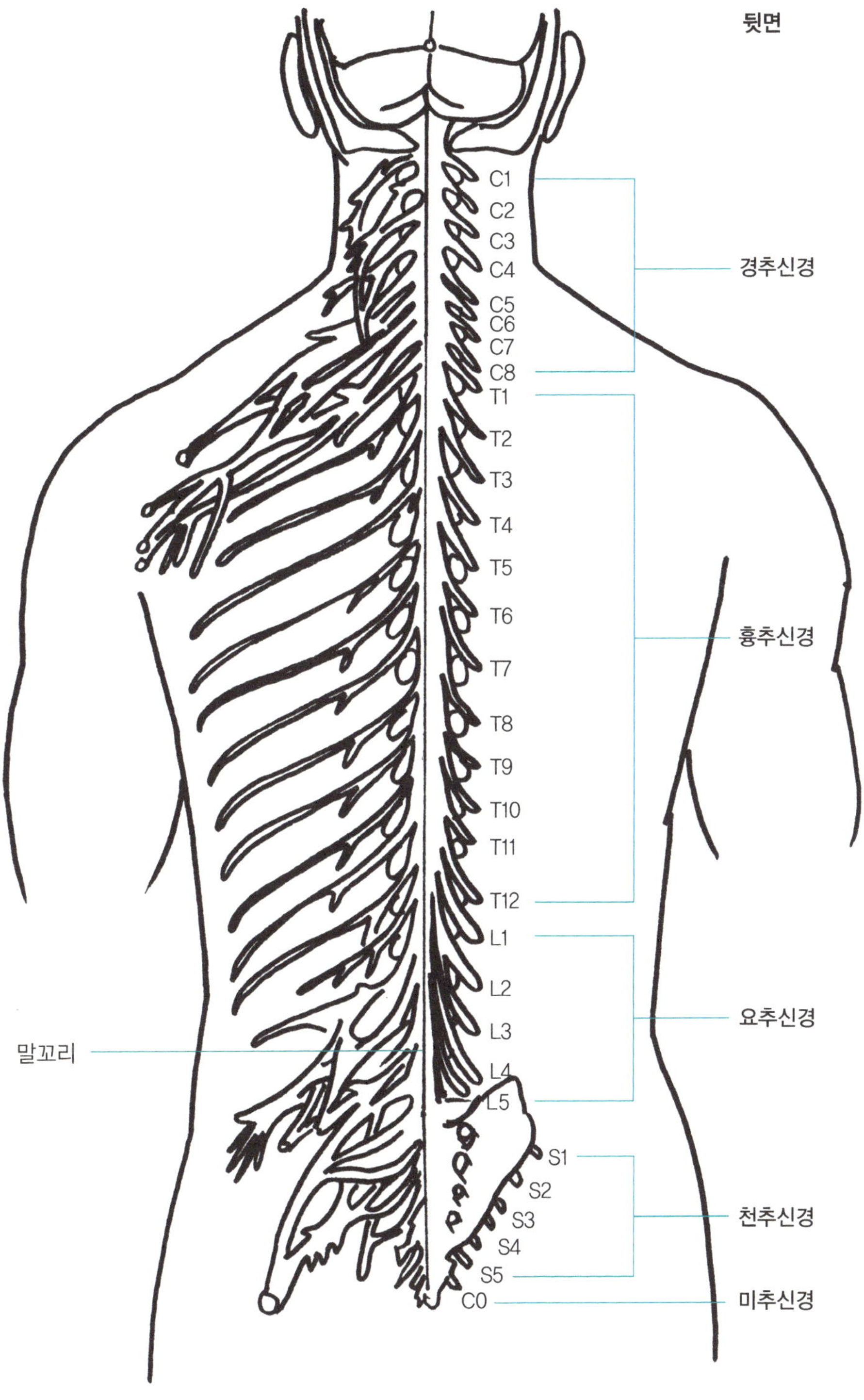
뒷면
C1
C2
C3
C4
C5
C6
C7
C8
경추신경
T1
T2
T3
T4
T5
T6
T7
T8
T9
T10
T11
T12
흉추신경
L1
L2
L3
L4
L5
요추신경
말꼬리
S1
S2
S3
S4
S5
천추신경
C0
미추신경

▲ 척수신경(31쌍)

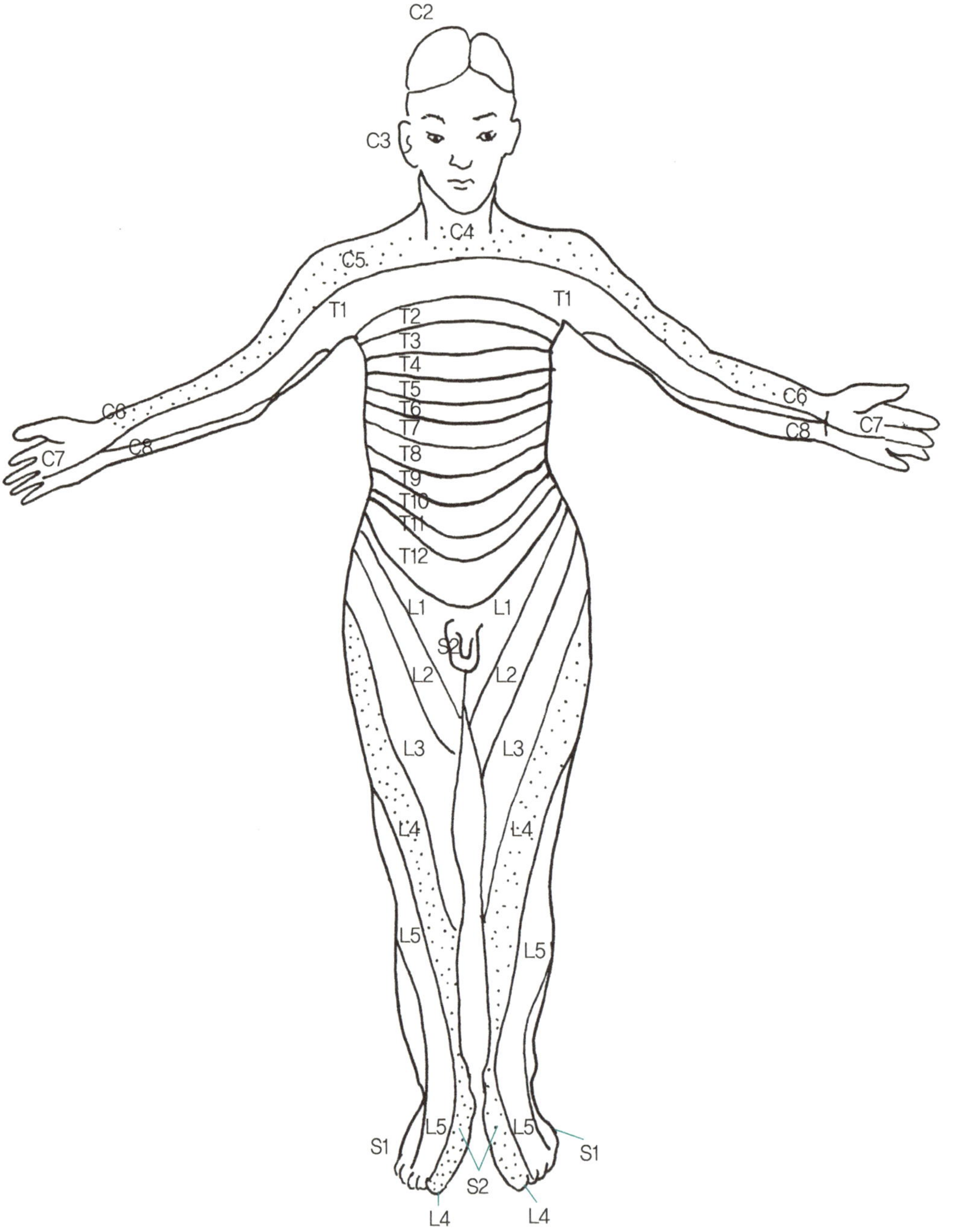

▲ 정면으로 보았을 때의 신경 분포

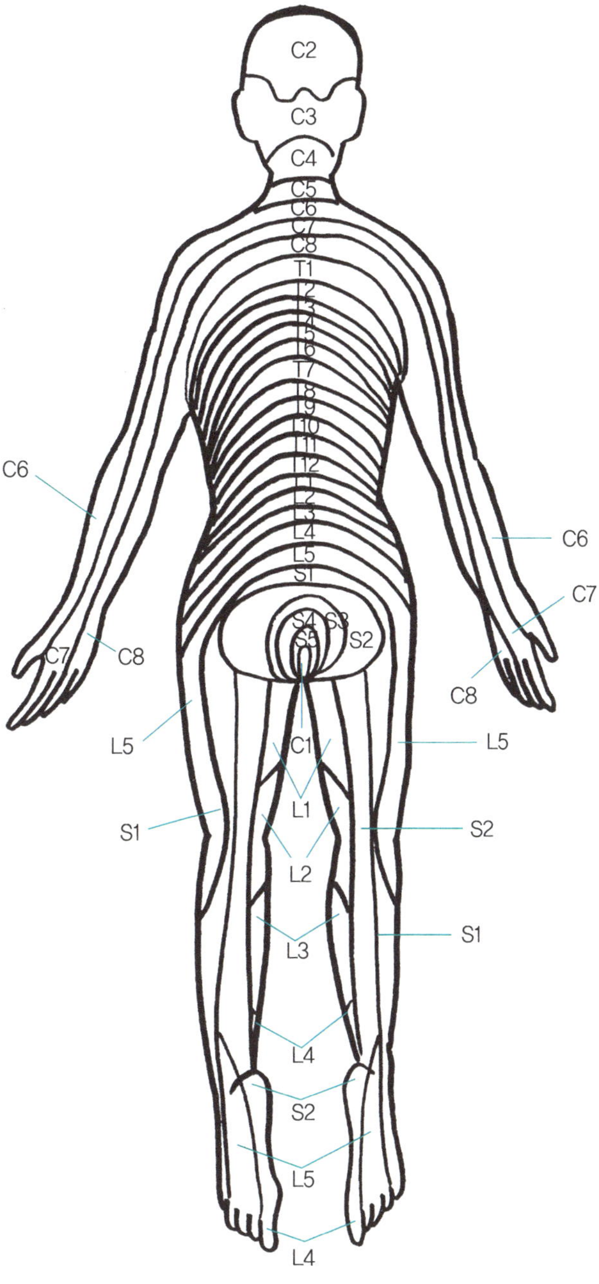

▲ 후면으로 보았을 때의 신경 분포

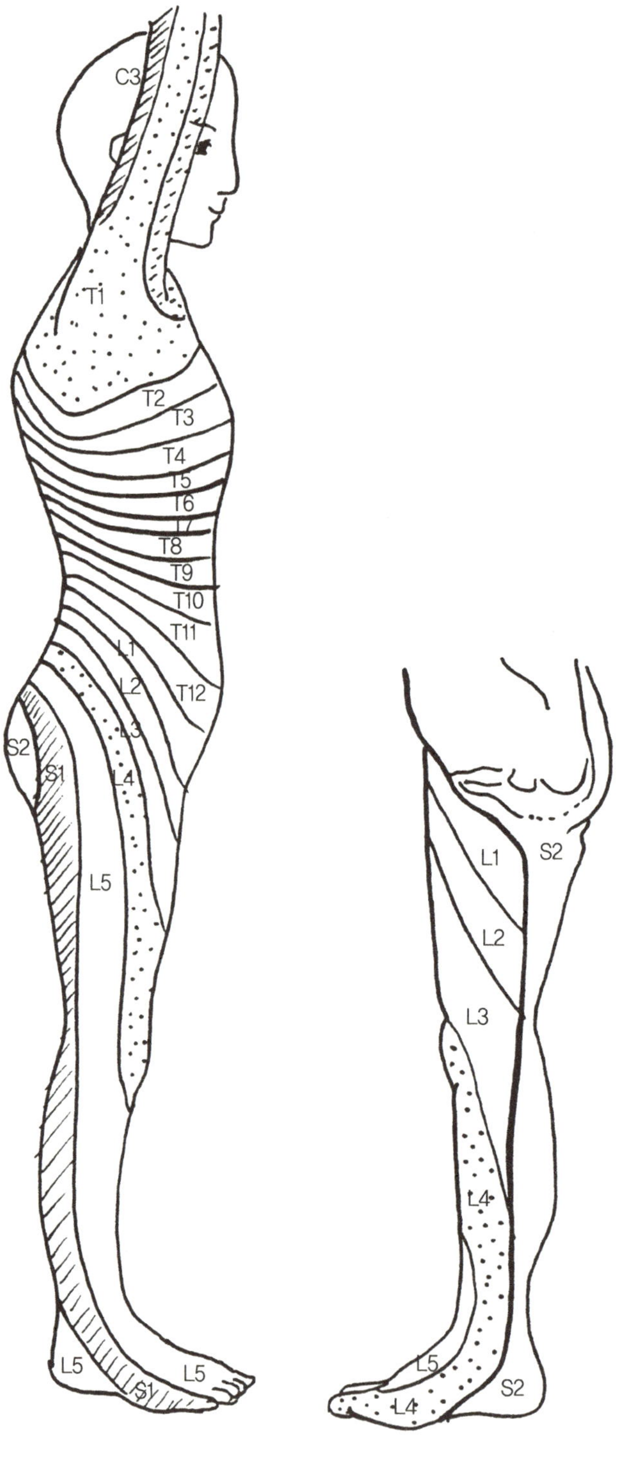

▲ 측면으로 보았을 때의 신경 분포

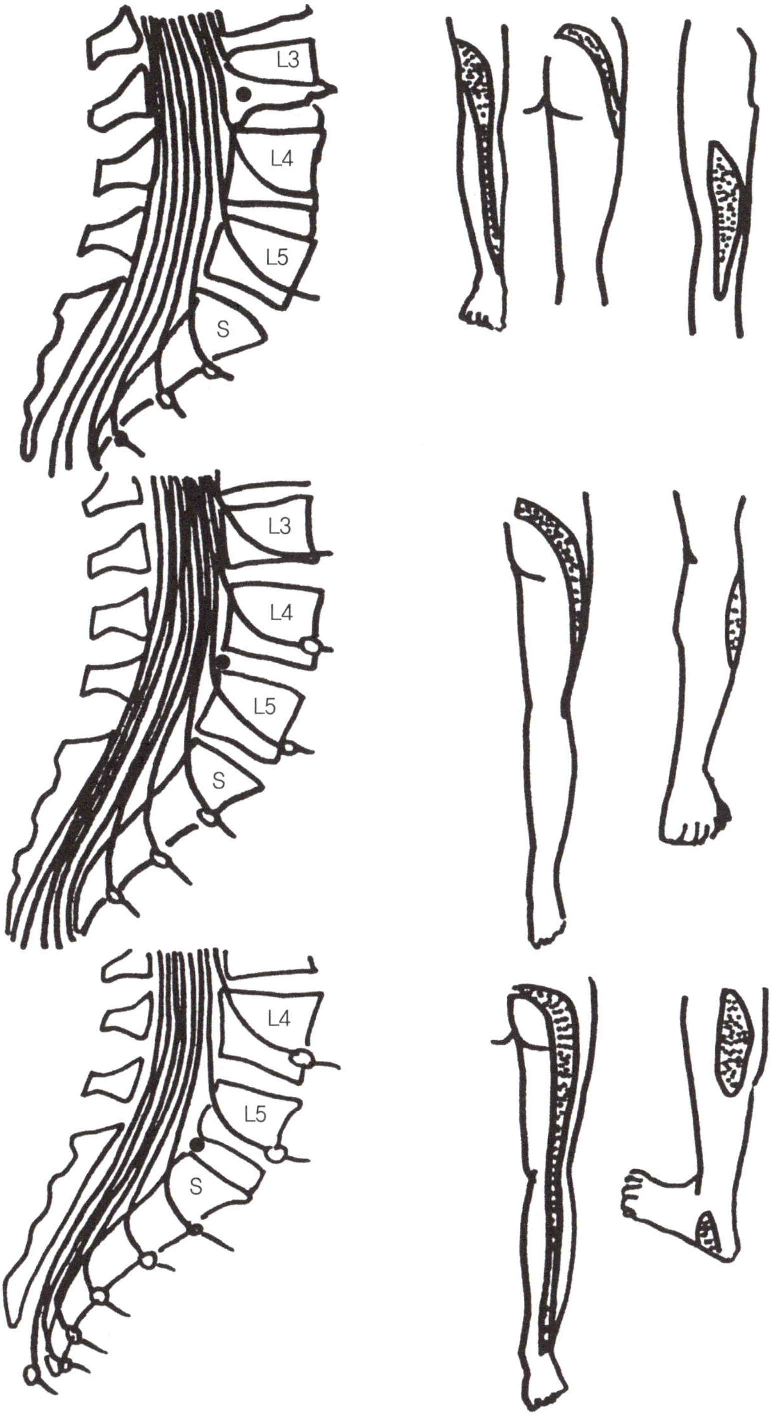

▲ 요추의 이상과 증상이 나타나는 부위 비교

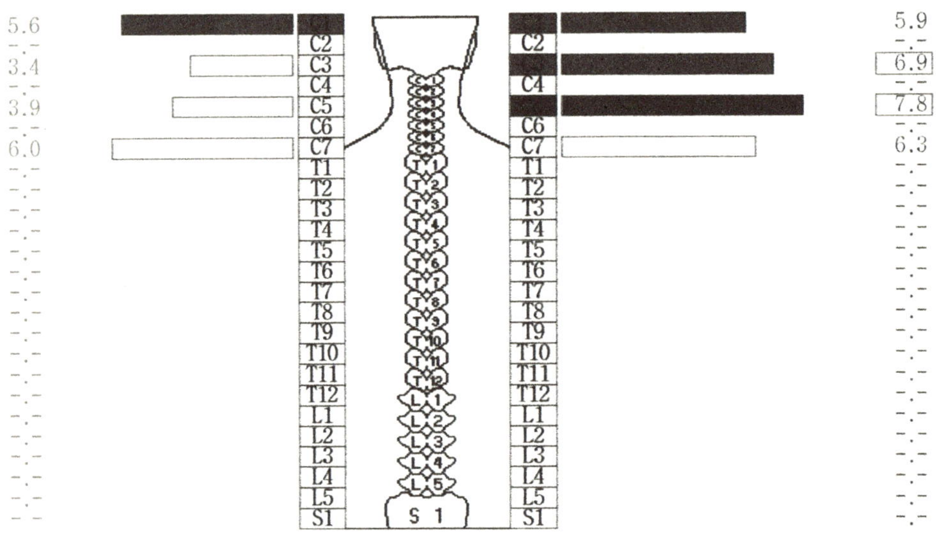

▲ 의료장비에 의한 신경검사

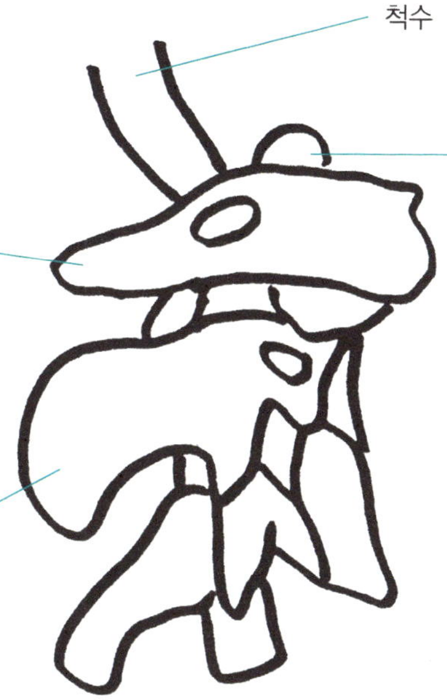

▲ 척수손상

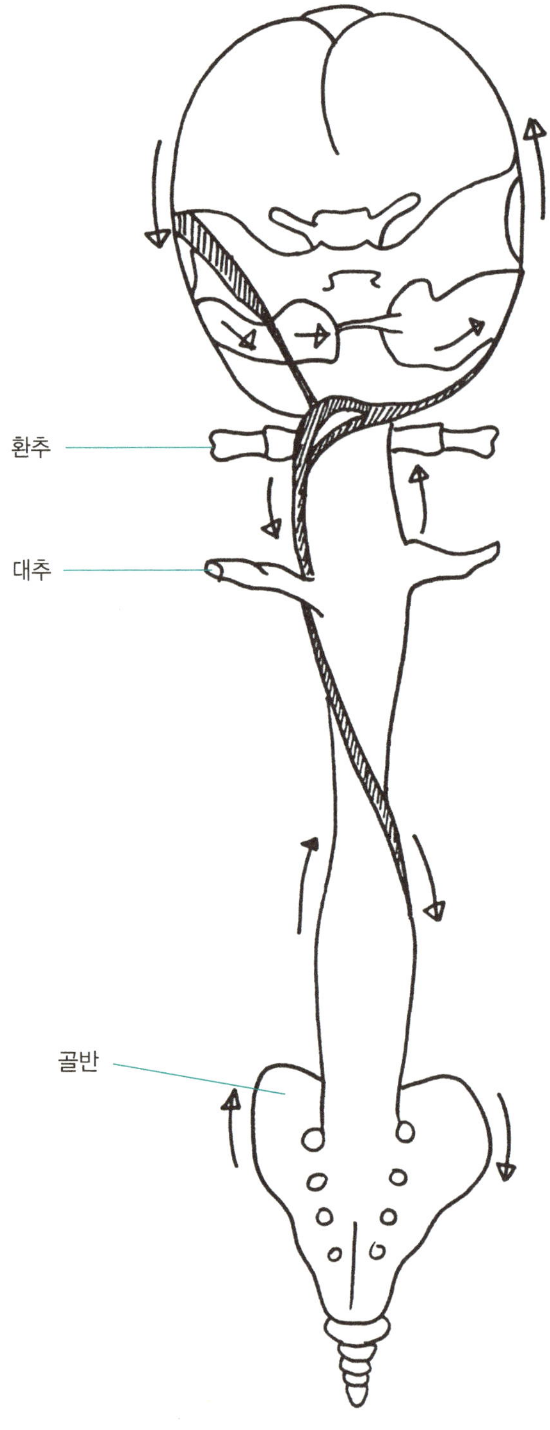

▲ 인체 신경의 흐름

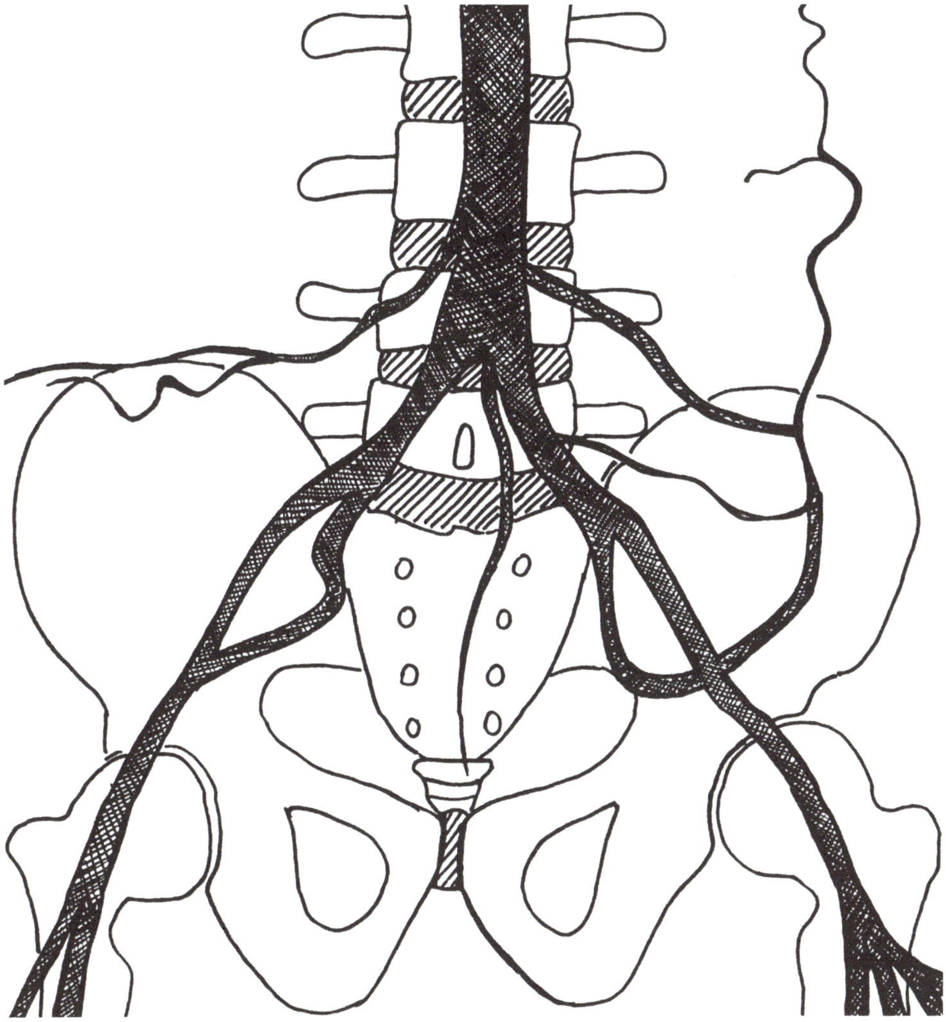

▲ 척수에서 좌골신경으로 갈라지는 과정

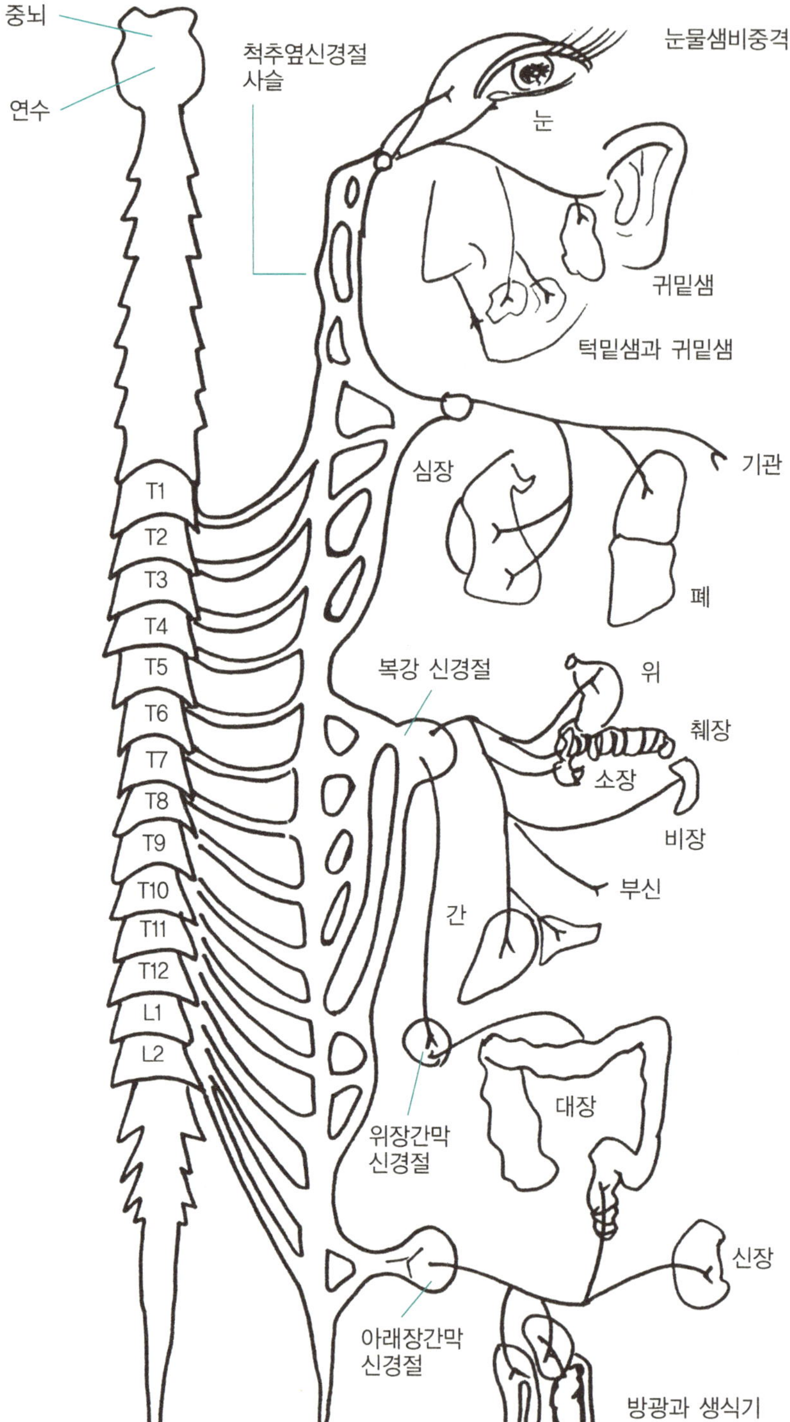

중뇌
연수
척추옆신경절
사슬
눈물샘비중격
눈
귀밑샘
턱밑샘과 귀밑샘
심장
기관
폐
T1
T2
T3
T4
T5
T6
T7
T8
T9
T10
T11
T12
L1
L2
복강 신경절
위
췌장
소장
비장
부신
간
대장
위장간막
신경절
신장
아래장간막
신경절
방광과 생식기

▲ 신경과 내장기관의 관계

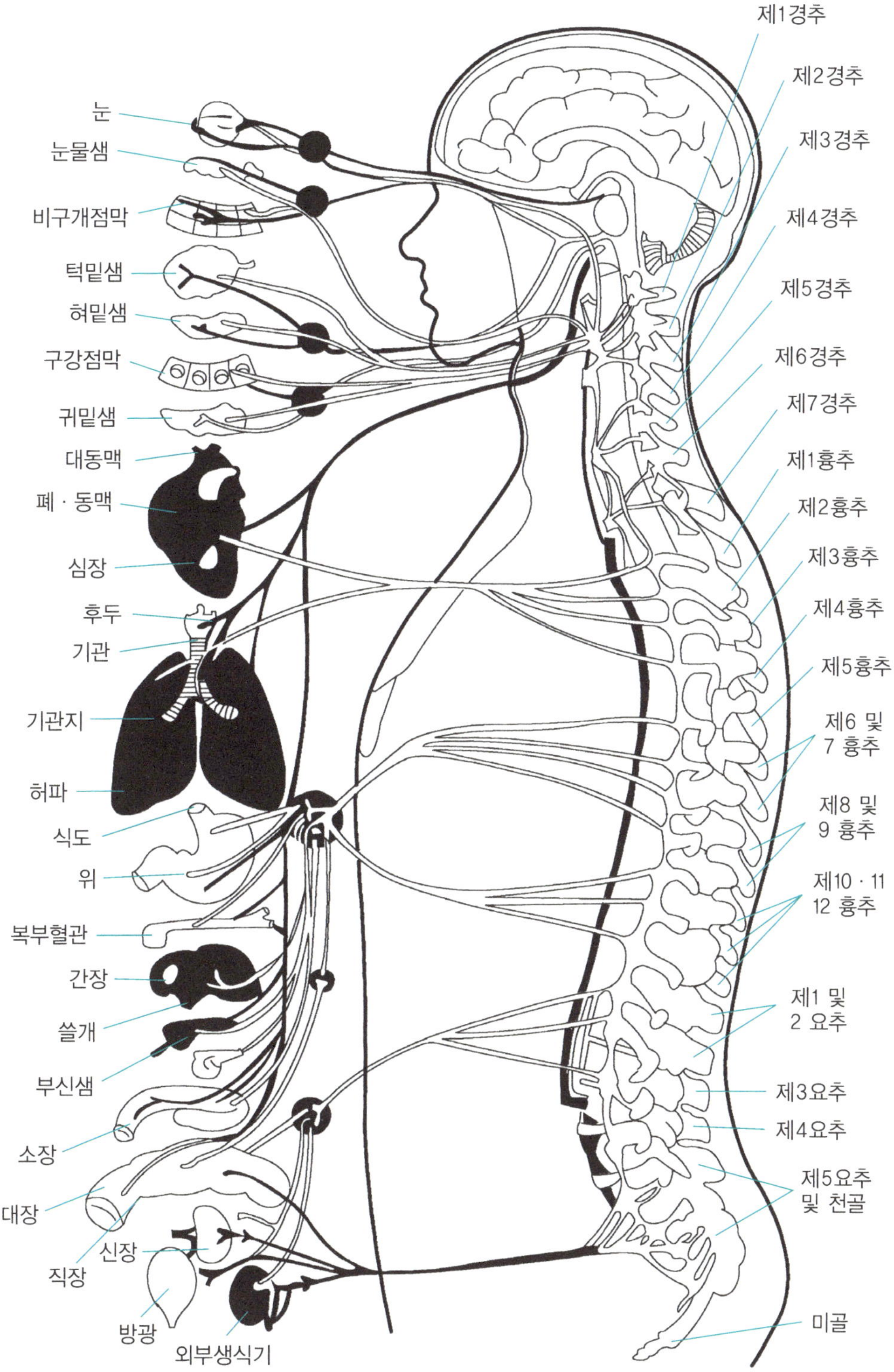

눈
눈물샘
비구개점막
턱밑샘
혀밑샘
구강점막
귀밑샘
대동맥
폐 · 동맥
심장
후두
기관
기관지
허파
식도
위
복부혈관
간장
쓸개
부신샘
소장
대장
직장
신장
방광
외부생식기
제1경추
제2경추
제3경추
제4경추
제5경추
제6경추
제7경추
제1흉추
제2흉추
제3흉추
제4흉추
제5흉추
제6 및 7 흉추
제8 및 9 흉추
제10 · 11 12 흉추
제1 및 2 요추
제3요추
제4요추
제5요추 및 천골
미골

▲ 척추와 장기와의 관계

4) 오장육부와 척추신경의 관계

경추(목뼈)

흉추(등뼈)

요추(허리뼈)

천추

미추(꼬리뼈)

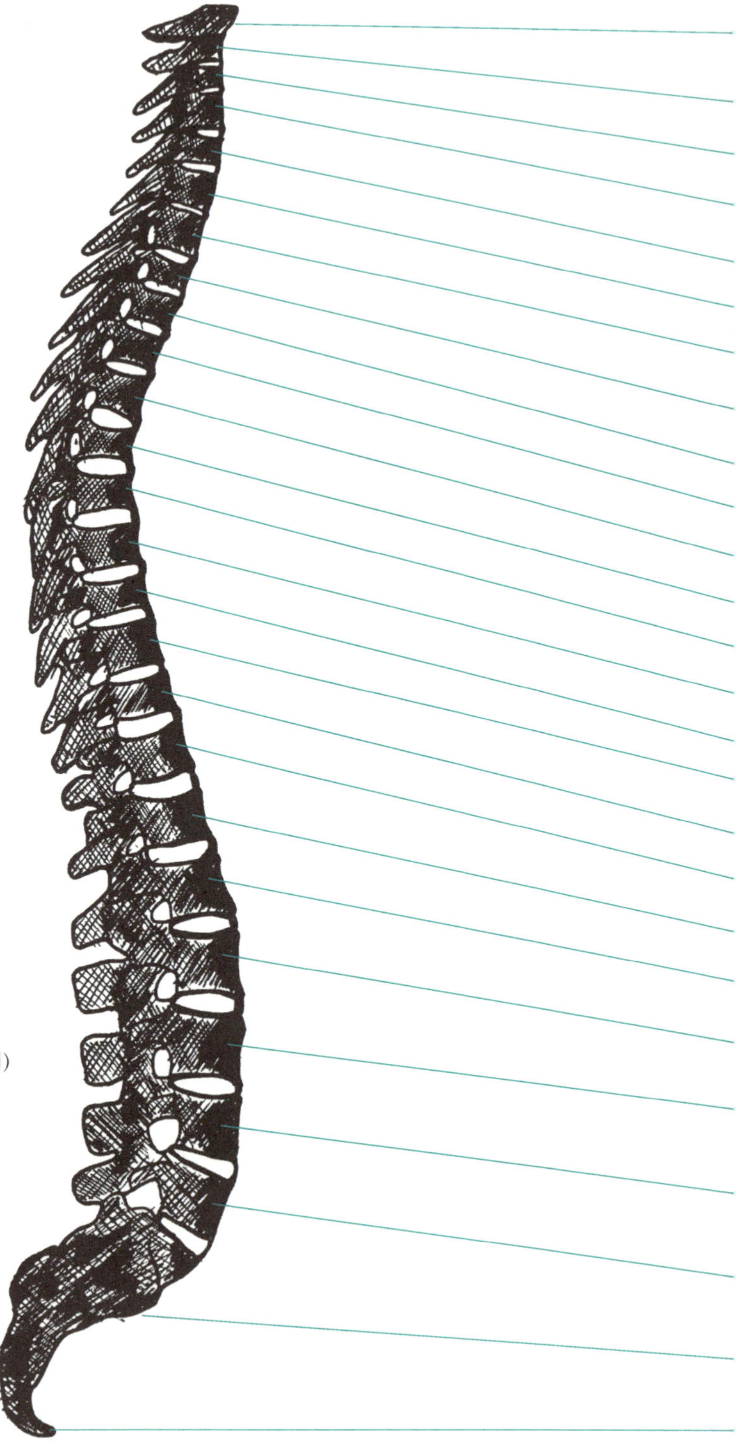

척추	영향과 증상
제1경추	불면증, 뇌출혈, 두통, 신경쇠약, 정신병, 위 경련, 신경성 구토, 어지럼증, 중독성 질환, 안면신경 마비, 반신불수, 위통, 뇌수종, 요산성 관절염, 소화불량, 뇌신경성 질환, 위하수, 뒷목이 아프다.
제2경추	위 경련, 요독증, 안면신경 경련, 머리에 땀이 남, 두통, 신경성 구토, 위통, 소화불량, 뒷목에 통증을 느끼고 눈에 피로를 느낀다.
제3경추	위 경련, 소화불량, 신경성 구토, 가슴에 스트레스, 심장편막협착증, 요독증
제4경추	두통, 약시, 위 경련, 기관지 천식, 신경성 구토, 위통, 소화불량, 횡경막 신경 경련, 신경쇠약, 코감기, 편도선염, 귀 질환, 간장, 만성피로
제5경추	양팔 저림, 간장, 기관지 천식, 머리 종양, 입 안과 혀가 땡김, 맛을 모른다.
제6경추	호흡 곤란, 천식, 두통, 갑상선, 양팔 근력 부족, 기관지 질환, 감기, 기침
제7경추	위통, 소화불량, 동맥경화증, 부정맥, 기관지염, 호흡 곤란, 협심증, 위 경련
제1흉추	폐기종, 혈압항진증, 기관지 폐충혈, 심장내막염, 외막염, 기관지 천식, 머리, 양팔, 어깨 등에 통증을 호소한다.
제2흉추	동맥경화증, 기관지 질환, 심장내막염, 심장 비대증, 폐심근염, 폐기종
제3흉추	폐결핵, 기침, 늑막염, 폐수종, 폐기종, 심장 경련, 소엽성 폐염, 일시성 질식
제4흉추	간장경화증, 동맥경화증, 혈압항진증, 간장 종양, 담석증, 담즙과다증
제5흉추	설사, 위장 질환, 신경성 식욕 결핍증, 중독성 질환, 발진, 일반열성병, 취장염
제6흉추	위궤양, 위하수, 신경쇠약, 심장위암, 늑간신경통, 식욕 결핍증, 화농성 신장염
제7흉추	위하수, 위궤양, 두통, 위확장, 신경쇠약, 식욕 결핍, 마비, 위암, 위염
제8흉추	당뇨병, 간장 질환, 담석통, 황달, 늑간신경통, 장 소화불량, 간장 비대증
제9흉추	소장 궤양, 장 소화불량, 소아마비, 간장 질환, 담석증, 심장편막협착증, 암
제10흉추	변비, 설사, 신장 결석, 요독증, 신경통, 급만성 신장염, 발진, 비뇨기병성 출혈
제11흉추	설사, 변비, 장 소화불량, 간장 비대증, 당뇨병, 신경통, 신장 결석, 하지 마비
제12흉추	설사, 변비, 빈혈, 비장, 만성 신장염, 하지 마비, 신경통, 위염
제1요추	위궤양, 불임증, 안면신경 마비, 복부 종양, 위확장, 심장 장애, 피부염, 설사
제2요추	위장병, 변비, 설사, 복통, 피부염, 결장염, 장결핵, 신경쇠약, 충수염
제3요추	소장, 대장, 변비, 장하수증, 난소 질환, 월경 곤란, 자궁암, 자궁전굴증, 자궁후굴증, 요도염, 불임증, 고환 질환
제4요추	변비, 자궁 질환, 자궁 출혈, 소변 곤란, 요통, 불임증, 임질, 방관염, 좌골신경통, 보행 곤란증, 자궁전굴증, 자궁전위, 자궁통, 슬관절 질환, 하지 경련
제5요추	다리 저림, 다리 냉증, 빈혈, 임질, 직장 출혈, 자궁 질환, 하지 경련, 국소마비, 좌골신경통, 디스크 다리와 허리의 통증
천추	근시, 원시, 소장, 정서 불안, 방광 · 직장 질환, 생식기 질환, 정신병
미추	정신병, 불임, 근시, 원시, 항문하지골 질환, 좌골신경통, 신경성 질환

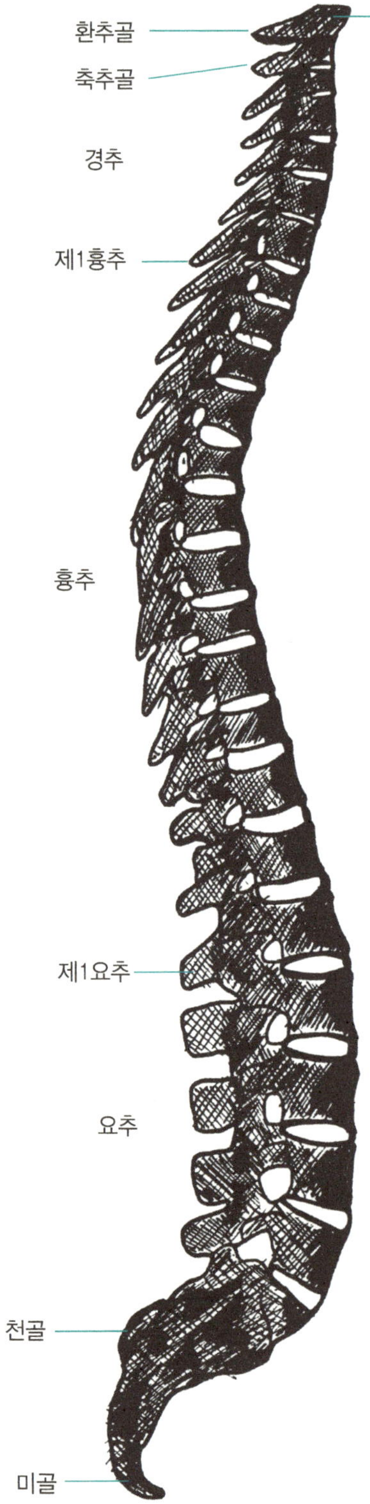

제1경추에 변위가 오면

불면증, 뇌출혈, 두통, 신경쇠약, 정신병, 위 경련, 신경성 구토, 어지러움, 중독성 질환, 안면신경 마비, 반신불수, 위통, 뇌수종, 요산성 관절염, 소화불량, 뇌신경성 질환, 위하수, 뒷목이 아프다.

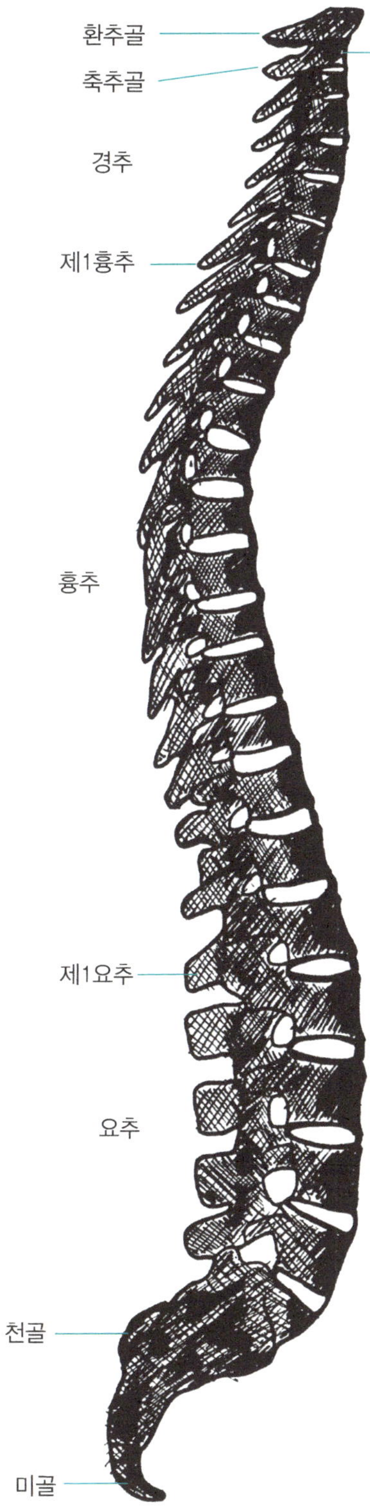

제2경추에 변위가 오면

위 경련, 요독증, 안면신경 경련, 신경쇠약, 머리에 땀이 남, 두통, 신경성 구토, 위통, 소화불량, 뒷목에 통증을 느끼고 눈에 피로를 느낀다.

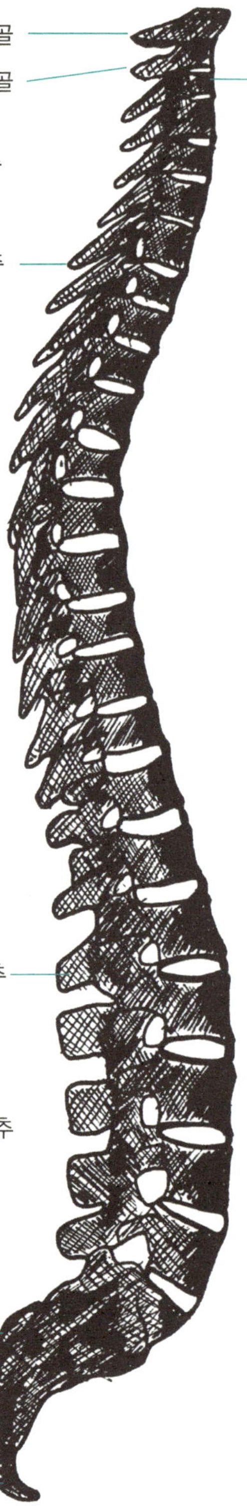

제3경추에 변위가 오면

위 경련, 소화불량, 신경성 구토, 가슴의 스트레스, 심장편막협착증, 위통, 흑내장난청, 코 · 귀 · 눈의 질환, 실명, 요독증, 결막염, 냄새를 잘 못 맡는다.

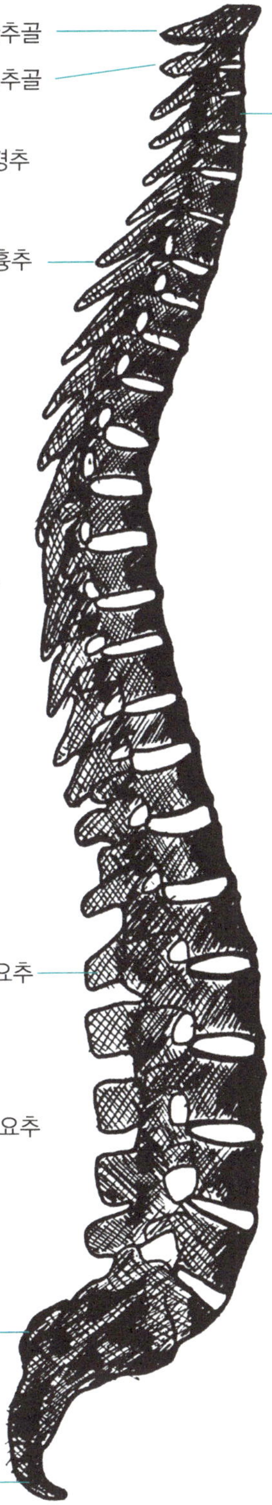

제4경추에 변위가 오면

두통, 약시, 위 경련, 기관지 천식, 신경성 구토, 위통, 소화불량, 횡경막 신경 경련, 신경쇠약, 코감기, 편도선염, 귀 질환, 간장, 만성피로

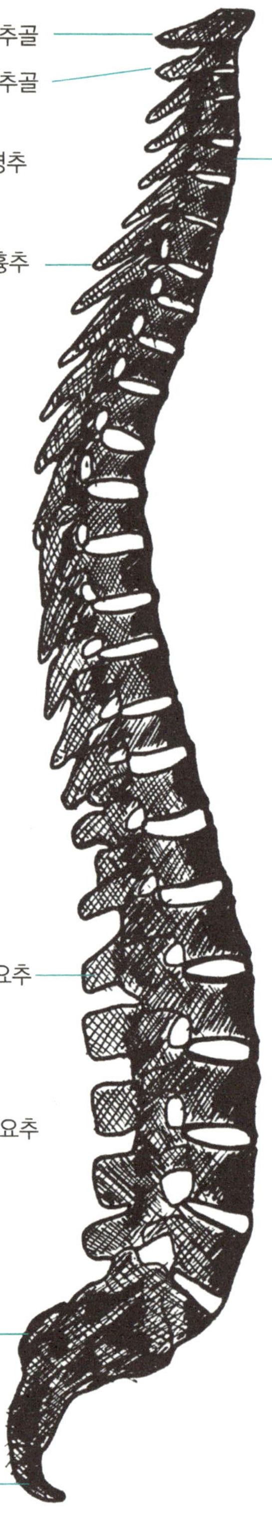

제5경추에 변위가 오면

양팔 저림, 간장, 기관지 천식, 머리 종양, 입 안과 혀가 땡김, 맛을 모른다. 폐기종, 눈 질환, 어깨가 무겁다. 피로, 팔의 힘이 없다.

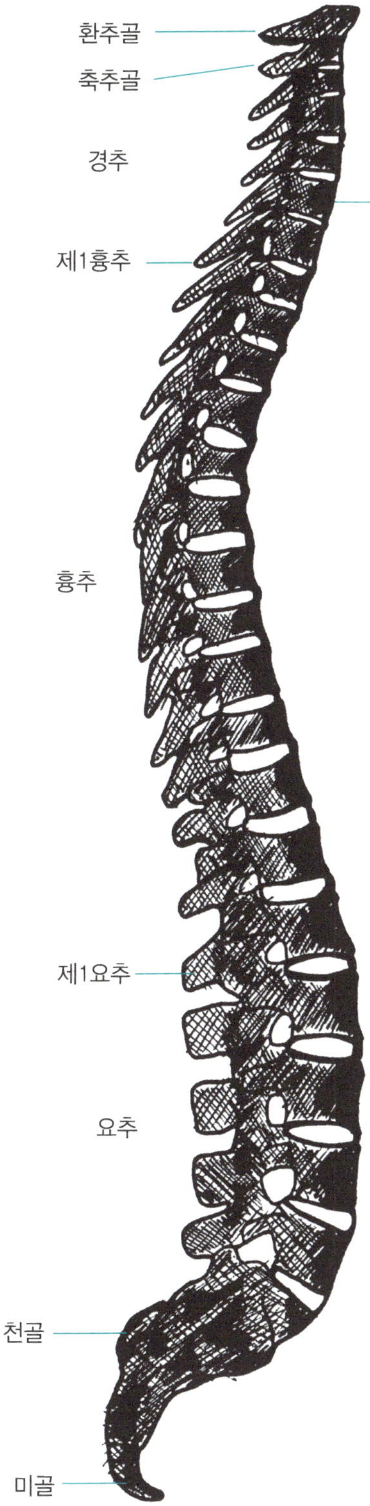

제6경추에 변위가 오면

호흡 곤란, 천식, 두통, 갑상선, 양팔 근력 부족, 기관지 질환, 감기, 기침

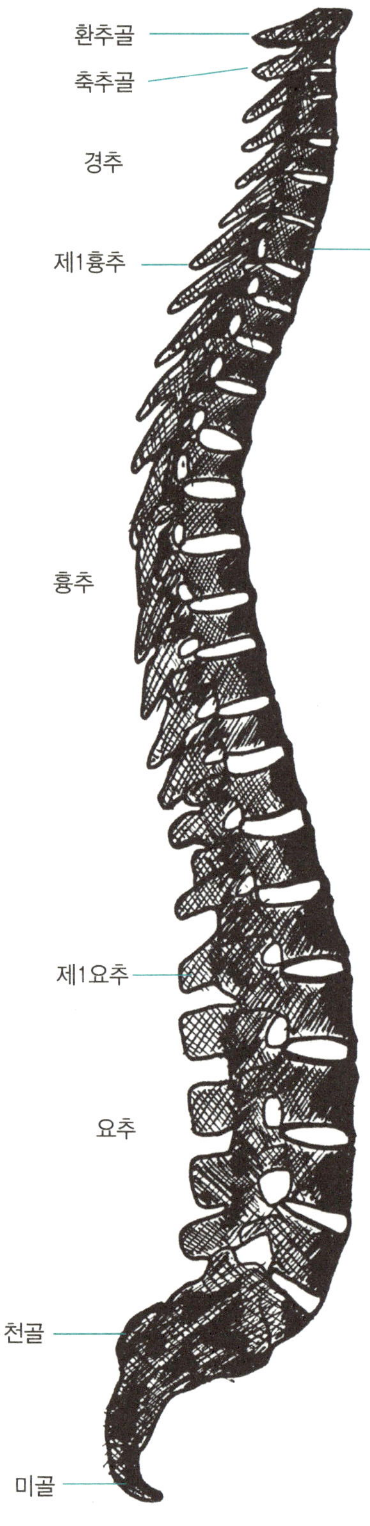

제7경추에 변위가 오면

위통, 소화불량, 동맥경화증, 부정맥, 기관지염, 호흡 곤란, 협심증, 위경련, 기관지 출혈, 양팔이 무겁다.

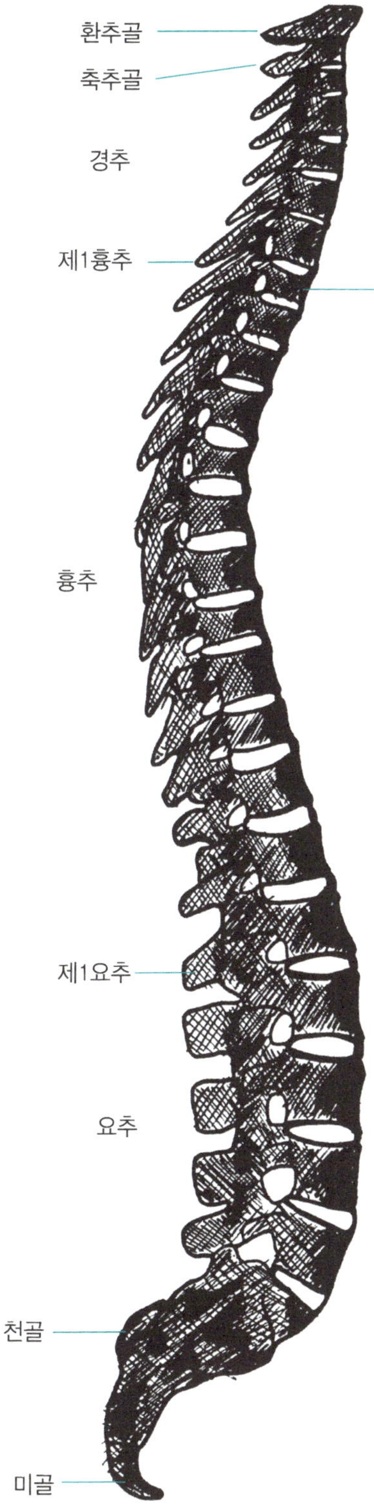

제1흉추에 변위가 오면

폐기종, 혈압항진증, 기관지 폐충혈, 심장내막염, 외막염, 기관지 천식, 머리 · 양팔 · 어깨 등에 통증을 호소한다.

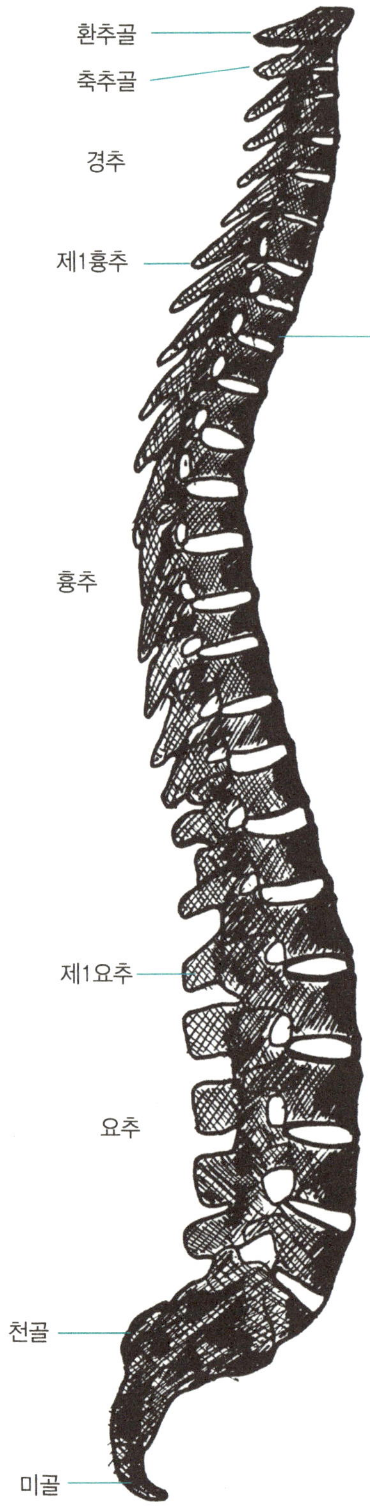

제2흉추에 변위가 오면

동맥경화증, 기관지 질환, 심장내막염, 심장 비대증, 폐심근염, 심장 수축·확장 불능, 유방 내 유즙 결핍, 양팔 저림, 혈압항진증, 폐기종, 기관지 천식 등 근육 경직

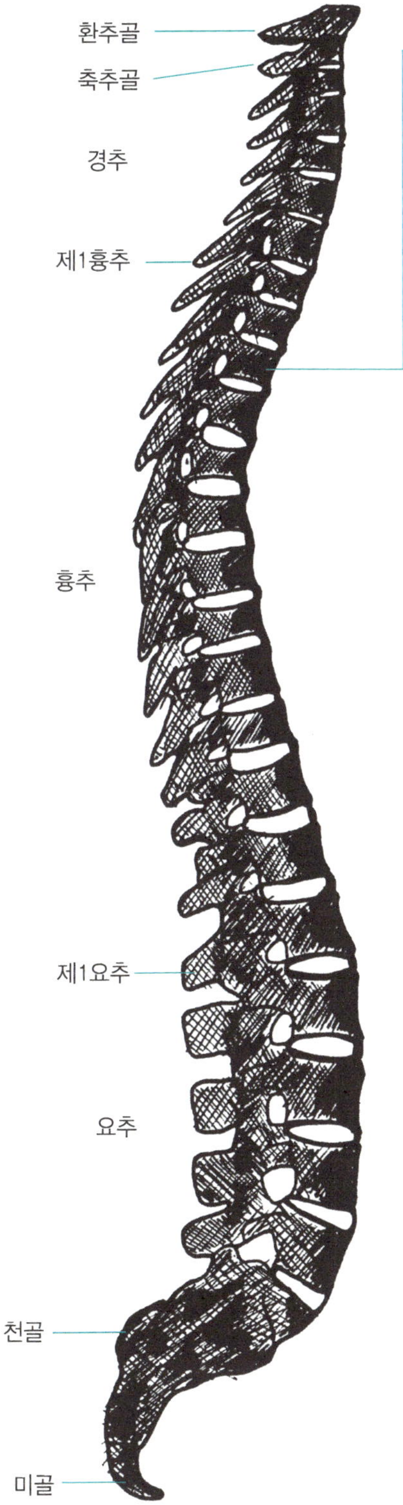

제3흉추에 변위가 오면

폐결핵, 기침, 늑막염, 폐수종, 폐기종, 심장 경련, 소엽성 폐염, 일시성 질식, 유집 분비 부족 및 과다 일시성 질식, 연초성 심장 질환

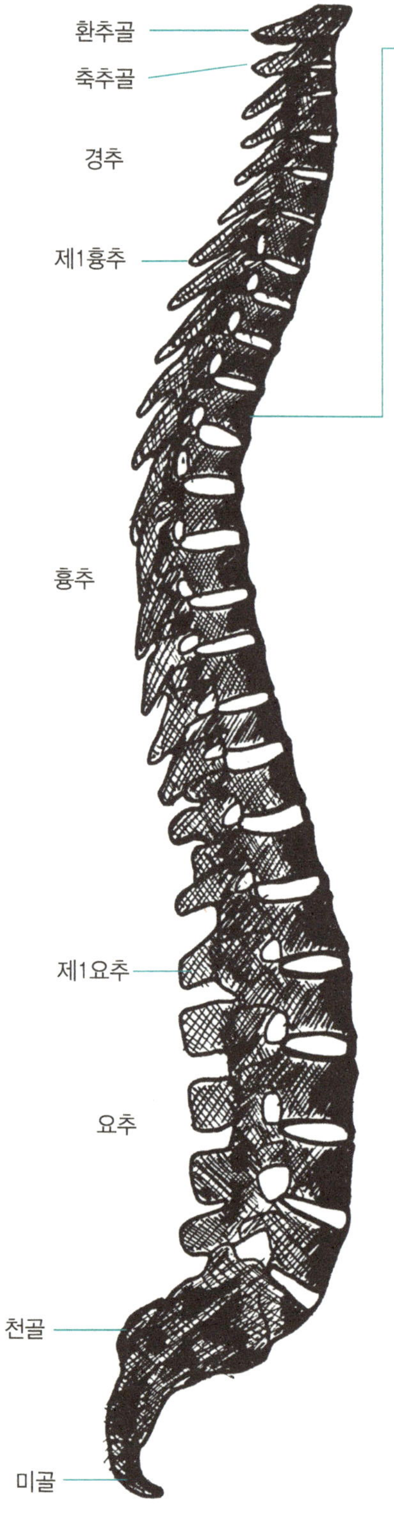

제4흉추에 변위가 오면

간장경화증, 동맥경화증, 혈압항진증, 간장 종양, 담석증, 담즙과다증, 황달, 심장 질환, 신경쇠약, 당뇨병, 취장염, 가슴이 답답하다.

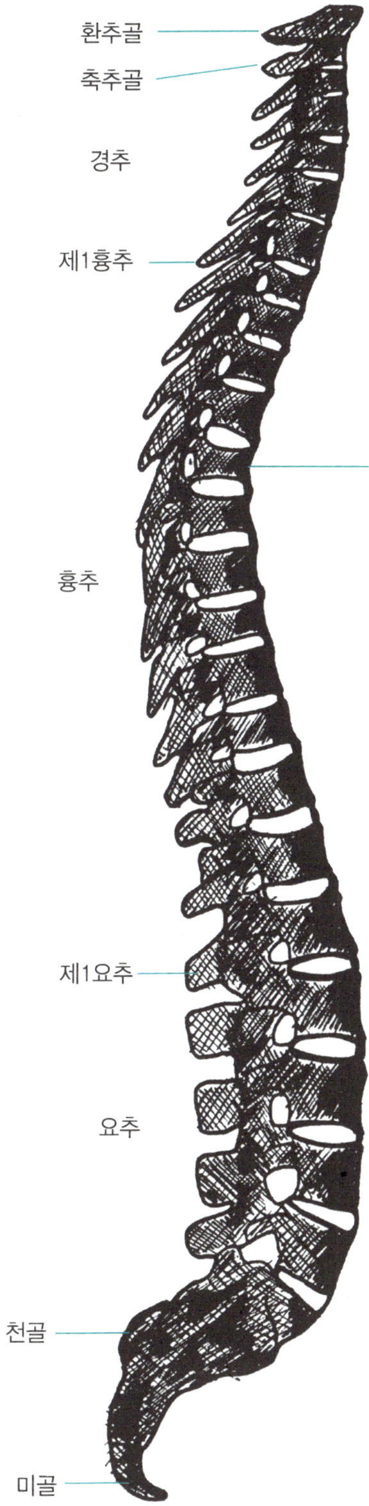

제5흉추에 변위가 오면

설사, 위장 질환, 신경성 식욕 결핍증, 중독성 질환, 발진, 일반열성병, 위산과다증, 신경성 분비과다증, 취장염, 담낭염, 당뇨병

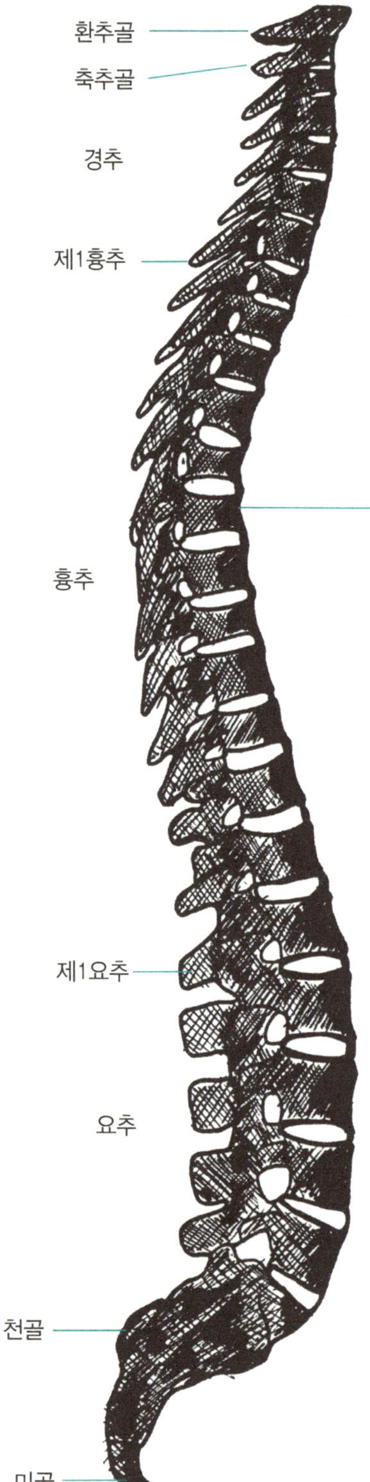

제6흉추에 변위가 오면

위궤양, 위하수, 위확장, 신경쇠약, 심장위암, 소화불량, 두통, 늑간신경통, 당뇨병, 식욕 결핍증, 화농성 신장염, 지방성 신장, 신장결석, 신장 기능 감퇴증, 위산 결핍증, 요독증, 적게 먹어도 배가 부르다.

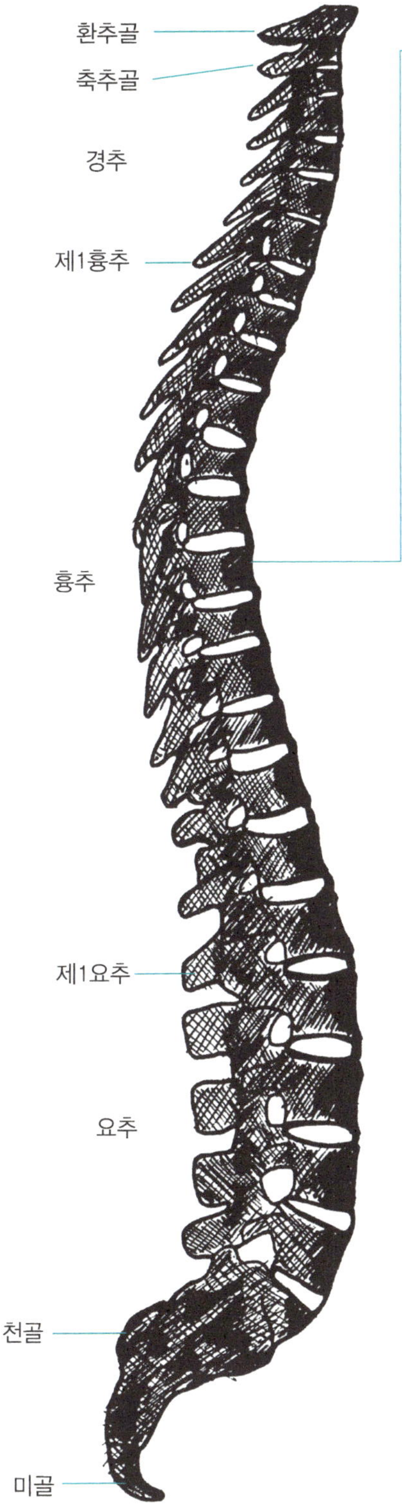

제7흉추에 변위가 오면

위하수, 위궤양, 두통, 위확장, 신경쇠약, 식욕 결핍, 위암, 위염

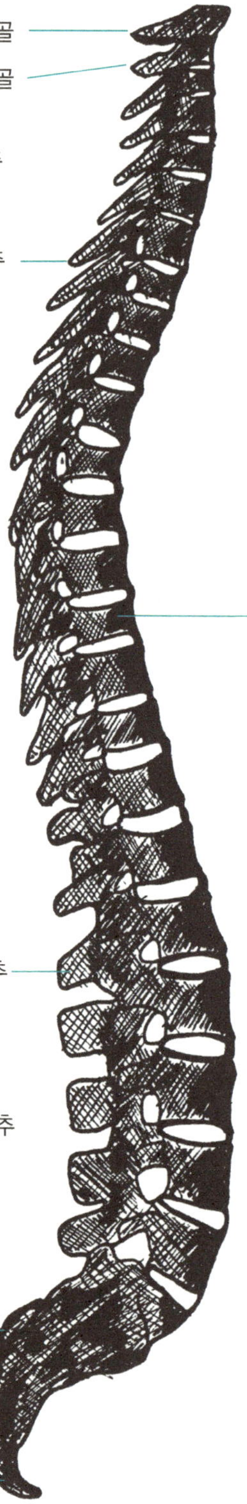

제8흉추에 변위가 오면

당뇨병, 간장 질환, 담석통, 황달, 늑간신경통, 장 소화불량, 간장 비대증, 늑막염, 위산과다증, 폐결핵, 소장 궤양, 간장출혈, 위산 결핍증, 폐확장 부전, 신경성 분비과다증

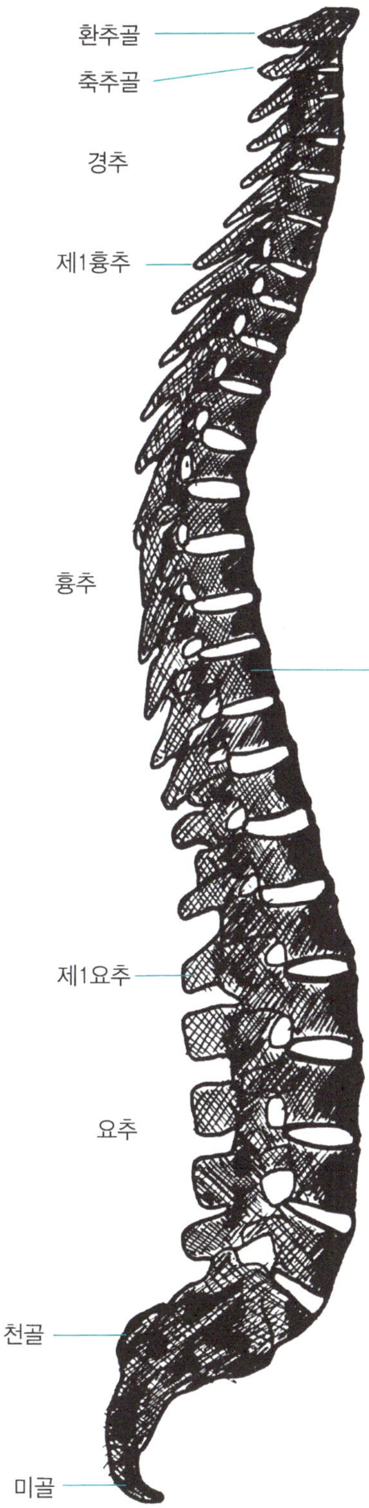

제9흉추에 변위가 오면

소장궤양, 장 소화불량, 소아마비, 간장 질환, 담석증, 심장편막협착증, 하지 마비, 늑간신경통, 비장비대, 비장하수증, 암

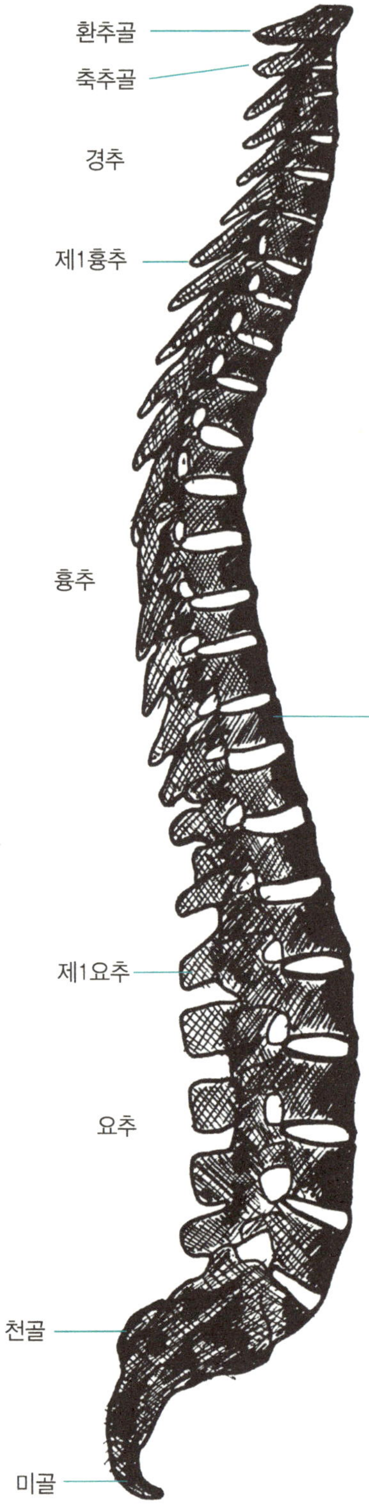

제10흉추에 변위가 오면

변비, 설사, 신장 결석, 요독증, 신경통, 급만성 신장염, 당뇨병, 발진, 비뇨기병성 출혈, 장 소화불량, 위장염, 위하수

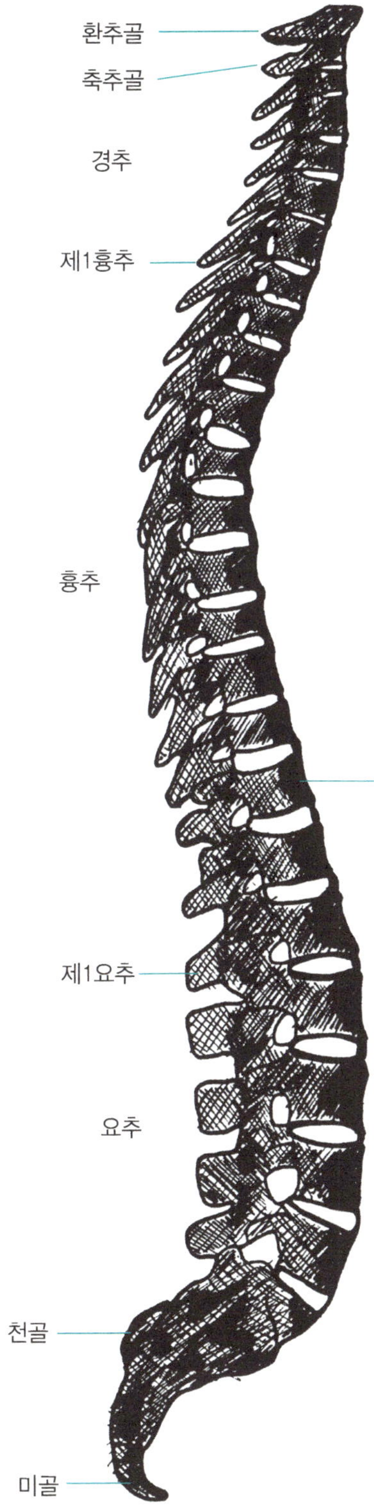

제11흉추에 변위가 오면

설사, 변비, 장 소화불량, 간장 비대증, 당뇨병, 신경통, 신장 결석, 중독성 질환, 신장병, 지방성 간장, 하지 마비, 신경성 설사, 심장 경련, 방광염

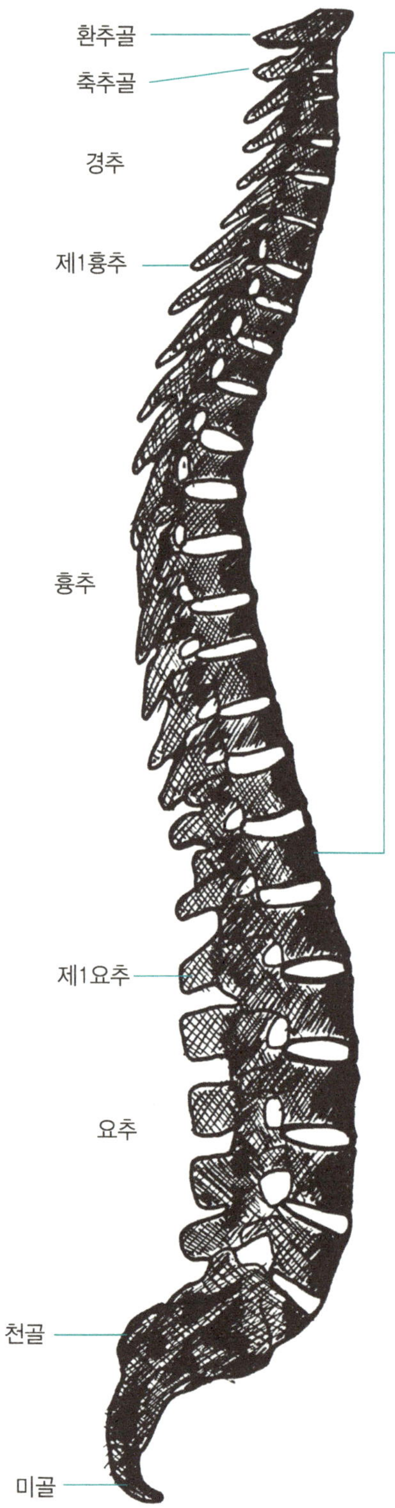

제12흉추에 변위가 오면

설사, 변비, 빈혈, 충혈, 비장, 만성 신장염, 하지 마비, 신경통, 위염, 신장 결석, 관절염, 당뇨병, 피부 건조, 지방과다증, 장 소화불량, 비뇨기병성 출혈

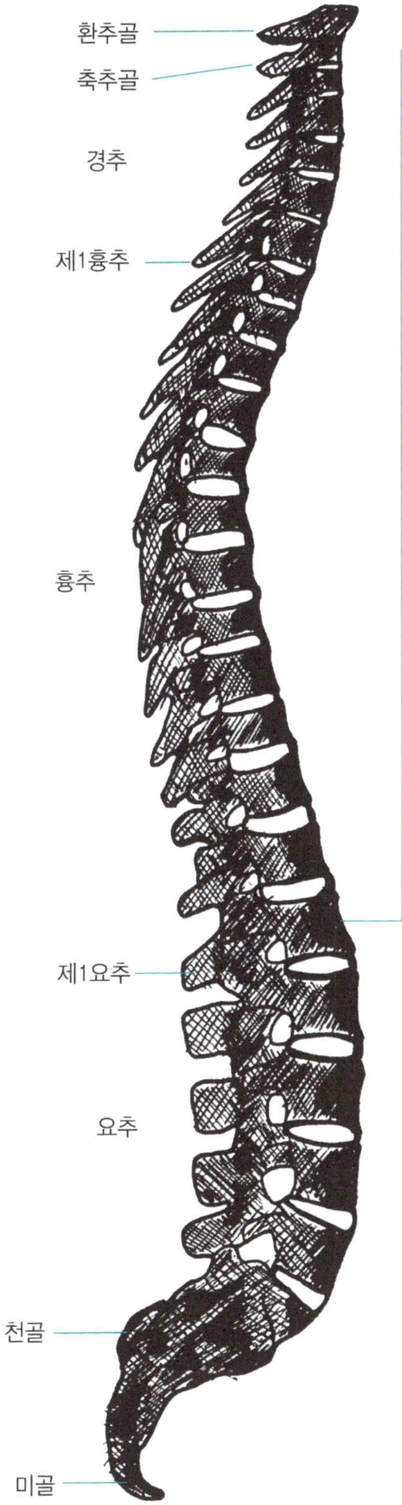

제1요추에 변위가 오면

위궤양, 불임증, 안면신경 마비, 복부 종양, 위확장, 심장장해, 피부염, 설사, 변비, 결장염, 위하수증, 충수염, 간장염, 담즙이상증, 황달, 빈혈, 백혈병, 월경과다증, 월경통, 자궁 변위증, 자궁출혈

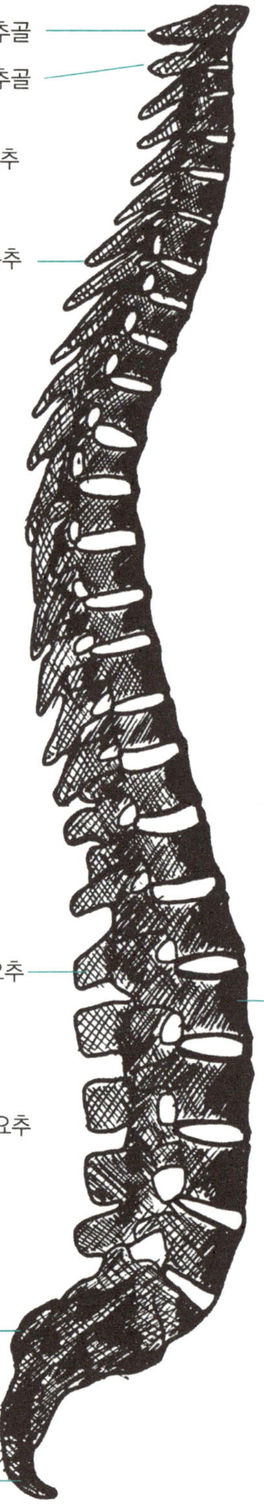

제2요추에 변위가 오면

위장병, 변비, 설사, 복통, 피부염, 결장염, 장결핵, 신경쇠약, 충수염, 허리통증, 다리가 쑤시거나 당긴다.

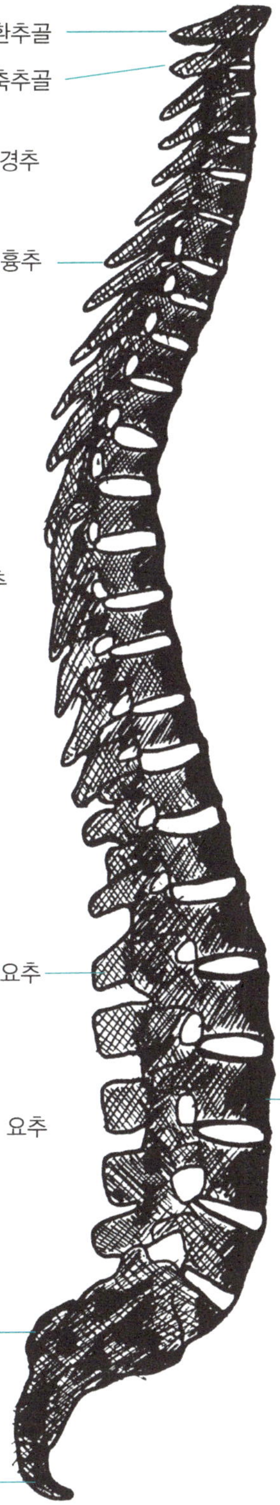

제3요추에 변위가 오면

소장, 대장, 변비, 장하수증, 난소 질환, 월경곤란, 자궁암, 자궁전골증, 자궁후굴증, 요도염, 불임증, 고환 질환, 생식기 질환, 간염, 빈혈, 백혈병, 자궁출혈, 허리와 다리의 통증

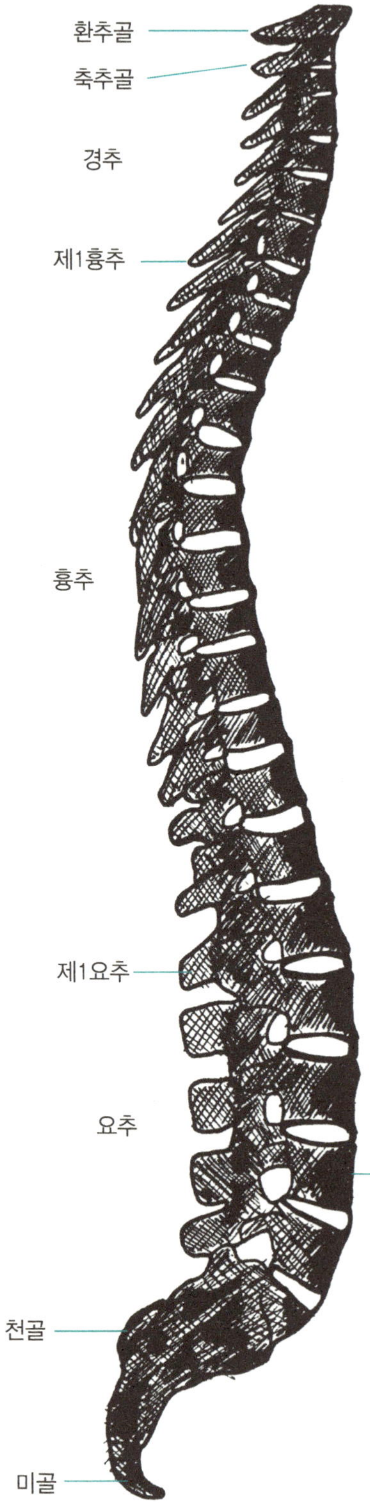

제4요추에 변위가 오면

변비, 자궁 질환, 자궁출혈, 소변 곤란, 요통, 불임증, 임질, 방광염, 좌골신경통, 보행 곤란증, 자궁전굴증, 자궁전위, 자궁통, 슬관절 질환, 하지 경련, 허리통증, 다리의 뒤가 당긴다. 부분 마비

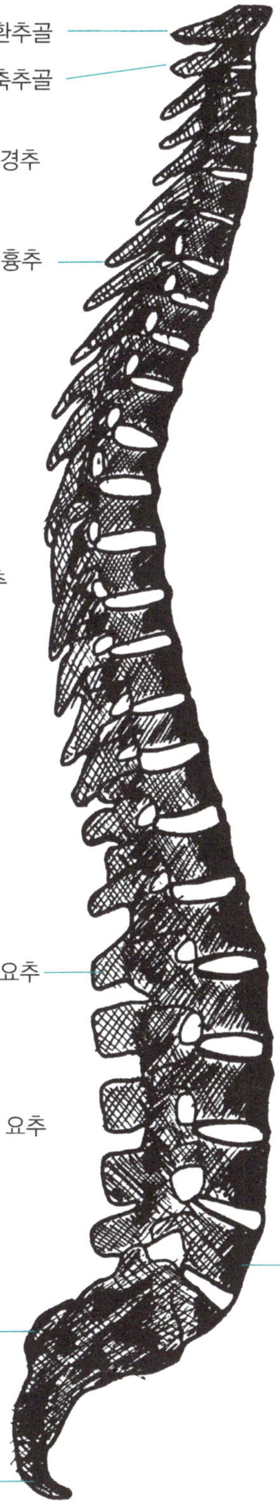

제5요추에 변위가 오면

다리 저림, 다리 냉증, 빈혈, 임질, 직장출혈, 자궁 질환, 하지 경련, 국소마비, 좌골신경통, 디스크, 대장, 다리와 허리에 통증

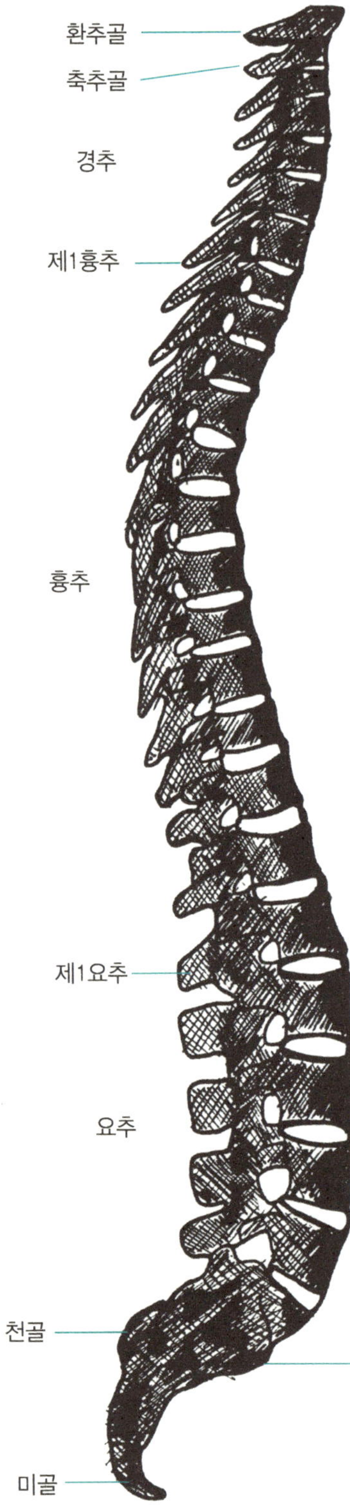

선추에 변위가 오면

근시, 원시, 소장, 정서 불안, 방광 · 직장 질환, 생식기 질환, 정신병, 신경성 질환, 좌골신경통

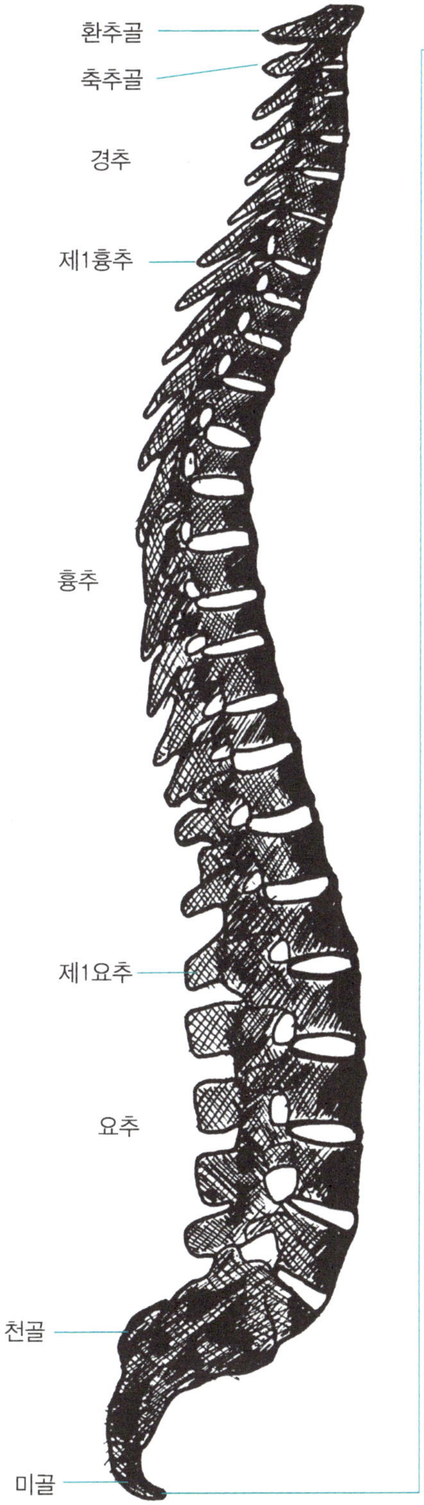

미추에 변위가 오면

정신병, 불임, 근시, 원시, 항문하지골 질환, 좌골신경통, 신경성 질환, 생식기 질환, 방광 · 직장 질환

5) 반사 작용

① 복부 반사 작용

㉠ **절차** : 해머(Hammer)로 배꼽을 중심으로 적당히 쳐본다.

㉡ **반응** : 검사한 부위의 복근이 수축된다.

㉢ **관련 부위** : T7 ~ T8, T9 ~ T10, T11 ~ T12

㉣ **신경** : 흉추신경

② 아킬레스 반사 작용

㉠ **절차** : 복와위 자세에서 발뒤꿈치를 해머(Hammer)로 적당히 쳐본다.

㉡ **반응** : 비복근, 가자미로 수축

㉢ **관련 부위** : L5, S1~S2

㉣ **신경** : 경골신경

③ 흉근 반사 작용

㉠ **절차** : 앙와위로 누워서 해머(Hammer)로 젖꼭지 옆을 적당히 쳐본다.

㉡ **반응** : 근육의 긴장

㉢ **관련 부위** : C5 ~ T1

㉣ **신경** : 상부 흉추신경

④ 요골 반사 작용

㉠ **절차** : 경상돌기 위를 해머(Hammer)로 적당히 쳐본다.

㉡ **반응** : 팔이 바깥쪽으로 들려 올라감

㉢ **관련 부위** : C5 ~ C6

㉣ **신경** : 요골신경

⑤ 슬개골 반사 작용

㉠ **절차** : 슬개골 밑을 해머(Hammer)로 친다.

㉡ **반응** : 다리가 펴진다.

㉢ **관련 부위** : L2 ~ L4

㉣ **신경** : 대퇴신경

제 3 장

척추 교정의 종류

1. 자율 교정
2. 타율 교정

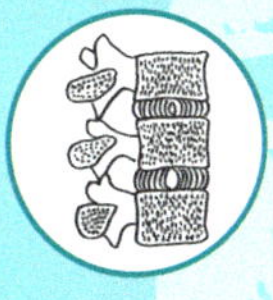

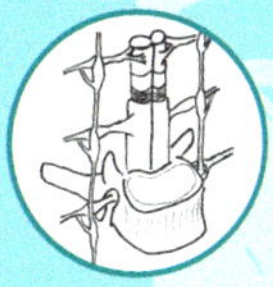

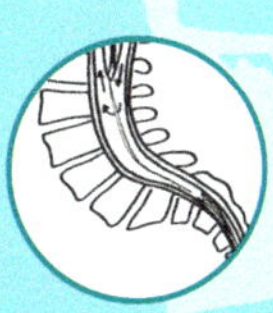

1. 자율 교정

1) 운동요법

척추의 변위가 오는 것을 미연에 방지하기도 하며, 미미하게 변위가 온 경우에는 자력 교정법으로 치료가 가능하다.

경추의 자력 교정은 목을 좌우 혹은 앞뒤로 운동을 시킴으로써 경추 7개의 뼈를 바르게 정렬하는 교정법이다. 두통, 시신경, 여드름, 습진, 정력 감퇴, 성대, 편도선, 갑상선 등에 효과를 볼 수 있다.

흉추의 자력 교정은 주로 양팔을 이용해 등뼈 12개를 바로잡는 운동 요법이 주요하다. 흉추 자력 운동으로 심장, 흉부, 간, 위, 췌장, 비장, 신장, 요관, 소장 등에 좋은 효과를 볼 수 있다.

요추, 즉 허리뼈 5개의 자력 운동 요법은 양다리를 축으로 해서 운동을 행하는 요법으로 대장, 복부, 다리, 생식기, 전립선, 좌골신경통 등에 좋은 효과를 볼 수 있다. 천골과 미골의 자력 운동은 좌골, 치질 등에 좋은 영향을 줄 수 있다.

목, 등, 허리, 천골, 미골 부위의 자력교정 운동요법을 예로 들면 다음과 같다.

목 : 반사 운동, 목 뒷덜미 풀어주기 운동, 목을 축으로 좌 · 우 회전 운동 등

등 : 팔 벌려 뒤틀기, 상체 비틀기, 어깨 흔들기 등

허리 : 허리 비틀기, 등허리 늘리기, 온몸 늘려 틀기 등

천골 · 미골 : 하지대 원 그리기, 외다리 젖히기, 무릎 굽혀 당기기 등의 운동이 있다.

2. 타율 교정

척추의 변위가 심하게 온 경우 우리는 어떻게 해야 할까?

방법은 두 가지가 있는데, 첫 번째 방법은 교정사에게 척추 교정을 받아 치료하는 방법이고 다른 한 가지 방법은 수술을 하는 방법이다. 수술은 경제적 · 육체적으로 큰 부담을 줄 뿐만 아니라 후유증 또한 만만치 않기 때문에 수술보다는 교정을 선호하게 된다. 타율 교정법은 환자의 특정 척추를 제 자리로 되돌려 원위치시켜서 신경의 흐름을 원활하게 하는 방법으로 여러 가지 기법이 있다.

변위된 척추를 교정하는 타율 교정기법에는 시술자 혼자 행하는 1인 교정기법이 있고, 2인이 동시에 행하는 2인 교정법과 드롭베드를 사용해서 하는 드롭 교정기법이 있다. 가장 많이 쓰이는 방법은 역시 1인 교정기법과 드롭 교정기법인데, 드롭 교정기법은 환자의 인체를 약 7cm 정도 위에서 아래로 떨어뜨리면서 교정하는 기법으로 교정사가 보다 안전하고 정확하며, 힘을 적게 들이고 효과적으로 교정을 할 수 있다는 장점이 있다. 드롭베드는 1단부터 5단까지 종류가 다양하며, 접어서 들고 다닐 수 있는 이동식 드롭베드도 있다.

타율 교정 시 주로 경추, 흉추, 요추, 선추, 골반 및 인체 6대 관절 그리고 두개골 등을 교정하게 되는데 대체적으로 드롭베드는 흉추, 요추, 선추, 골반 교정에 주로 많이 쓰이며, 경추 및 인체 육대 관절 교정 시는 드롭베드를 사용하지 않는 경우가 많다.

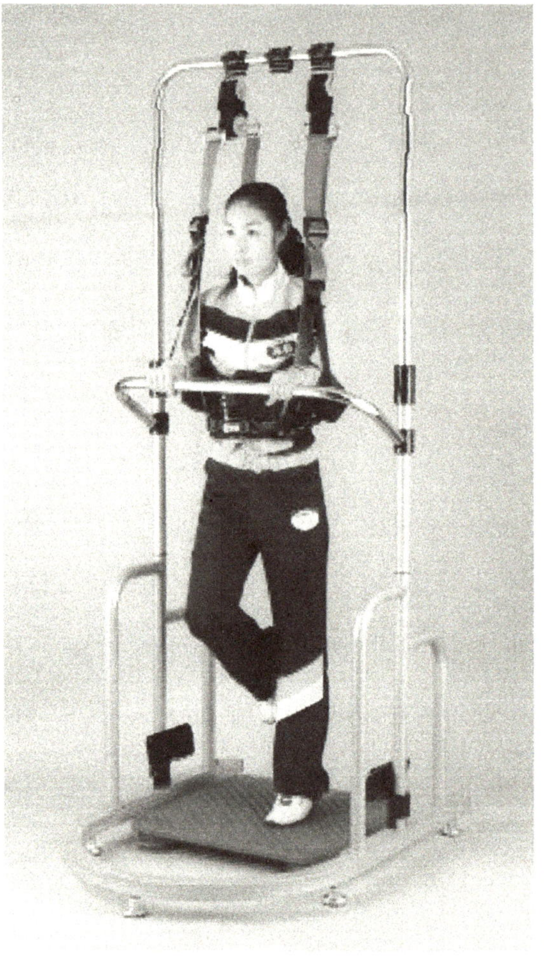

출처 : 대안의료기

▲ 디스크 · 키 성장용 의료용구

제 4 장

척추의 방사선학

1. X-ray 선의 ABC
2. X-ray의 검토 방법
3. CT와 MRI
4. 골관절계의 방사선 과학
5. 촉진법(Palpation)

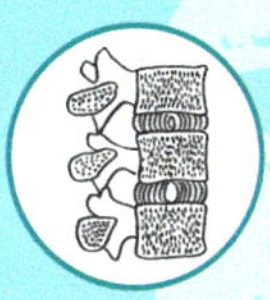

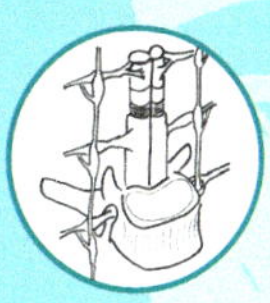

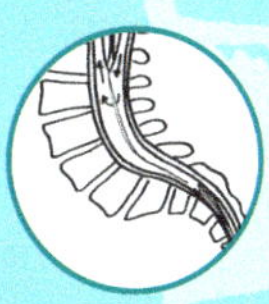

1. X-ray 선의 ABC

X-ray 검토는 시진, 문진, 촉진, 정형외과적 검사 등과 함께 종합적으로 판단하는 하나의 자료로 사용되는데 아래의 여러 가지 사항을 꼼꼼히 체크할 때 정확한 X-ray 판독이 가능하리라 본다.

① 이름, 성별, 나이, 날짜, 어디서 검사했나

② 누워서 검사했나, 앉아서 검사했나, 서서 검사했나

③ 몸체 라인(Line)을 검토한다.

④ 극돌기 라인을 검토한다.

⑤ 앞쪽 라인을 검토한다.

⑥ 추간원판의 간격을 검토한다.

⑦ 뼈의 갯수를 검토한다.

⑧ 경추, 흉추, 요추, 선추, 미추 라인을 검토한다.

⑨ 전만, 후만, 측만을 검토한다.

⑩ X-ray 사진은 2개 이상 검토한다.

⑪ 3개월 이상된 X-ray는 다시 찍는다.

⑫ X-ray 사진은 서서 찍는 것이 원칙이다.

⑬ 경추 1번과 경추 2번 사이는 어른은 3mm 이내, 어린이는 5mm 이내일 때 정상이다.

⑭ 척추 측만은 캅스 방법이나 퍼그선 방법으로 각도를 검사한다.

2. X-ray의 검토 방법

1) 골반의 검토

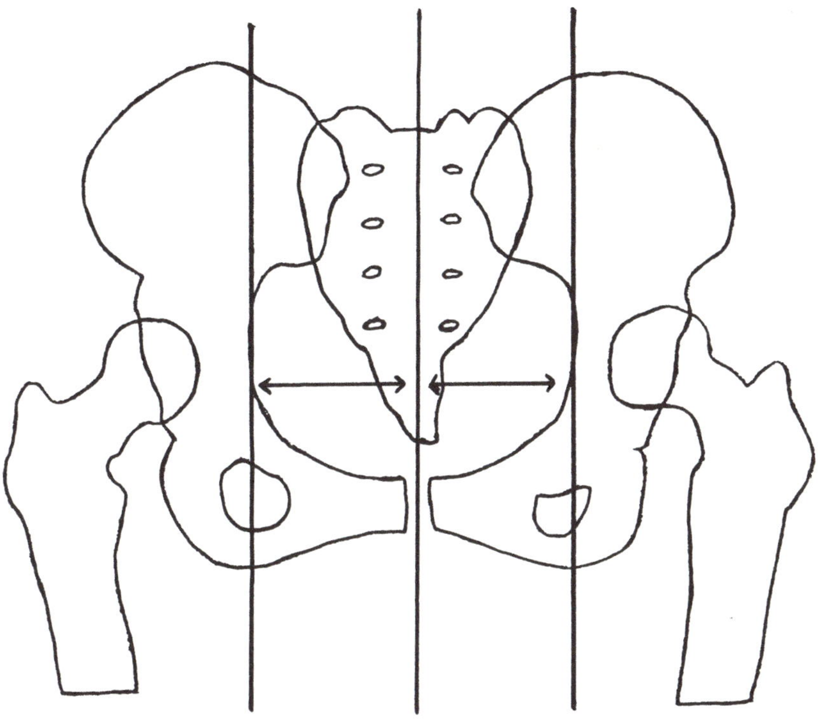

X-ray를 검토할 때 먼저 골반공의 좌우가 대칭을 이루고 있는지, 선골의 위치는 어떠한지를 검토한다. 그리고 위의 그림처럼 선추정중앙을 중심으로 위에서 아래로 이등분하는 수선을 긋고 골반공 양 옆으로도 위에서 아래로 수선을 나란히 그어서 선골 중심선과 양 옆의 길이를 비교해 본다.

길이가 같을 때 정상으로 본다.

2) 장골의 검토

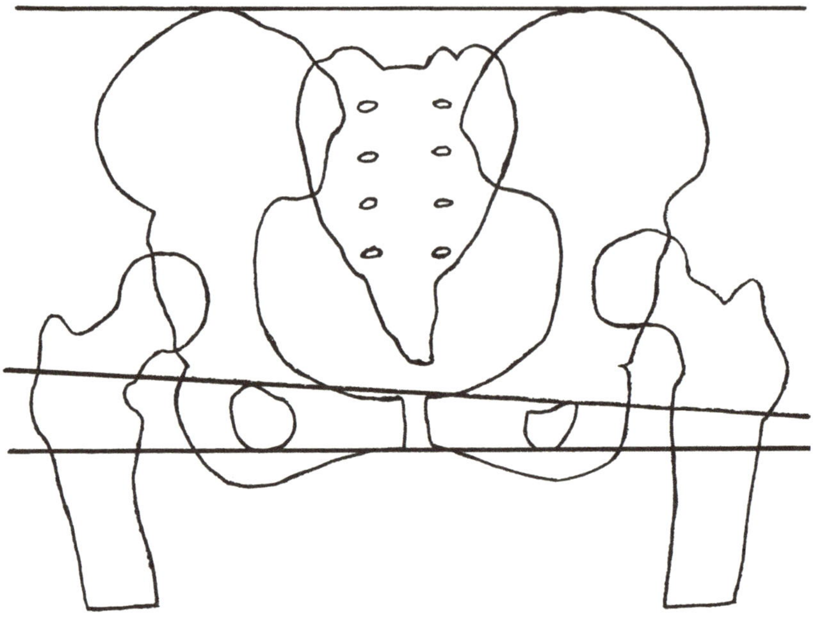

위의 그림은 장골능을 기준점으로 삼아 옆으로 선을 그어서 장골의 높낮이를 검토하고 폐쇄공의 상부와 하부에 역시 가로선을 그어 체크하는 방법인데, 장골능 상부의 선과 폐쇄공 상부, 하부의 선 모두 평행을 유지할 때 정상으로 볼 수 있다.

위와 같이 폐쇄공의 상부와 하부가 균형을 이루지 못할 때 변위가 왔다고 볼 수 있겠다.

3) 선골의 검토

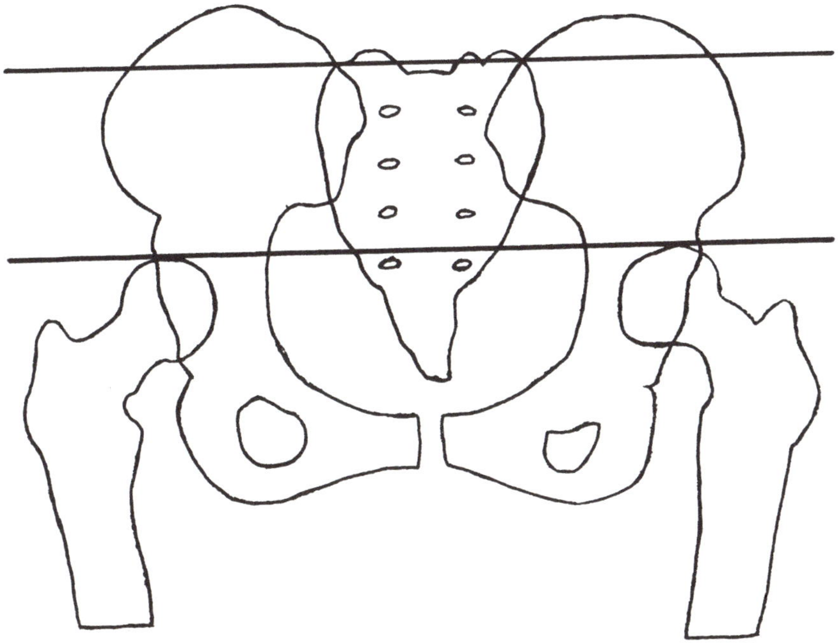

위의 그림은 X-ray를 검토할 때 선골 상부와 대퇴골두 상부에 가로로 직선을 그어서 좌우 대칭을 이루고 있는지를 살펴보기 위한 것이다. 두 선이 평행하게 놓여질 때 정상으로 볼 수 있고 두 선이 서로 만나는 방향으로 그어진다면 변위가 진행되고 있다고 볼 수 있다.

4) 흉추의 검토

①

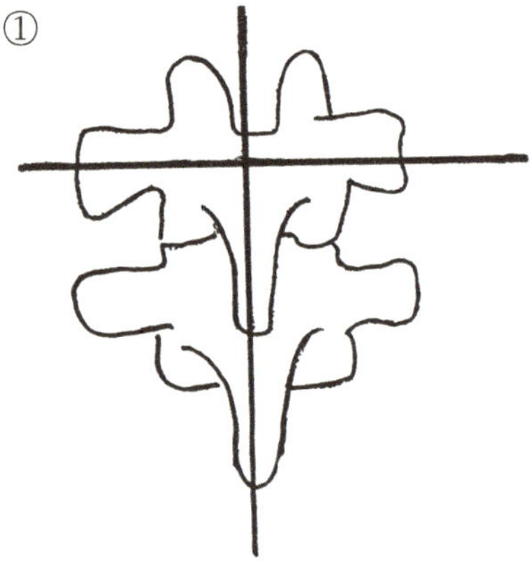

① 좌측의 그림은 정상적인 X-ray 사진이냐 변위가 진행된 X-ray 사진이냐를 검토하는 것인데, 가로와 세로의 양 수선이 정확히 극돌기와 횡돌기의 중앙을 지나므로 정상적인, 즉 변위가 오지 않는 사진으로 볼 수 있다.

②

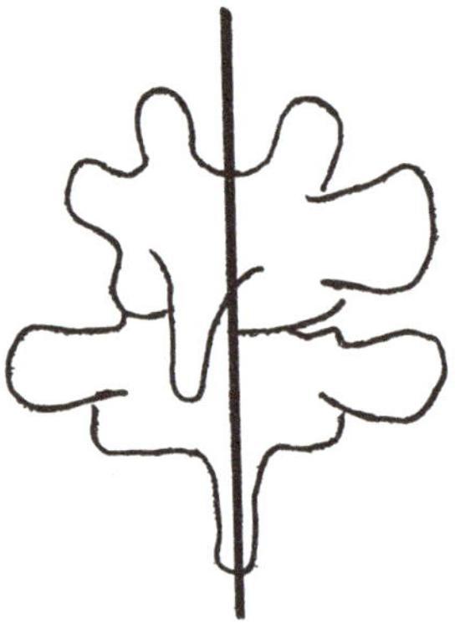

② 좌측의 X-ray 그림은 극돌기가 왼쪽으로 변위가 되어 있음을 나타낸다. 그냥 눈으로 X-ray를 검토하는 것보다 X-ray 위에 자를 대고 사인펜으로 그어서 확인하는 습관을 들이면 빠른 시간 내에 정확히 확인할 수 있을 것이다.

③

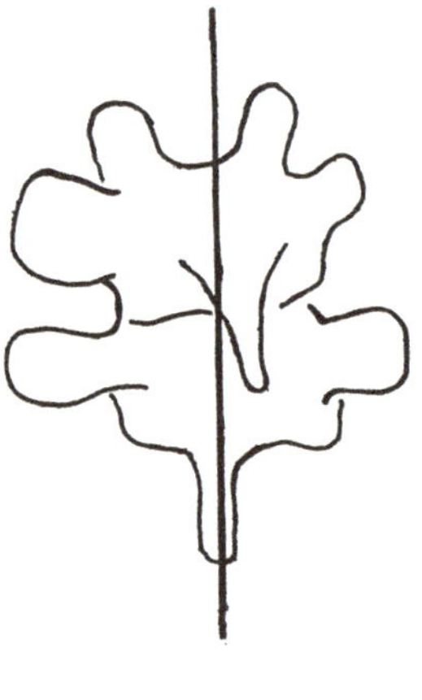

③ 좌측의 X-ray 그림은 오른쪽으로 변위가 되어 있음을 나타내고 있다. 만약 시술자의 촉진과 X-ray 상의 그림이 다르다면 시술자의 촉진을 우선으로 한다.

3. CT와 MRI

1) CT

CT(Computerized Tomography)는 뼈를 구체적으로 검토하기에 적합하다. 특히 지방질 확인이 가능하여 종양의 조직학적 진단에 도움을 준다.

특히 혈관, 뼈, 장기(간암은 필수) 종양 체크에 중요한 검사이다.

CT 촬영

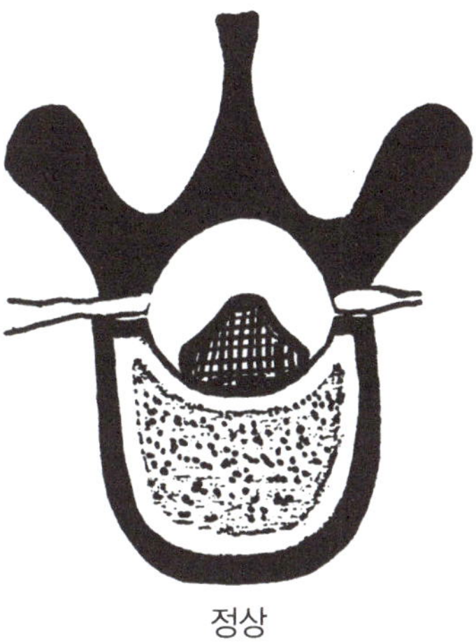

추간원판이 후종인대 쪽으로 밀려나와 척수를 누른 탓에 통증을 호소하게 되는 경우 CT 촬영으로 선명하게 확인할 수 있다.

CT

변위된 추간 원판의 CT

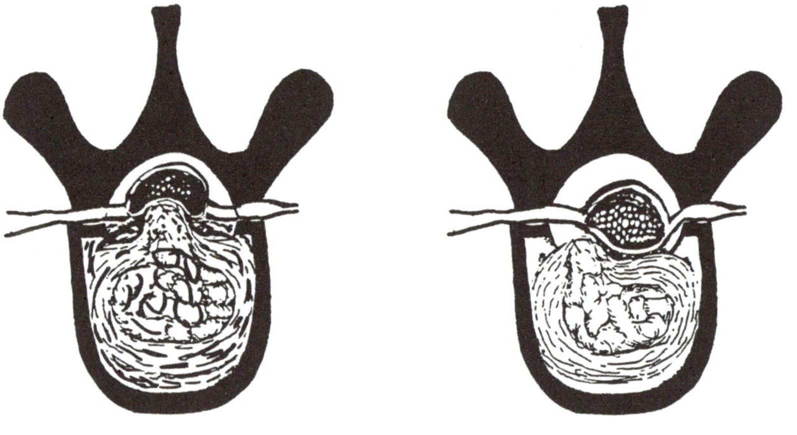

중앙으로 흘러나온 추간원판

왼쪽으로 흘러나온 추간원판

2) MRI

MRI(Magnetic Resonance Imaging)는 조직 간의 대조도가 CT보다 훨씬 우수하고 물렁뼈나 디스크를 검토하기에 용이하나 석회질이나 뼈를 관찰하기에는 불리하다.

MRI 촬영

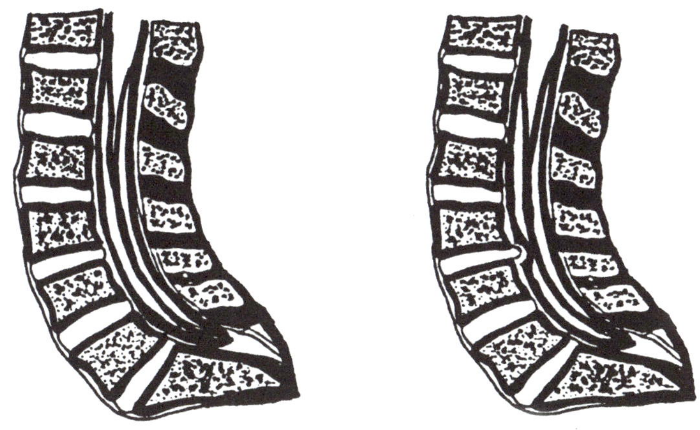

정상 비정상

왼쪽은 정상일 때의 MRI 사진이고 오른쪽은 요추 3번과 요추 4번 사이에 추간원판이 튀어나와 신경을 압박하고 있는 비정상일 때의 MRI 사진이다.

4. 골관절계의 방사선 과학

1) 외상(Trauma)

① 서론

뼈는 X-ray를 통해서 이상 유무를 알 수 있다.

X-ray는 치료 전 어느 부위에 어떻게 변위와 골절이 왔는지 관찰할 수 있고, 치료 후 치료의 정확성 여부와 호전 상태를 살펴보기 위하여 흔히 사용된다.

② 검사 방법

뼈의 이상 유무를 관찰하기 위해 X-ray 촬영이 가장 많이 쓰여지고 있는데 촬영 시에는 적어도 직각이 되는 두 방향으로 촬영을 해야만 오진을 피할 수 있다.

X-ray 촬영 시 목표한 일정 부위보다는 그 목표한 부위 주위에 인접한 뼈를 함께 검사 · 검토해 볼 필요가 있으며, 때로는 좌우 측을 동시에 촬영해서 양측을 비교 분석하는 지혜도 필요하다. 간혹 골절 자체가 시일이 경과한 후에 나타나는 경우도 있으므로 골절이 의심될 경우 일정 시일이 경과한 후 다시 찍어야 한다.

어린이들의 경우 골핵의 융합이 느리게 진행되는데 이로 인해 골절처럼 보일 수 있다. 이런 경우 정상으로 보이는 반대측과 비교 분석하여 보는 노력이 필요하다.

과거에는 추간원판, 인대, 건 등의 조직을 검토하기 위해 조영술이 사용되었지만 점차 자기공명영상(MRI)으로 대치되어 가고 있는 실정이다.

③ 골절의 종류

완전(Complete) 골절과 불완전(Incomplete) 골절, 분쇄(Coamiuuted) 골절, 병적(Pathological) 골절 등이 있다.

④ 골절의 합병증

뼈의 상태가 결국 정상으로 원위치 되지만 치유과정이 느린 경우 지연유합(Delayed union)이라고 한다. 이 이외에 불유합(Non-union), 부정유합(Malunion), 무혈성 괴사(Avascular necrosis), 외상성 관절염(Traumatic arthritis) 등이 있다.

5. 촉진법(Palpation)

1) 척추의 중요 위치 찾는 법

① **C1 횡돌기** : 유양 돌기 바로 밑에서 조금 앞쪽

② **C2** : 후두골 밑에 큰 극돌기 머리선이 끝나는 부분

③ **C3** : 척추에서 가장 작은 뼈

④ **C6** : 경추에서 자유롭게 움직이는 마지막 극돌기

⑤ **C7** : 가장 돌출된 극돌기 60~70%

⑥ **T1** : 가장 돌출된 극돌기 30~40%

⑦ **T4** : 상부 흉추 중 가장 돌출된 극돌기. 앞으로 굽혔을 때 많이 나옴

⑧ **T6** : 환자가 엎드렸을 때 견갑골 일치

⑨ **T7** : 환자가 앉았을 때 견갑골 하단부와 일치

⑩ **T9~T10** : 극돌기 간격이 매우 좁음

⑪ **L1** : 요추 중 첫 번째로 크고 굵은 극돌기

⑫ **L4** : 환자가 누웠을 때 장골능(장골의 상단부)과 일치

⑬ **L5** : 짧고 마지막으로 움직이는 극돌기(통상, 촉진이 어려움)

⑭ **S2결절**(융기) : 상후 장골극 약간 밑과 일치

2) 흉추의 횡돌기 위치

① **T1~T4** : 1

② **T5~T9** : 2

③ **T10~T12** : 1

제 5 장

척추의 검사 방법

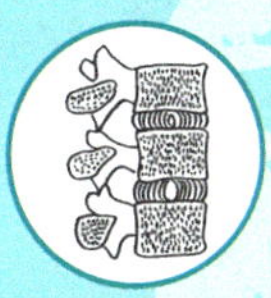

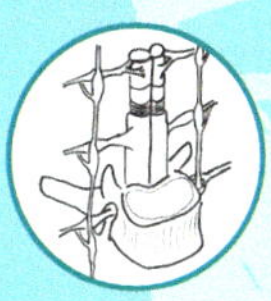

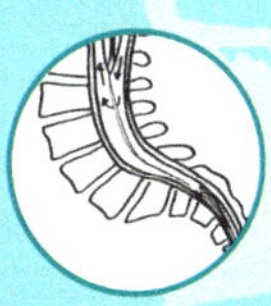

1. 근육과 척추 검사 시 주의사항

1) 피시술자는 전신에 힘을 뺀 상태가 되어야 한다

만약 피시술자가 힘을 충분히 빼지 않은 상태에서 촉진을 하게 되면 뼈(vertebral)를 감싸고 있는 인대와 근육이 뼈를 강하게 감싸게 되어 시술자가 피시술자 척추 부위를 정확하게 촉진하기가 어려워지기 때문에 편안한 상태에서 촉지를 해야 한다.

시술자는 피시술자의 변위(Subluxation) 부위를 촉지할 때 항상 부드럽게 접근을 해야 한다.

2) 타율 운동을 시킨다

만약에 피시술자가 자동 운동을 하게 되면 근육과 인대가 수축 작용을 하기 때문에 정확한 촉지가 어렵다. 또 변위된 부위를 찾아내기도 상당히 어렵기 때문에 피시술자는 편안한 마음가짐으로 충분히 몸을 이완시켜야 한다.

3) 해부학의 중요성

시술자는 경추(Cervical), 흉추(Thoracic), 요추(Lumbar) 등 각 척추의 정확한 위치를 알아야 한다. 극돌기, 횡돌기, 유두돌기 등 추체의 위치 관계를 해부학적으로 정확히 숙지해야만 올바른 검사(Test)를 할 수 있다.

4) 연습

검사를 정확히 하기 위해서는 끊임없는 연구와 노력이 필요하다.

때로는 바늘을 책상 위에 놓고 그 위에 종이를 1장씩 차례로 올려놓으면서 그 바늘의 감각을 느끼며 연습을 하는 경우도 있다.그러나 무엇보다 많은 사람들의 척추(Vertebra column)를 끊임없이 만져보는 임상 경험을 통해서 살아 있는 실력을 쌓을 수 있을 것이다.

2. 경추 검사

1) 환추

피시술자 좌위

시 술 자 피시술자의 측방에 선다.

직 접 수 피시술자의 뒤쪽에 있는 손의 엄지와 검지를 후두골 밑에 둔다.

보 조 수 피시술자 앞쪽에 있는 손은 피시술자의 이마에 둔다.

검 사 보조수를 사용해서 천천히 이마를 신전시킨다. 단 직접수는 환추가 전방으로 미끄러짐을 느낀다.

정 상 관절의 간격이 좁아짐을 검지와 장지로 느낌과 동시에 환추가 전방으로 미끄러짐을 느끼며, 통증이 없다.

비 정 상 관절의 가동이 불완전하며 신전 중 환추 관절에 통증을 느낀다.

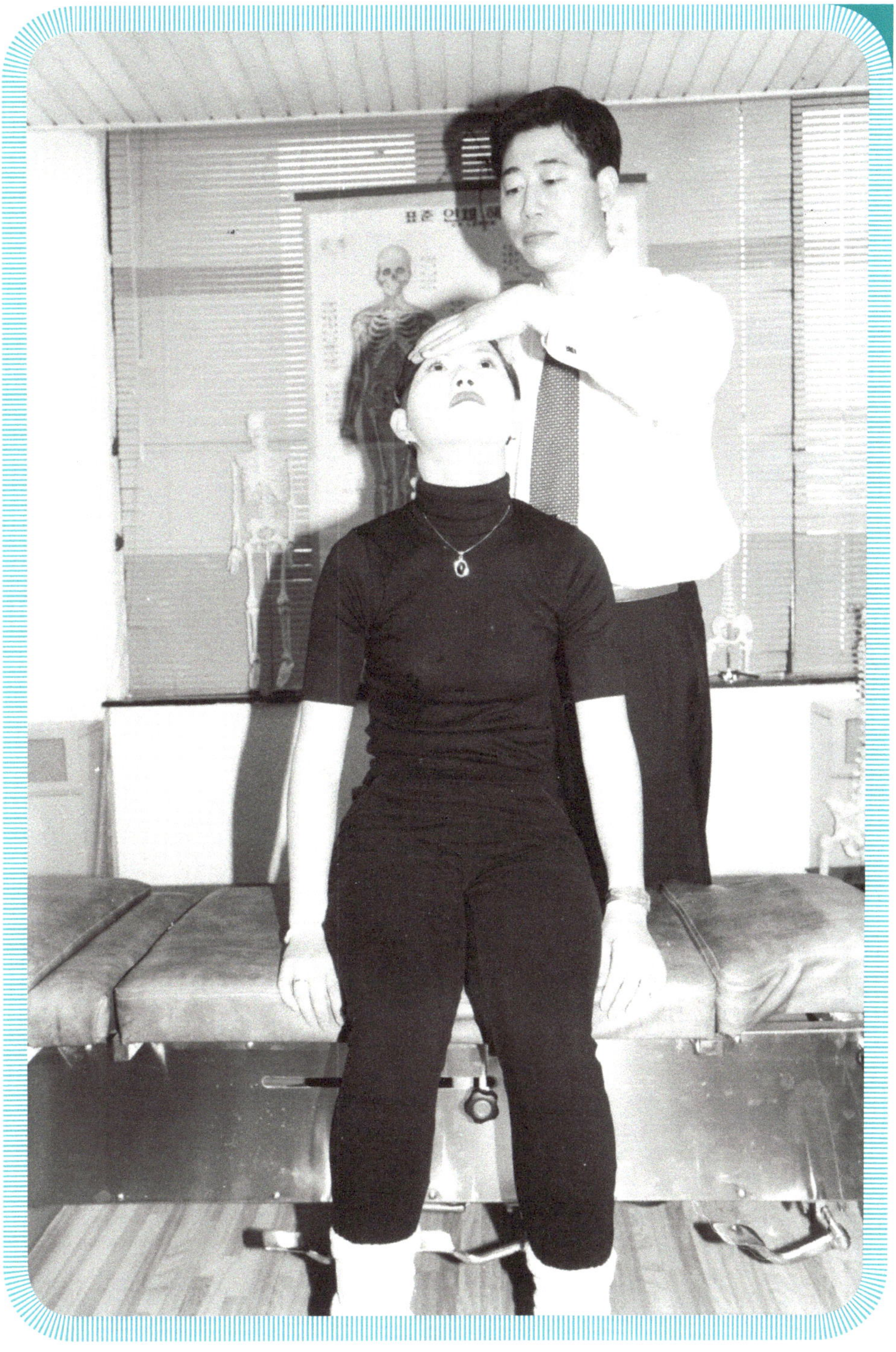

2) 환추

피시술자 좌위, 힘을 뺀 상태에서 술자에게 기댄다.

시 술 자 피시술자의 뒤쪽에 선다.

직 접 수 양 손바닥

보 조 수 양 손바닥

검 사 시술자는 양 손바닥을 피시술자의 양 귀 위에 가볍게 놓고 부드럽게 머리를 잡아 좌우로 타율 운동을 시킨다.

정 상 환추의 근소한 가동성을 느끼며, 통증이 없다.

비 정 상 타율 운동 중 과잉 가동성 또는 굳어 있음을 느낌과 동시에 환추 관절에 통증을 느낀다.

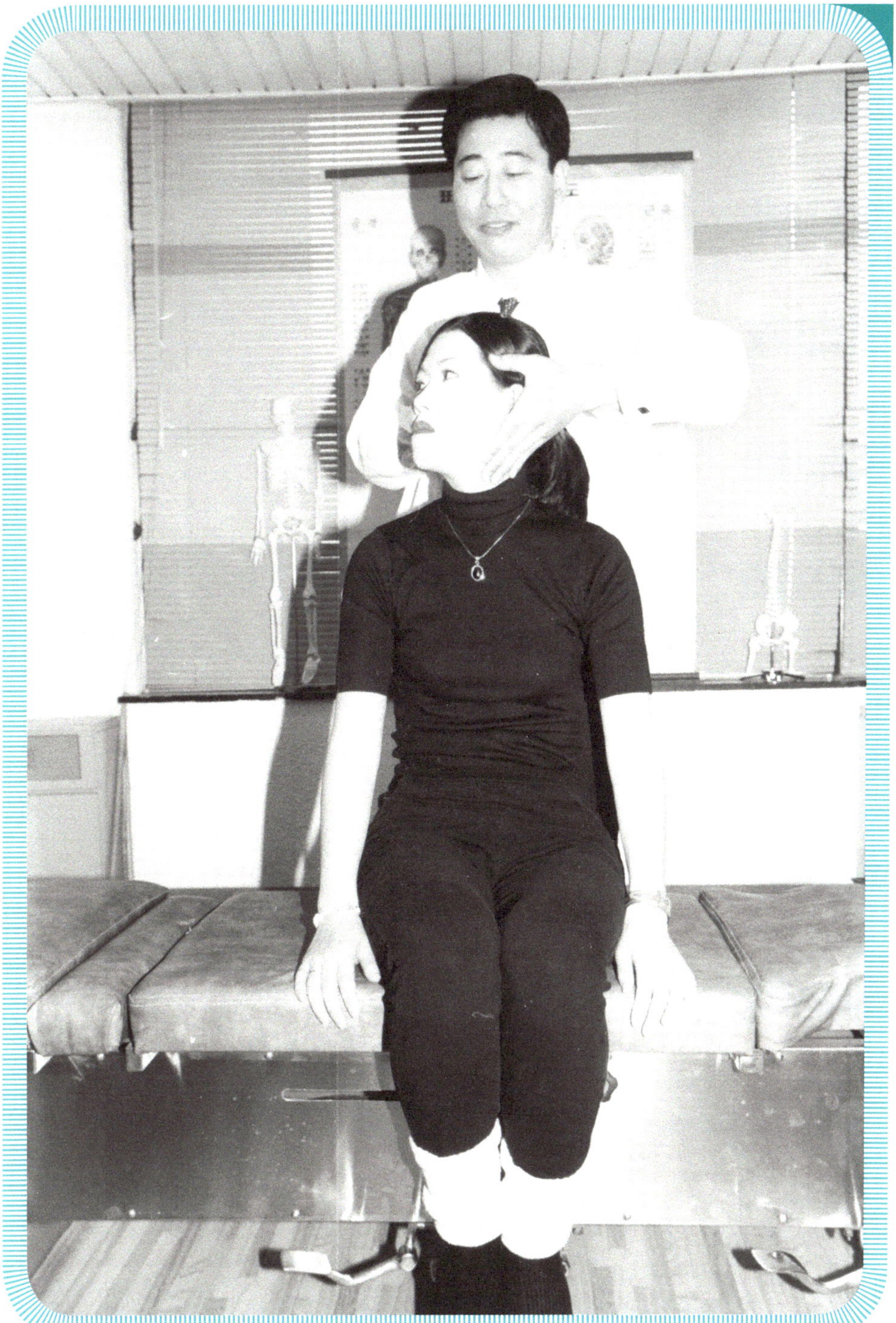

3) 환추

피시술자 좌위, 힘을 뺀 상태에서 술자에게 기댄다.

시 술 자 피시술자의 뒤쪽에 선다.

직 접 수 양 손바닥

보 조 수 양 손바닥

검 사 양 손바닥으로 머리를 들듯이 귀를 감싼다. 오른쪽과 왼쪽 차례로 측굴시킨다.
우검지는 우환추 횡돌기에 접촉, 좌검지는 좌환추 횡돌기에 접촉을 한다.

정 상 근소한 측방 가동성을 느끼며, 통증이 없다.

비 정 상 측방 이동 중 혹은 동작이 끝나는 지점에서 통증을 느낀다.

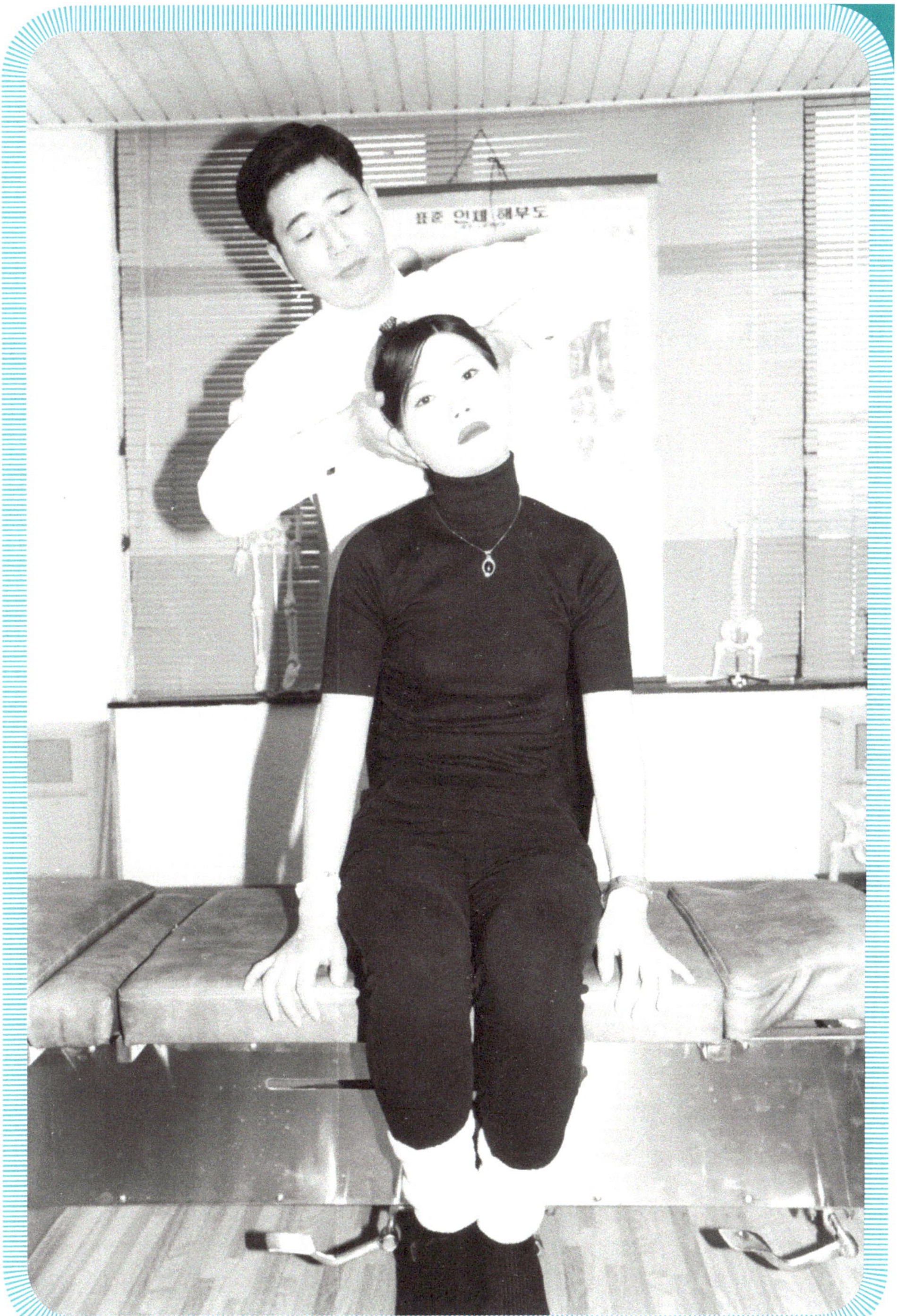
표준 인체 해부도

4) 경추(C2 ~ C7)

피시술자 좌위

시 술 자 피시술자의 측방에 선다.

직 접 수 피시술자의 뒤쪽에 있는 엄지와 검지로 C2 ~ C7 차례로 극돌기를 가운데 끼듯이 해서 접촉한다.

보 조 수 머리의 신전을 돕기 위해 피시술자 앞쪽의 손을 앞 이마에 둔다.

검 사 보조수로 머리를 신전시키며 직접수로는 전방으로 민다. 부드럽게 미끄러짐을 느끼며 C2 ~ C7 차례대로 검사한다.

정 상 극돌기가 부드럽게 전방으로 미끄러짐을 점지와 검지에 느낀다.

비 정 상 신전이 잘 되지 않거나 검사 도중 통증을 호소한다.

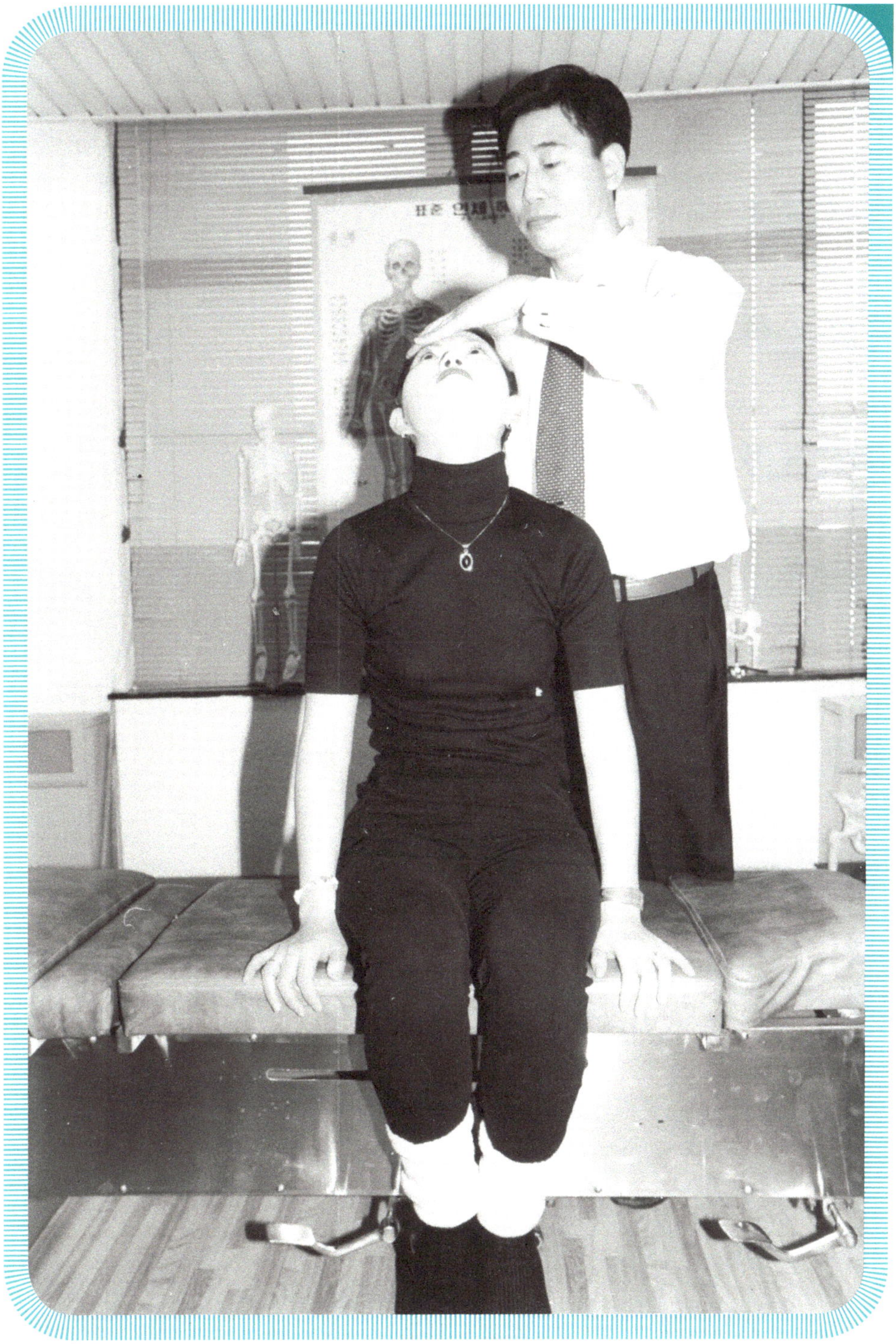

5) 경추(C2 ~ C7)

피시술자 앙와위

시술자 피시술자의 머리쪽에 선다.

직접수 양 중지

보조수 양 중지

검사 경추 6번부터 경추 2번까지 차례대로 좌우측으로 측굴시킨다. 주의할 점은 반드시 한 추체씩 검사한다.

정상 측굴 상태가 부드럽고 유연하여 통증이 없다.

비정상 측굴 상태가 유연하지 못하며, 통증을 호소한다.

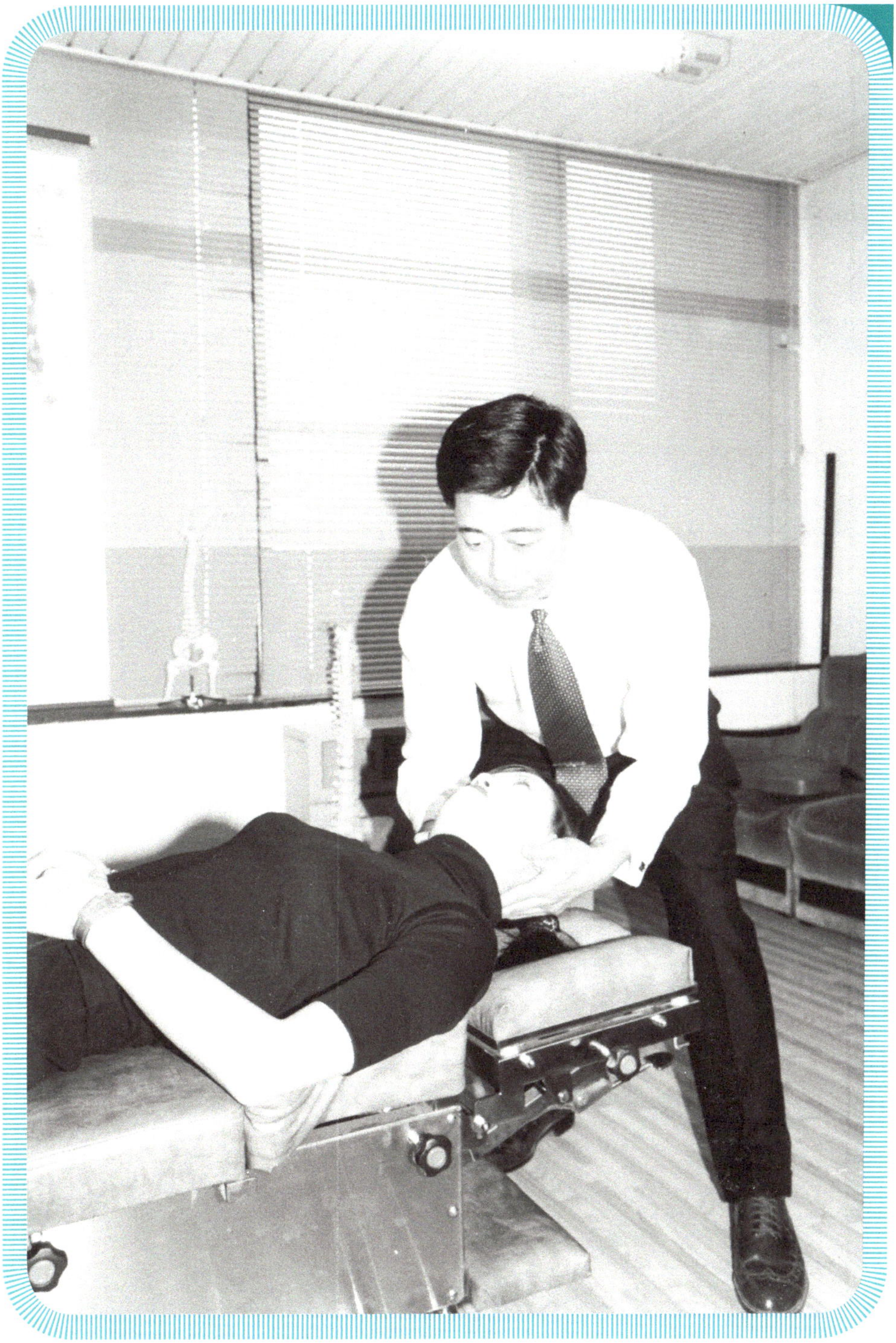

6) 경추(C2 ~ C7)

피시술자 앙와위

시 술 자 피시술자의 머리쪽에 선다.

직 접 수 검사할 척추의 극돌기와 그 한 추 아래의 극돌기 간에 중지를 접촉한다.

보 조 수 굴곡을 하기 위해 한 손의 수장부를 이마에 접촉한다.

검 사 최대점까지 서서히 굴곡시켜서 굴곡 가동성을 검사한다.

정 상 극돌기 간의 움직임, 즉 상부 극돌기가 그 한 추 아래의 극돌기로 미끄러짐을 느낀다.

비 정 상 극돌기의 후방 미끄러짐이 느껴지지 않거나 통증을 느낀다.

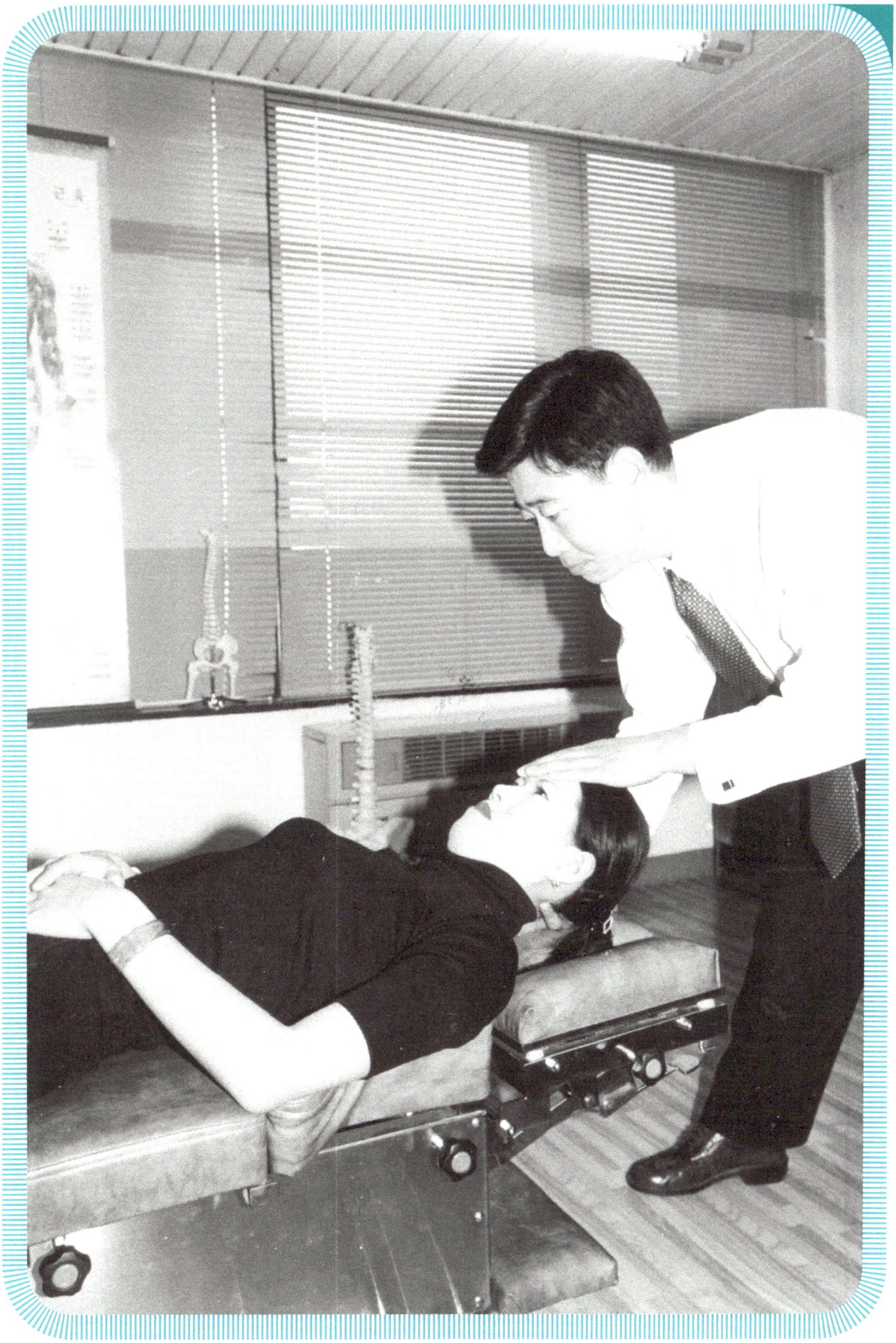

3. 흉추 검사

1) 상부 흉추

피시술자 좌위

시 술 자 피시술자의 측방에 선다.

직 접 수 피시술자의 뒤쪽에 있는 손의 엄지를 극돌기 사이의 간격에 둔다.

보 조 수 피시술자 앞쪽에 있는 손은 피시술자의 이마 부위에 둔다.

검 사 엄지에 추체의 움직임이 느껴질 때까지 피시술자의 머리를 굴곡한다.

정 상 엄지를 통해 극돌기와 극돌기 사이의 유연성을 느낀다.

비 정 상 유연성이 결여되어 있거나 검사 중 통증을 느낀다.

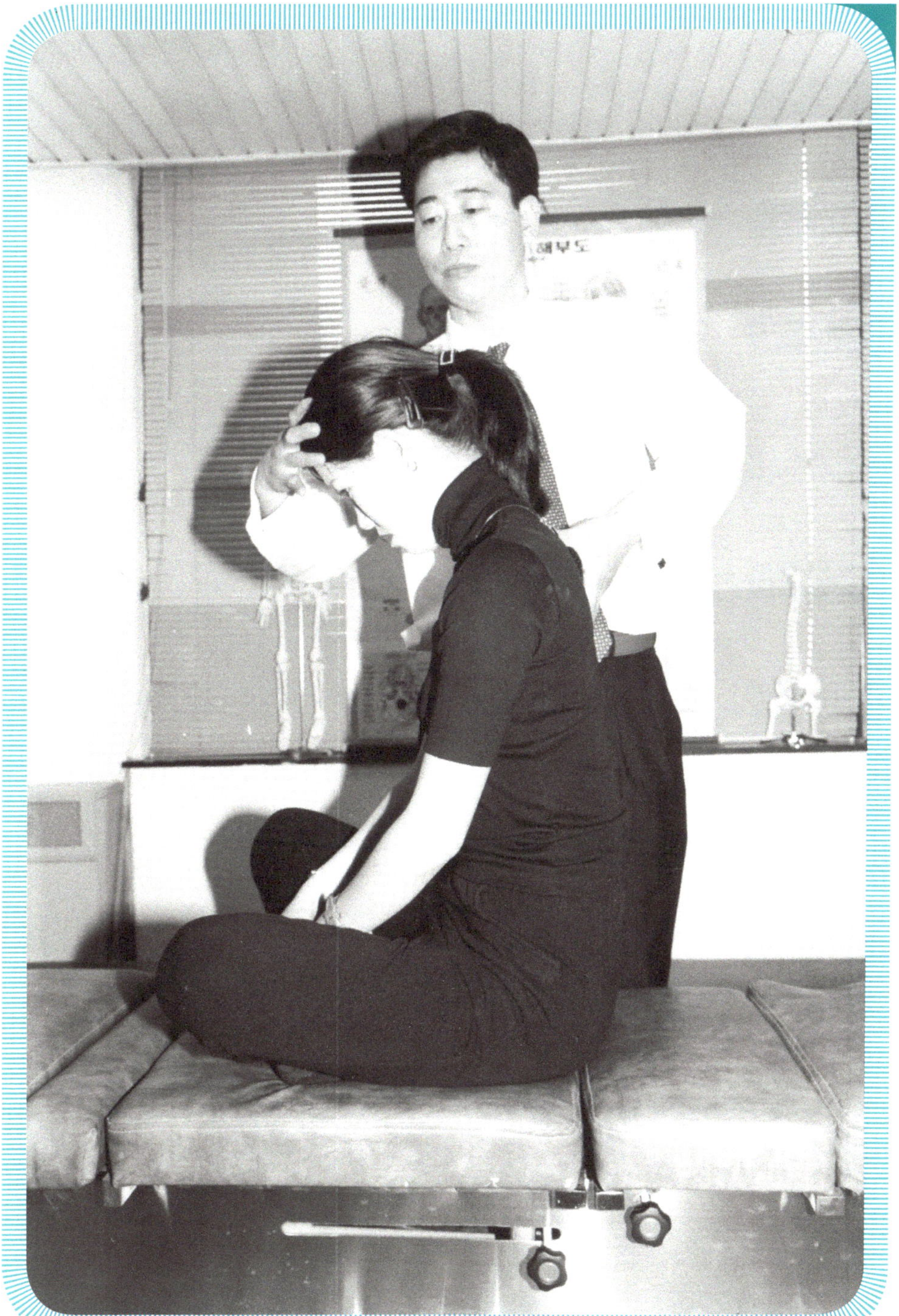

2) 상부 흉추

피시술자 좌위

시 술 자 피시술자의 측방에 선다.

직 접 수 피시술자의 뒤쪽에 있는 손으로 극돌기에 엄지를 접촉한다. 우회선 검사 시는 엄지를 검사해야 할 극돌기의 우측에, 좌회선 검사 시는 좌측 가장자리에 접촉한다.

보 조 수 피시술자 앞쪽에 있는 손은 머리 이마에 둔다.

검 사 피시술자의 머리를 우회전, 좌회전시키며 검사한다.

정 상 극돌기의 근소한 움직임을 느낀다.

비 정 상 극돌기를 누르는 압으로 통증을 느끼거나 추체가 굳어 있어 움직이지 않는다.

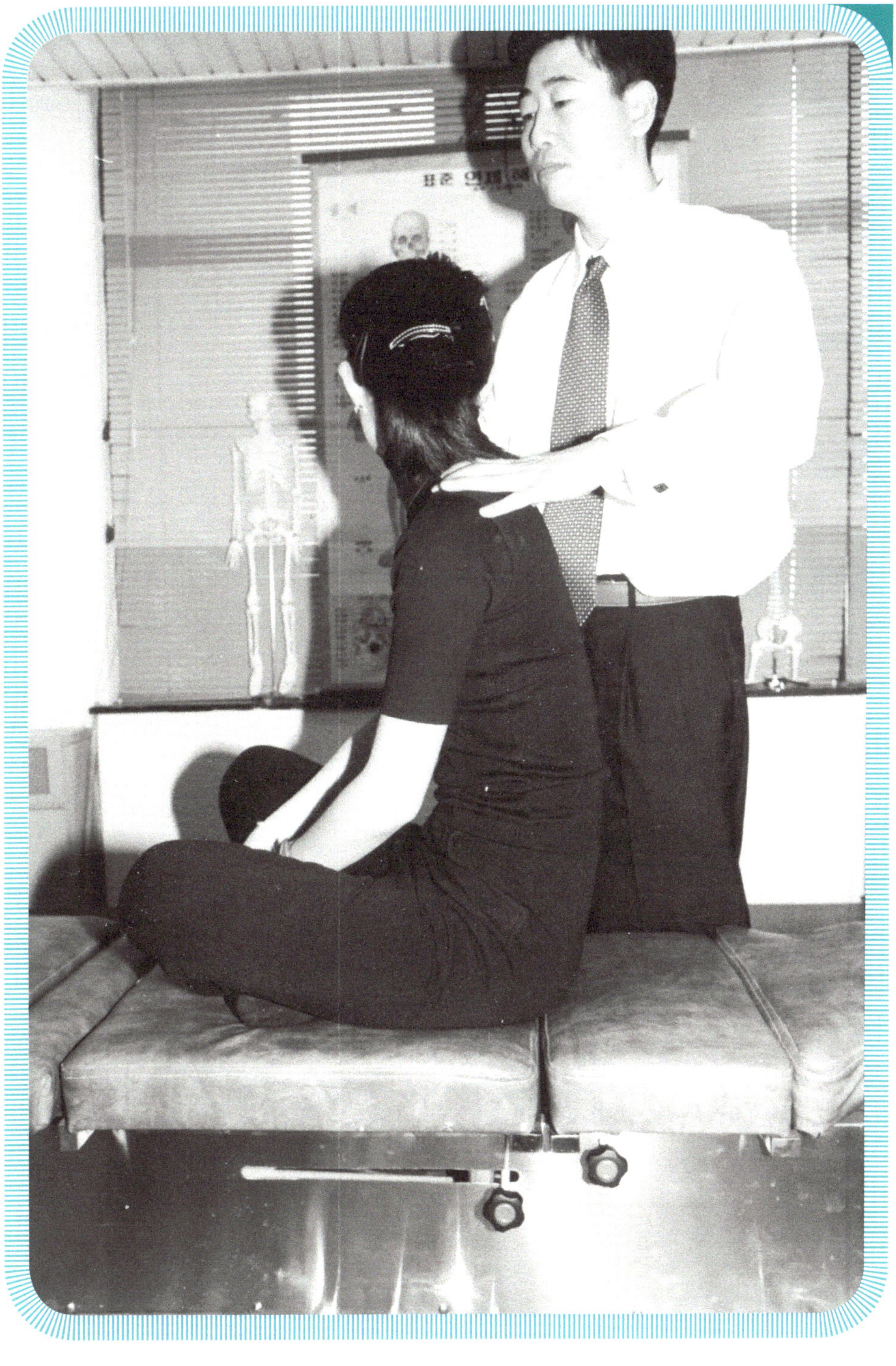

3) 흉추(T1 ~ T12)

피시술자 복와위

시 술 자 피시술자의 측방에 선다.

직 접 수 양손의 지두

보 조 수 양손의 지두

검 사 피시술자의 극돌기를 T1~T12까지 차례대로 검사하며 내려온다.

정 상 극돌기의 정렬이 일자에 가깝게 곧아야 한다.

비 정 상 극돌기가 좌측이나 우측으로 불규칙하게 돌출되어 있으며, 지두 접촉 시 환자가 통증을 느낀다.

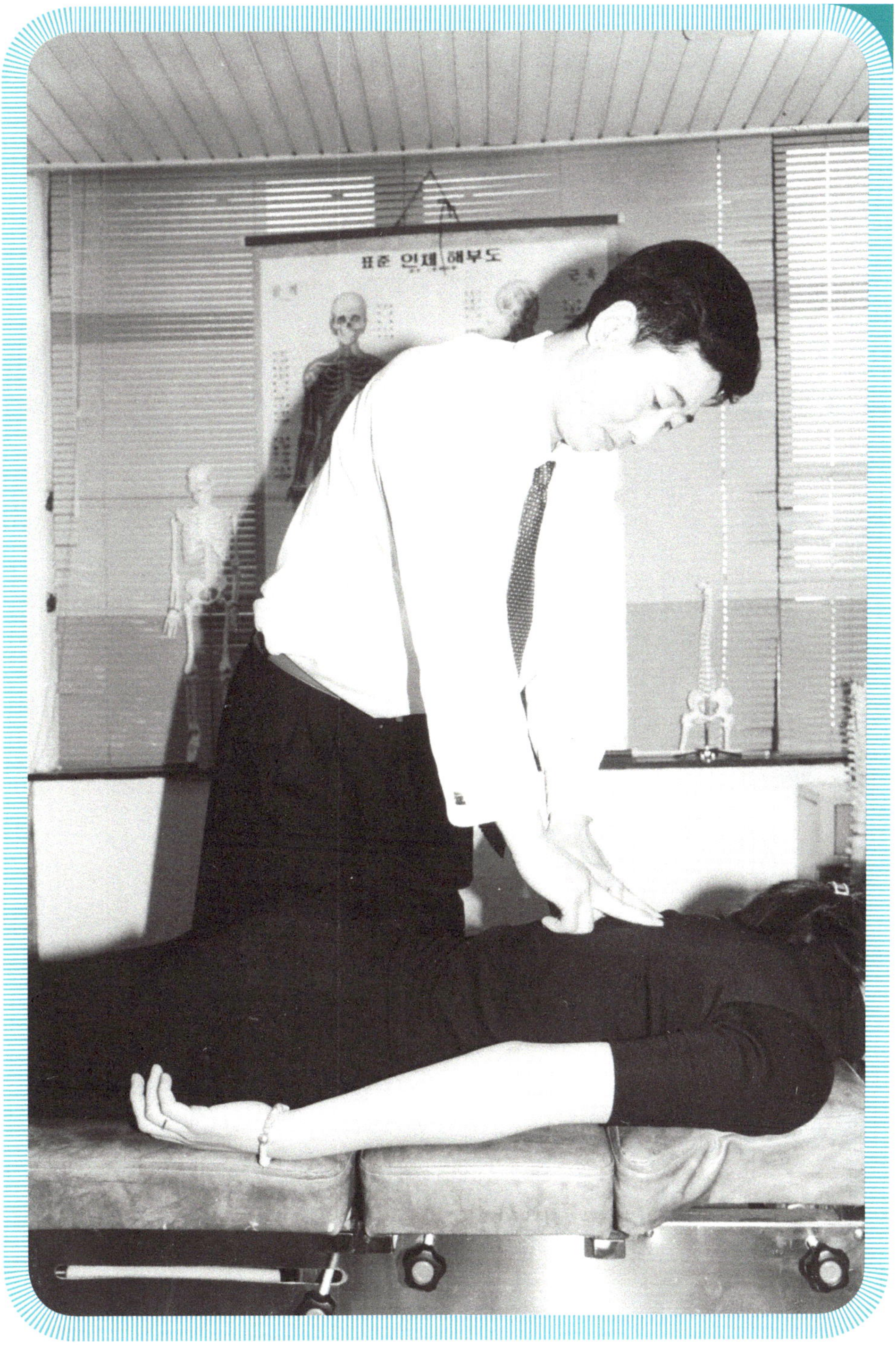
표준 인체 해부도

4. 요추 검사

1) 요추(L1 ~ L5)

피시술자 좌위 가슴에 팔짱을 낀다.

시 술 자 피시술자의 측방에 선다.

직 접 수 피시술자의 뒤쪽에 있는 손으로 극돌기에 엄지 접촉, 우회선 검사 시는 우측 가장자리에 접촉하고 좌회선 검사 시는 좌측 가장자리에 접촉한다.

보 조 수 피시술자 앞쪽에 있는 손으로 접촉할 극돌기의 반대측 어깨를 전방에서 감싸 쥔다.

검 사 피시술자의 어깨를 우측 또는 좌측으로 천천히 비틀면서 검사한다.

정 상 극돌기의 미미한 움직임을 느끼며, 통증이 없다.

비 정 상 극돌기의 미미한 움직임을 느낄 수 없고 피시술자가 통증을 호소한다.

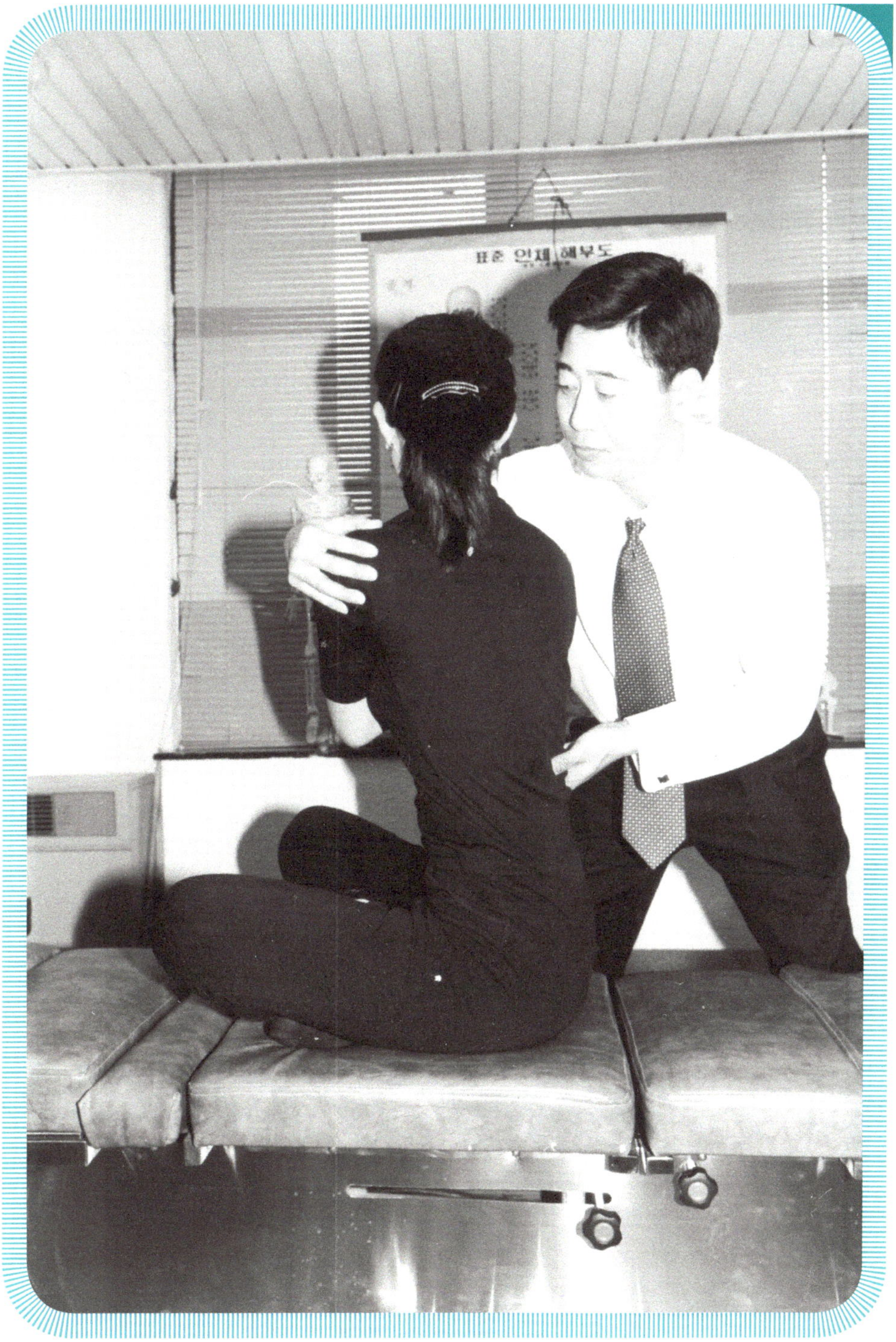
표준 인체 해부도

2) 요추(L1 ~ L5)

피시술자 복와위

시 술 자 피시술자의 슬관절을 잡는 쪽에 선다.

직 접 수 시술자는 윗손으로 검사하는 추체의 극돌기 외측 아래 가장자리에 피시술자의 머리쪽에 있는 손 엄지를 접촉한다.

보 조 수 시술자의 무릎을 구부려서 피시술자 발쪽에 있는 아랫손으로 내측에서부터 잡는다.

검 사 엄지에 가벼운 긴장이 느껴질 때까지 피시술자의 무릎을 시술자쪽으로 대퇴골을 외전한다.

정 상 극돌기의 움직임이 자연스럽고 부드럽다.

비 정 상 극돌기의 움직임을 느낄 수 없거나 피시술자가 통증을 호소한다.

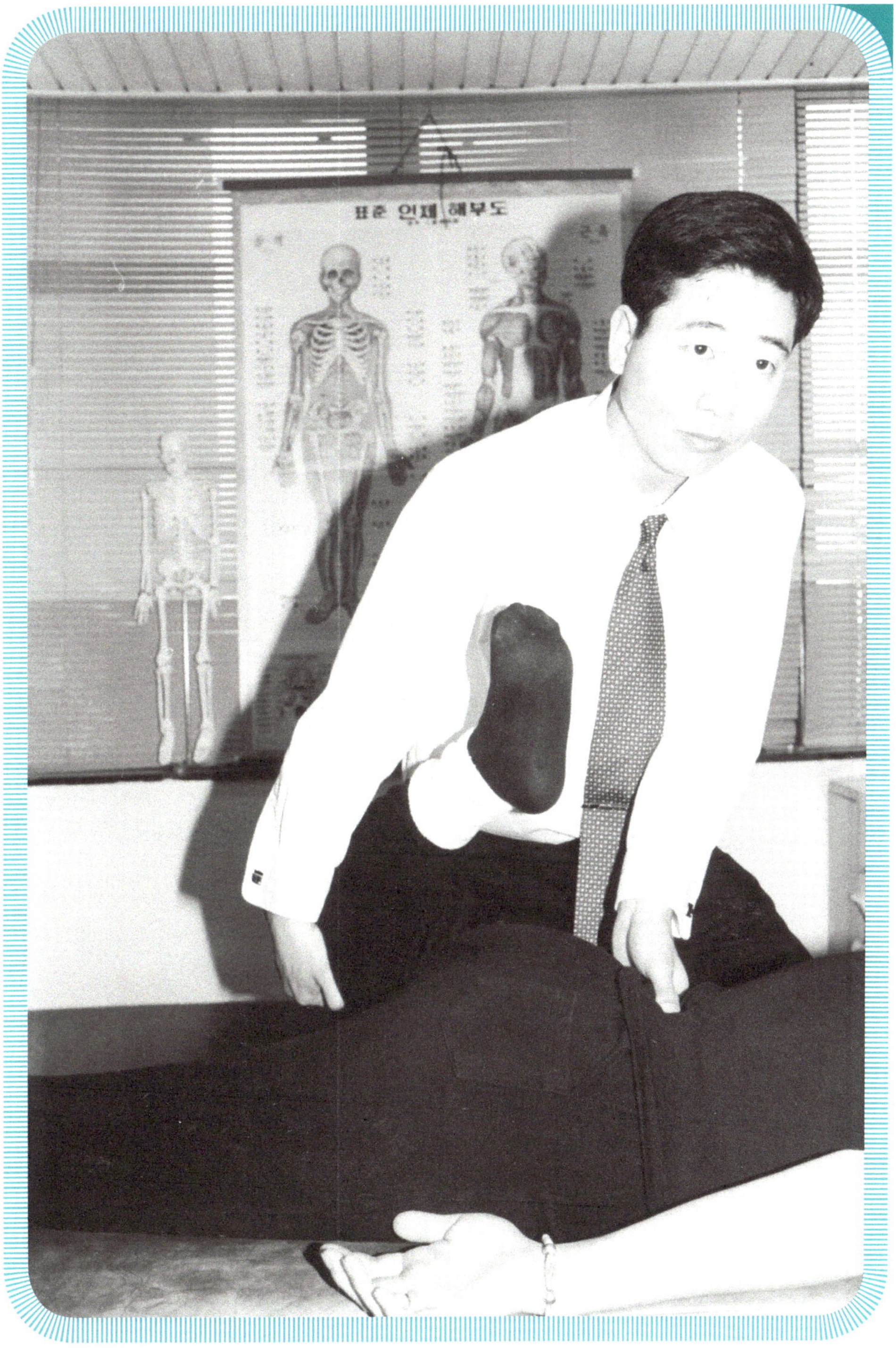
표준 인체 해부도

5. 선장관절 검사

1) 선장관절

피시술자 입위

시 술 자 피시술자의 뒤에 앉다.

직 접 수 양손의 엄지로 상후장골극 아래 끝에 접촉하지만 검사는 한 쪽씩 한다.

보 조 수 직접수의 반대쪽에 엄지 접촉

검 사 피시술자는 선 채로 몸을 고정시키고 한쪽 다리를 복부를 향해 꺾는다. 꺾은 무릎 쪽의 상후장골극의 움직임을 엄지로 검사한다.

정 상 상후장골극이 아래쪽으로 움직이는 것을 엄지를 통해서 느낀다.

비 정 상 상후장골극이 움직이지 않거나 동작 중 선장관절에 통증을 느낀다.

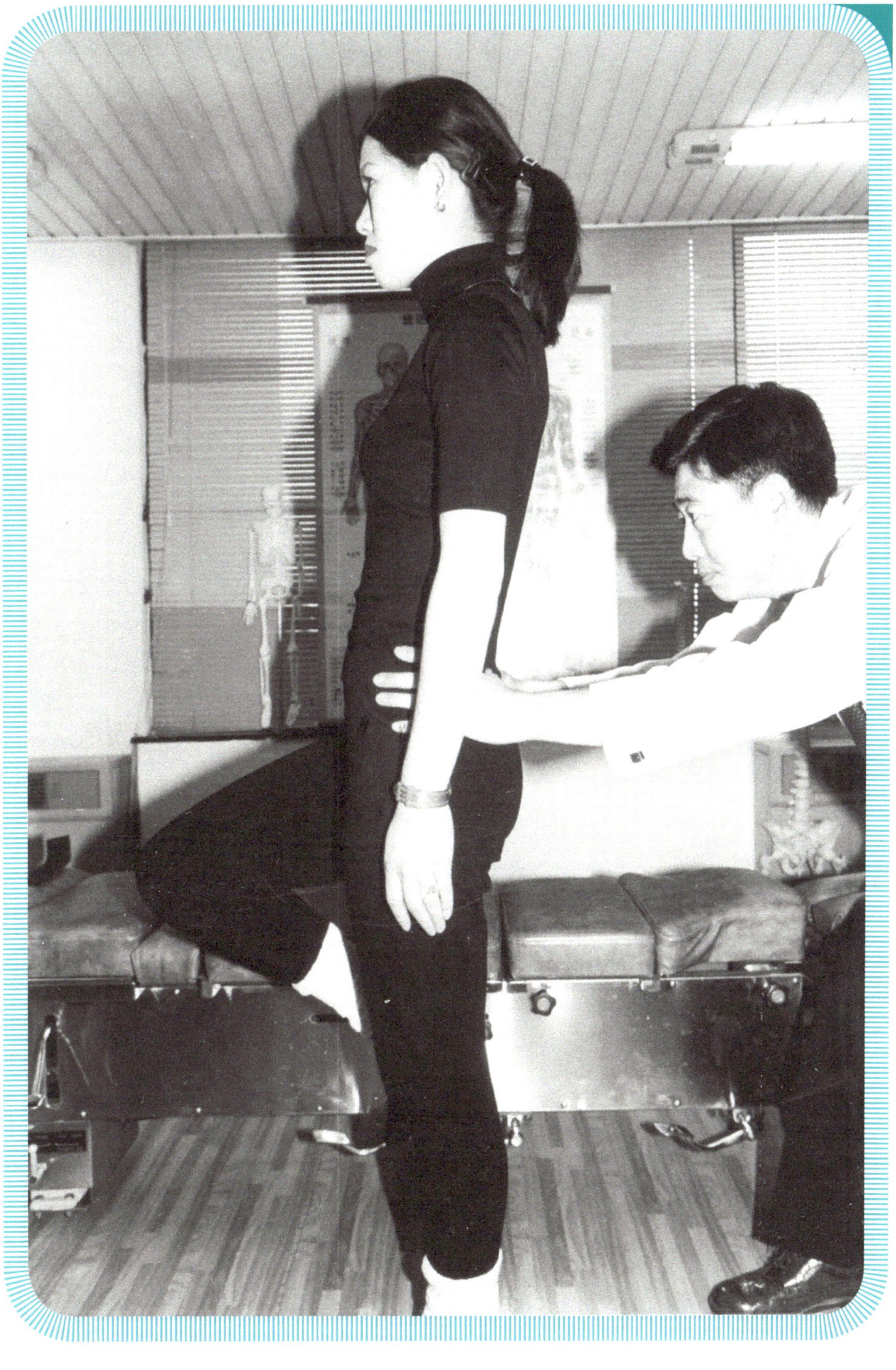

2) 선장관절

피시술자 앙와위

시 술 자 피시술자의 머리쪽을 향해 측방에 선다.

직 접 수 관절 상전장골극 돌출 부위에 손바닥의 수장부로 접촉한다.

보 조 수 양측 동시에 접촉한다.

검 사 상전장골극을 상후방으로 시술자의 체중을 이용해서 압박한다.

정 상 상전장골극의 후방 가동성이 느껴진다.

비 정 상 상전장골극의 가동성이 느껴지지 않거나 선장관절에 통증을 느낀다.

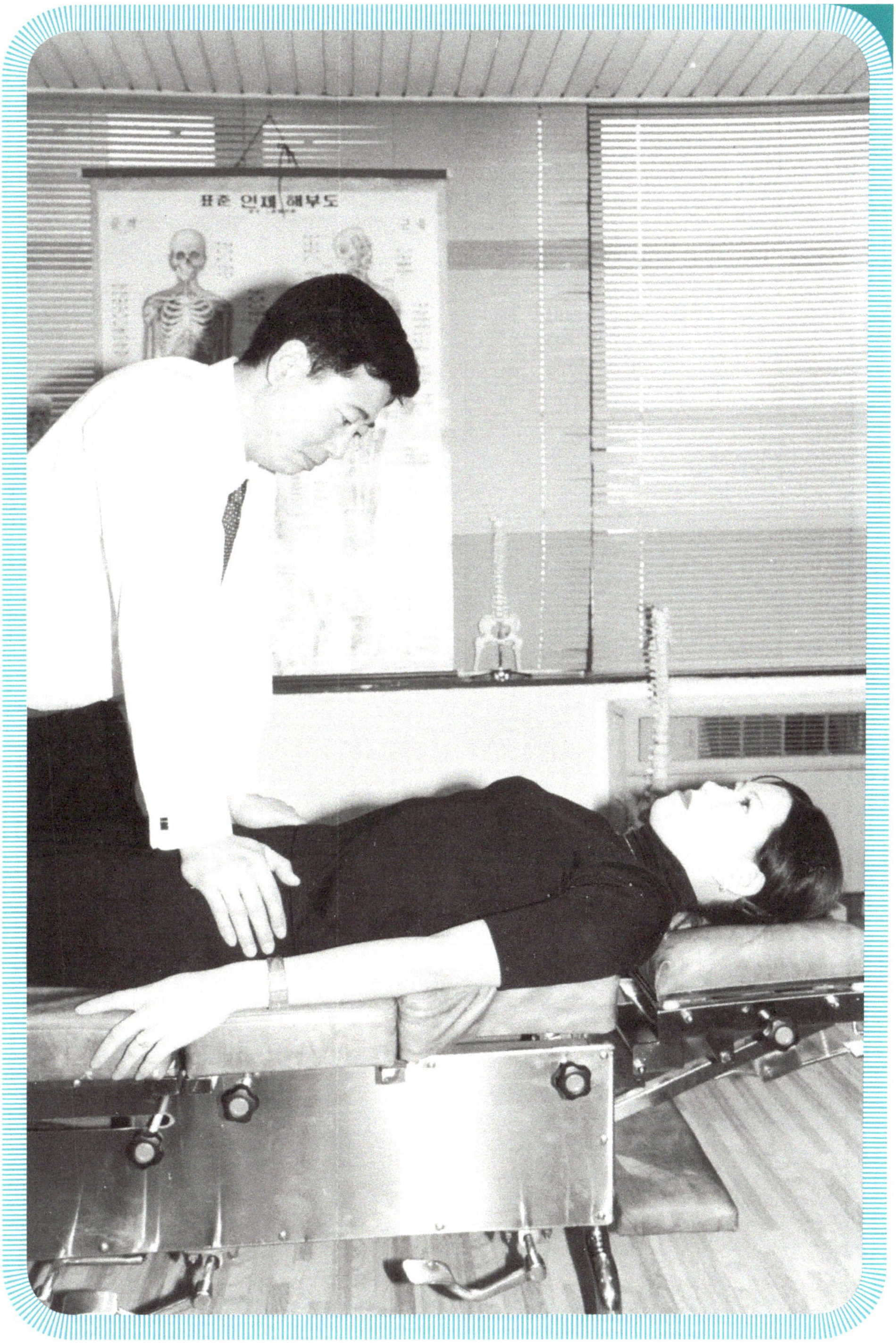
표준 인체 해부도

제 6 장 척추 교정의 실기

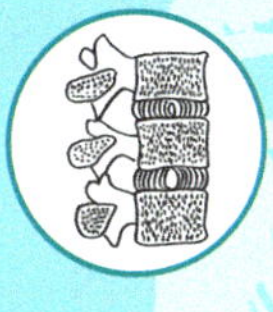

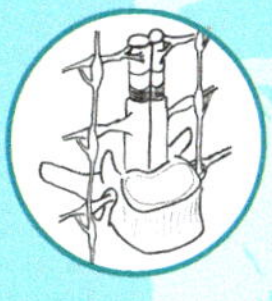

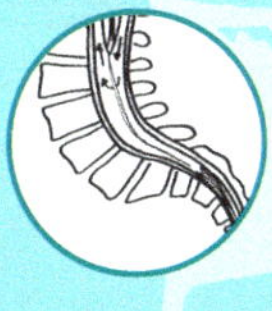

1. 척추 교정에 필요한 예비지식
2. 경추 교정
3. 흉추 교정
4. 요추 교정
5. 선추 교정
6. 장골 교정

1. 척추 교정에 필요한 예비지식

1) 척추 교정(Adjustment)의 효과

① 변위된 척추를 바로잡아 운동력을 회복시킨다.

② 신경 압박으로 인한 자극의 완화로 질병을 치유한다.

③ 내장기능의 활성화로 제 기능을 향상시킨다.

④ 척추 및 관절, 근육의 협착을 풀어준다.

⑤ 척추관절 및 근육, 인대의 균형을 바르게 한다.

⑥ 혈액, 임파액의 흐름을 증진시킨다.

⑦ 약물을 사용하지 않으므로 내성이 생기지 않고 부작용이 없다.

⑧ 자세를 바르게 한다.

⑨ 신체의 저항력을 높이고 질병을 예방한다.

⑩ 건강생활과 장수에 도움을 준다.

2) 척추 교정 시 유의사항

① 피시술자는 긴장감과 불안감을 없애고 전신을 이완한 상태여야 한다.

② 피시술자의 변위된 추체를 정확히 알아야 한다.

③ 시술자는 변위 부위에 부드럽게 접촉하고 압력과 각도 그리고 속도를 정확히 해야 한다.

④ 시술자는 항상 안정된 상태에서 교정을 한다.

⑤ 시술자는 교정이 끝나면 곧바로 손을 뗀다.

⑥ 항상 추체의 정상 가동 범위에 따라 교정한다.

⑦ 교정된 부위는 곧바로 또 다시 되풀이하여 교정하지 말아야 하며, 지나치게 교정을 많이 하는 것은 바람직하지 못하다.

⑧ 시술자는 언제, 어느 부위에, 어떤 방법으로 교정할 것인지를 정확히 알고 있어야 한다.

⑨ 심한 골다공증 환자, 어린이나 노인의 경우는 압력을 조절한다.

3) 척추 교정의 금기사항

① 골수염이나 골수암 환자

② 골결핵 환자

③ 전신이 아주 쇠약한 자

④ 피부염이 심한 자

⑤ 골절로 인하여 고정물(핀, 와이어, 프레이트 등)로 묶은 경우

⑥ 술을 많이 마신 자

⑦ 인대 손상을 호소하는 환자

⑧ 추간원판의 손상이 아주 심한 자.

4) 척추 교정 시 위치와 방향

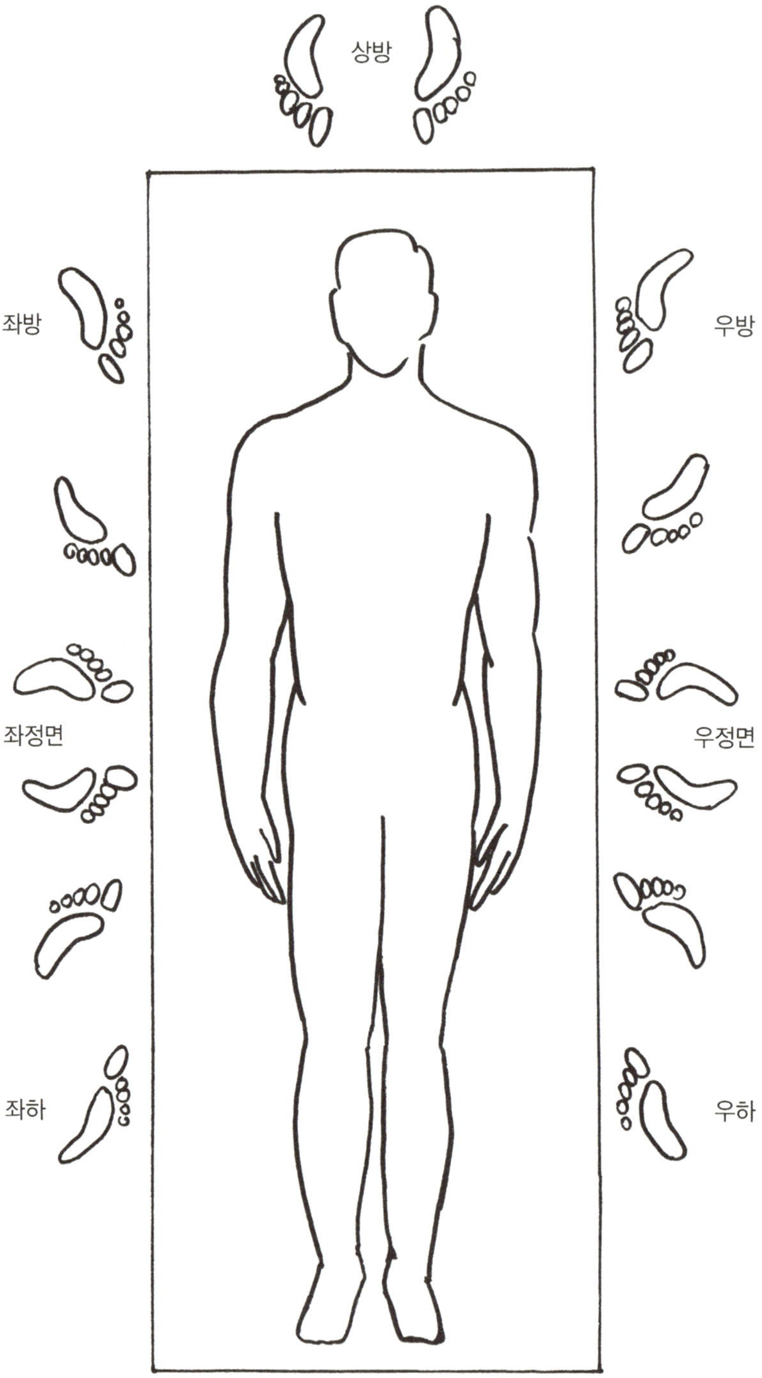

5) 척추 교정수의 부위별 명칭

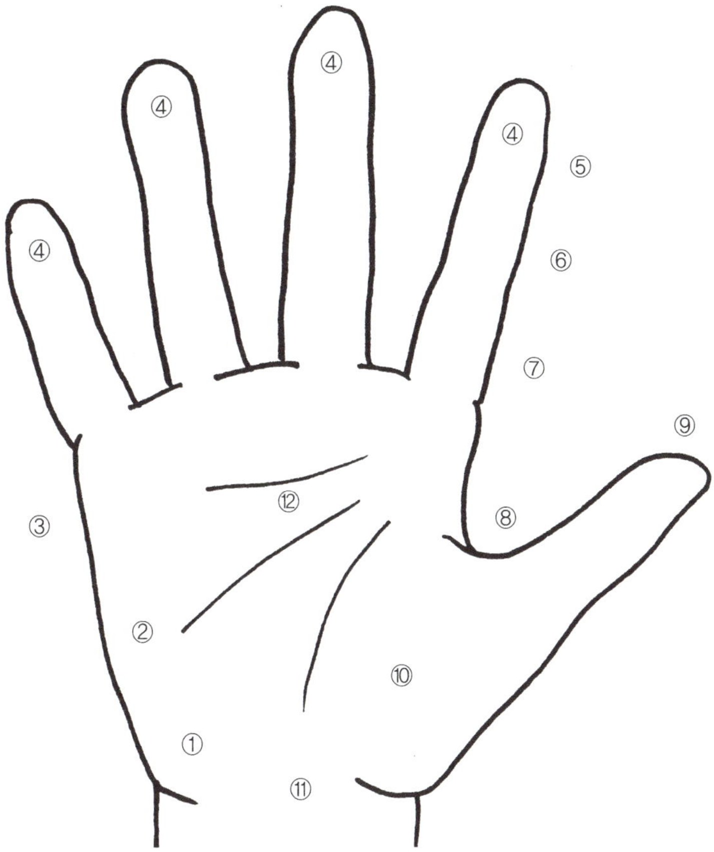

손의 접촉 부위 명칭

① 두상골(頭狀骨)

② 소지구(小指球)

③ 중수골(中手骨)

④ 지두(指頭)

⑤ 원위지절간(遠位指節間)

⑥ 근위지절간(淃位指節間)

⑦ 시지(示指)

⑧ 모지시지간(母指示指間)

⑨ 모지(母指)

⑩ 모지구(母指球)

⑪ 수근(手根)

⑫ 수장(手掌)

2. 경추 교정

1) C4~C6

적용범위 경추 4번~경추 6번

피시술자 좌위

시 술 자 피시술자 뒤에 선다.

직 접 수 엄지

보 조 수 피시술자의 귀 윗부분 측두골에 접촉하여 머리에 시술자의 손을 고정시킨다. 이때 귀를 막지 않도록 주의해야 한다.

교정술기법 보조수로 피시술자의 머리 옆을 받치고 직접수 엄지로 내전시키는 방향으로 밀면서 순간적으로 교정한다.

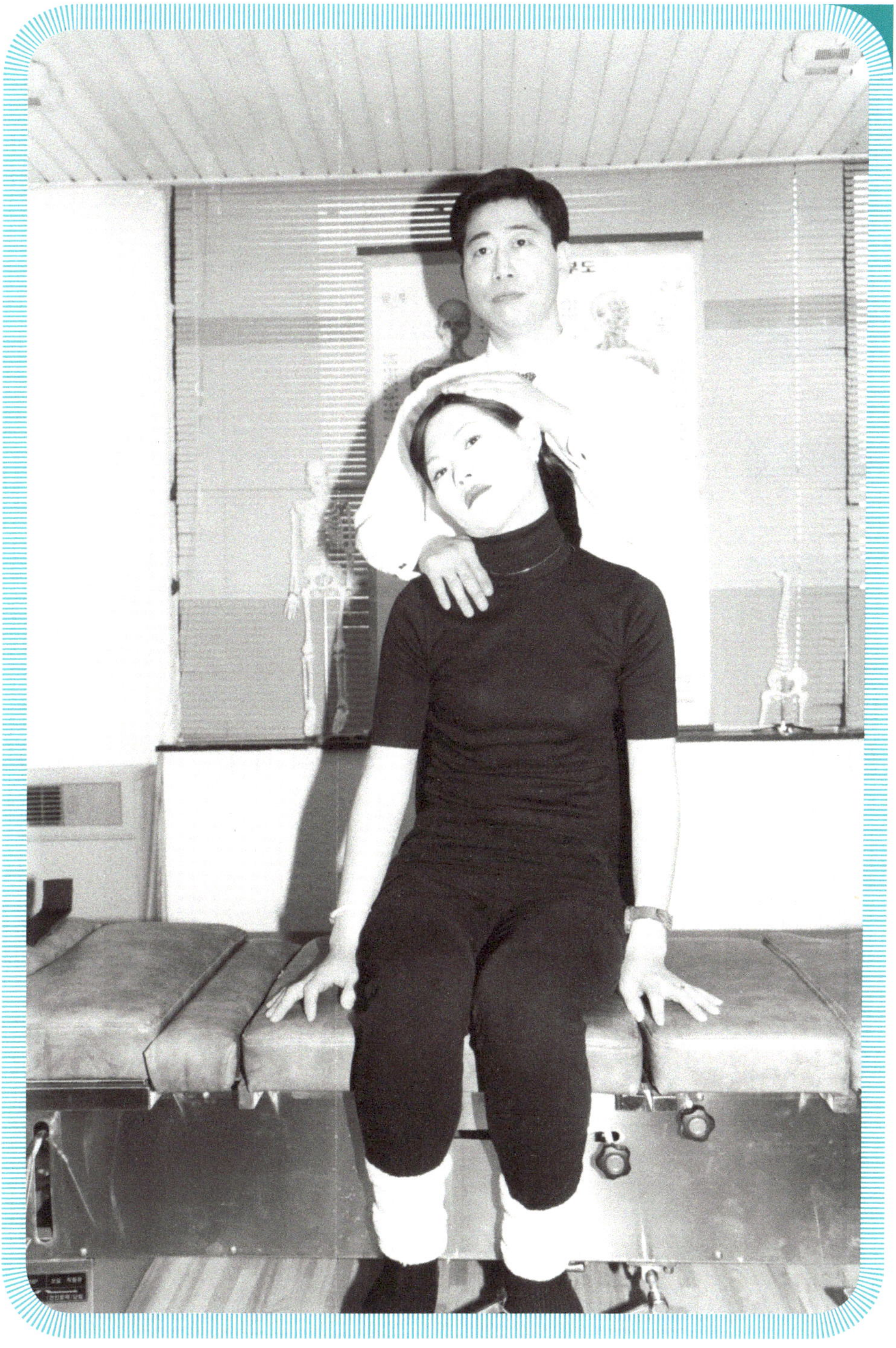

2) C1

적용범위 경추 1번

피시술자 앙와위

시 술 자 피시술자의 머리 위쪽 방향에 선다.

직 접 수 시술자의 오른손을 환추의 횡돌기 부위에 접촉한다.

보 조 수 시술자의 왼손으로 턱을 감싸며 머리를 자연스럽게 받쳐 든다.

교정술기법 횡돌기가 접촉된 직접수를 시술자의 외전 방향 15° 정도 높이로 신전시킨 상태에서 적은 힘으로 순간적으로 교정한다. 단, 보조수는 받쳐 드는 역할만 한다.

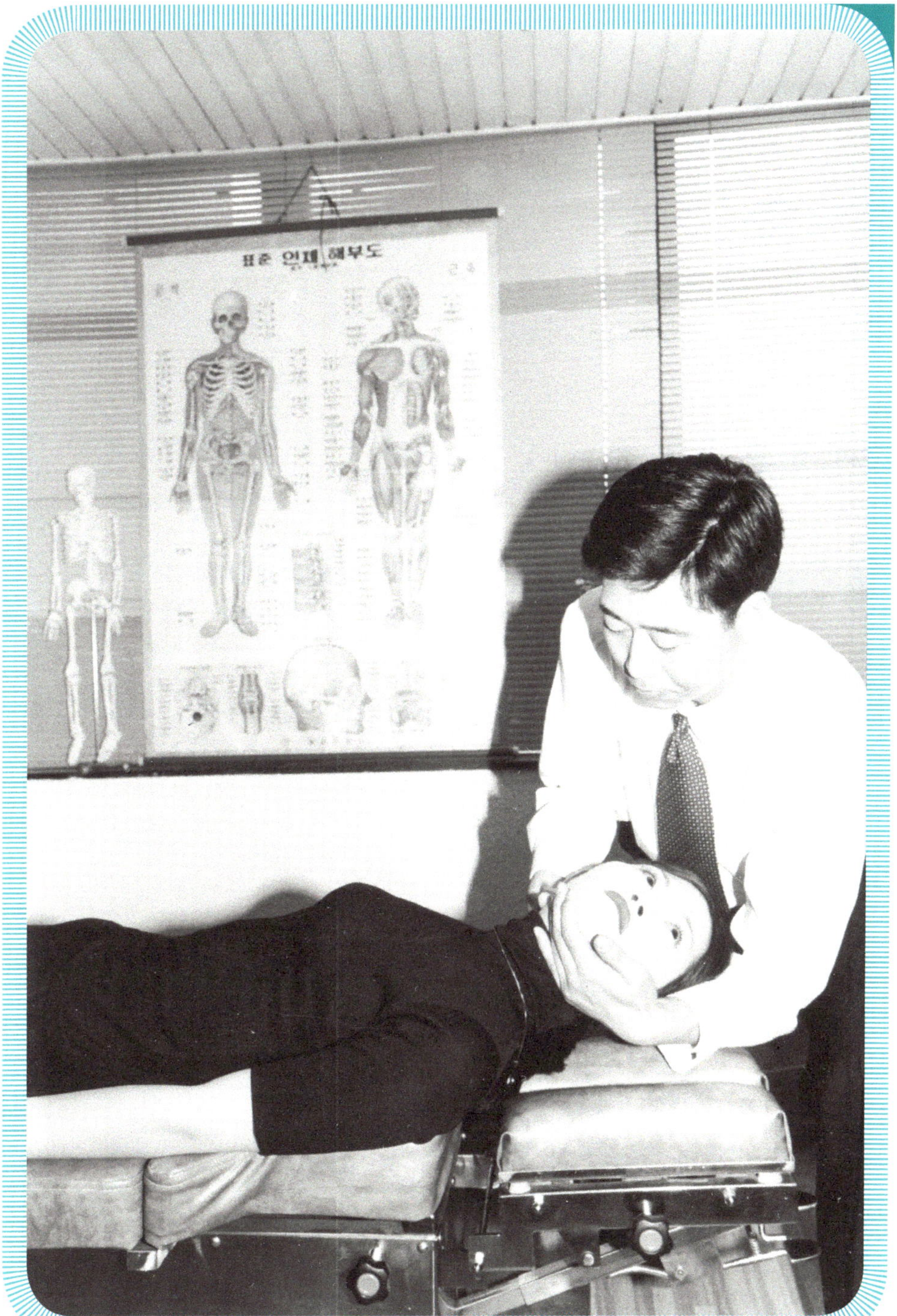
표준 인체 해부도

3) C2~C7

적용범위 경추 2번 ~ 경추 7번

피시술자 측와위

시 술 자 피시술자의 앞쪽에 선다.

직 접 수 시술자 아랫손의 두상골

보 조 수 윗손 보조수는 직접수의 손목을 가볍게 감싼다.

교정술기법 위에서 아래로 직하방으로 힘을 주어 순간적으로 교정한다.

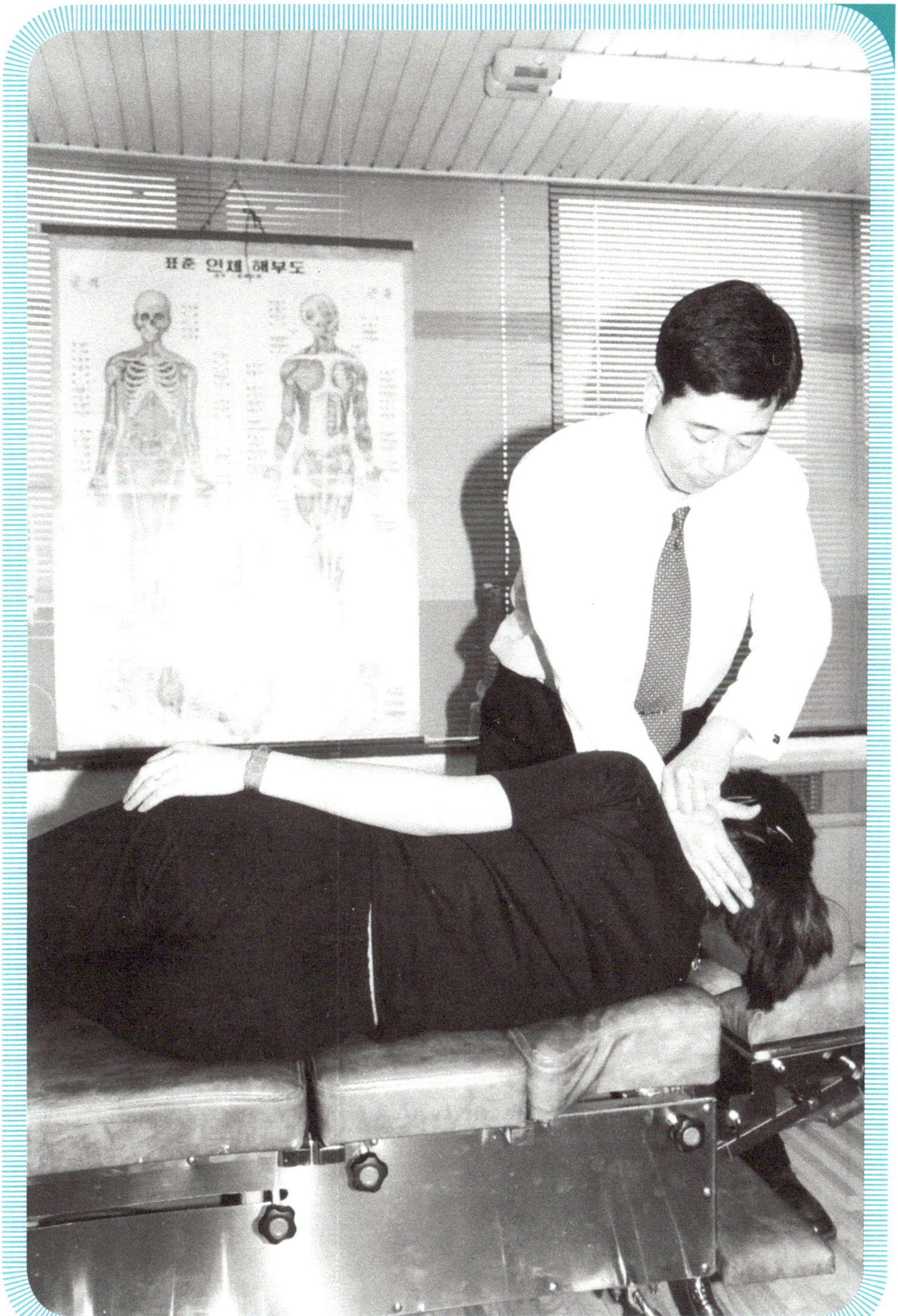
표준 인체 해부도

4) C2~C7

적용범위	경추 2번~경추 7번
피시술자	앙와위
시 술 자	피시술자의 머리 옆쪽에 선다.
직 접 수	시술자의 오른손은 변위된 추체의 횡돌기에 접촉한다.
보 조 수	시술자의 왼손은 직접수의 반대쪽 횡돌기에 접촉한다.
교정술기법	직접수를 신전 제한점에서 순간적으로 당기며 교정한다.

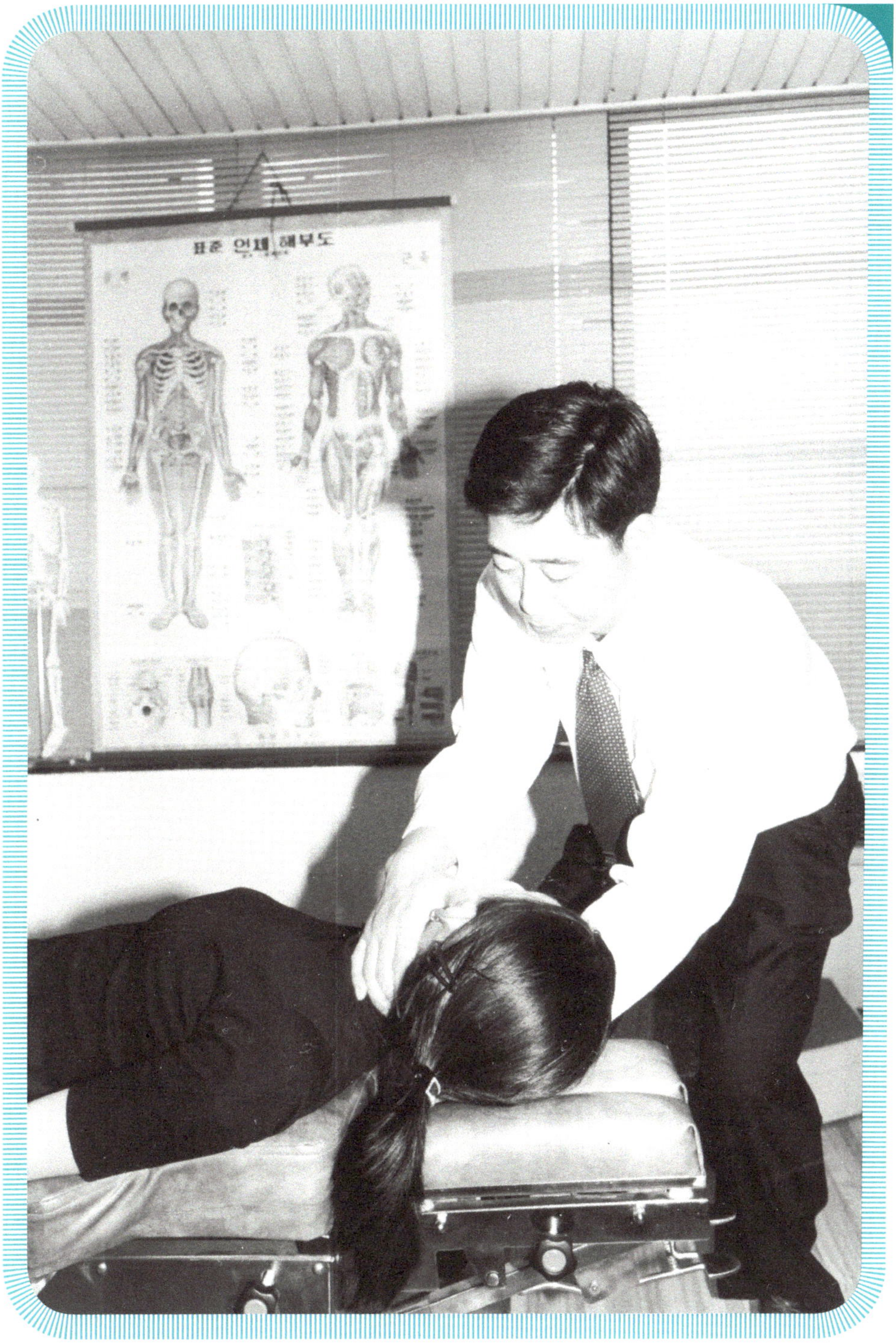
표준 인체 해부도

5) C2~C7

적용범위 경추 2번~경추 7번 전체 교정

피시술자 좌위

시 술 자 피시술자 뒤에 선다.

직 접 수 시술자는 오른팔을 굽혀서 주관절 부위에 피시술자의 턱 부위가 들어가게 한다.
시술자는 팔을 약 15° 정도 위 방향을 향해 외전하면서 가볍게 후두골을 감싼다.

보 조 수 시술자의 왼손은 흉추 7번 극돌기 옆에 엄지 접촉을 하면서 승모근 부위를 감싸듯 고정한다.

교정술기법 보조수는 고정을 하고 직접수는 외전시킴과 동시에 피시술자의 머리를 15° 정도 위 방향으로 보게 해 당기면서 순간적으로 교정한다.

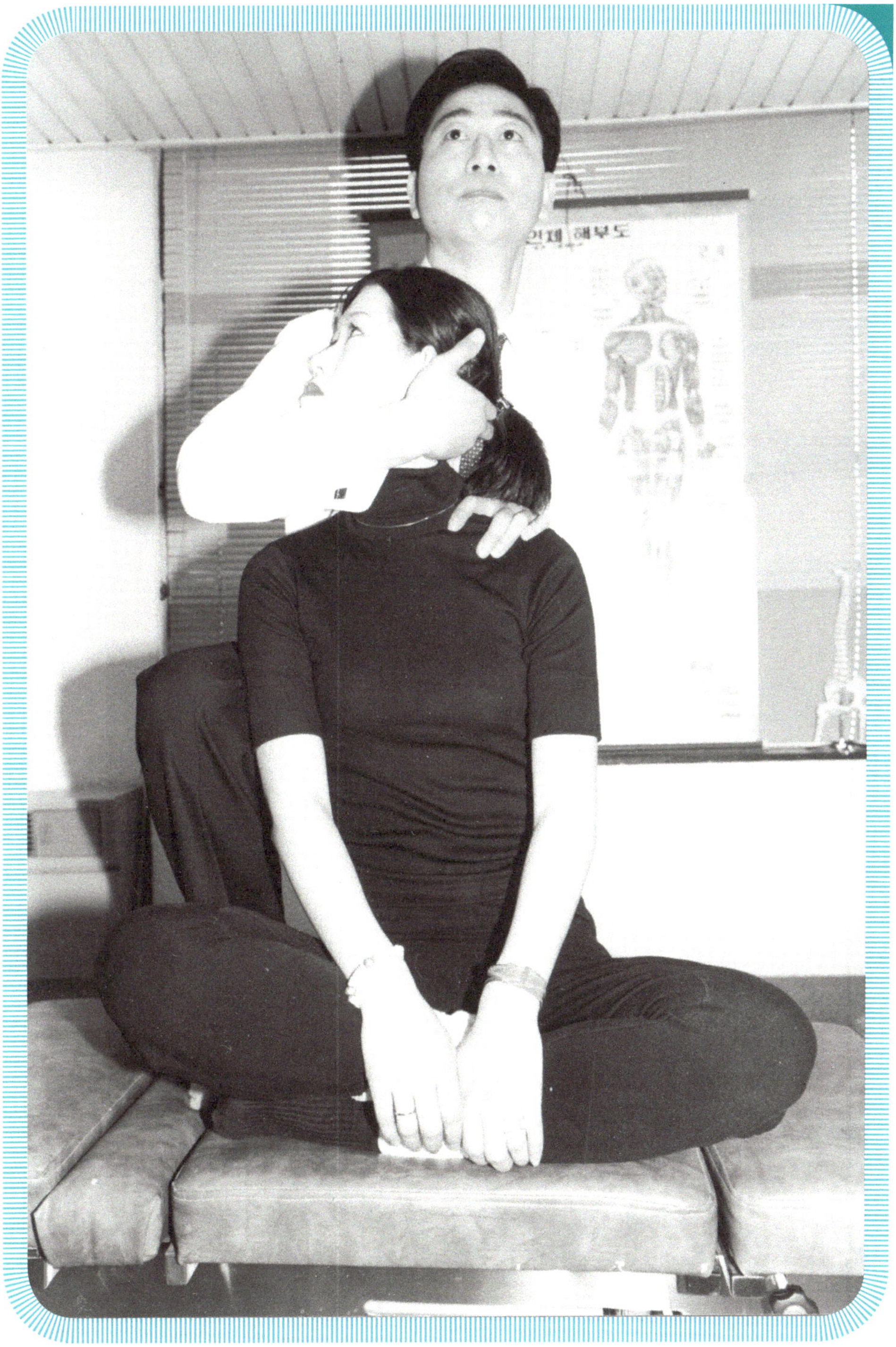

6) C2~C7

적용범위 경추 2번~경추 7번

피시술자 좌위

시 술 자 피시술자 옆쪽에 선다.

직 접 수 시술자의 오른손 중지를 변위된 횡돌기에 접촉한다.

보 조 수 시술자의 왼손 중지를 직접수의 반대편에 접촉한다.

교정술기법 피시술자의 머리를 90° 정도 꺾어 신전 제한점에서 15° 정도 위를 향한 상태에서 순간적으로 교정한다.

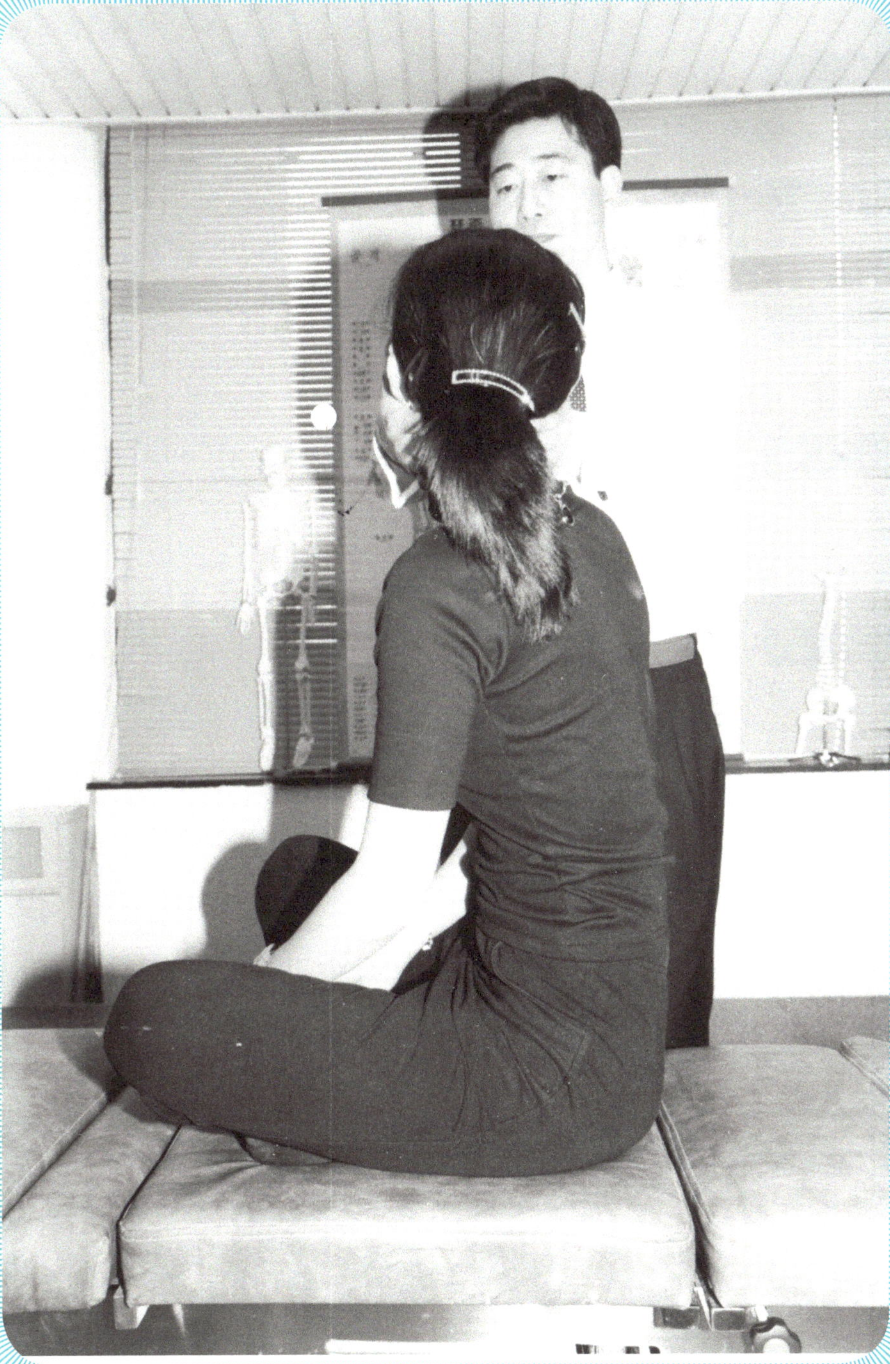

7) C2~C7

적용범위 경추 2번~경추 7번

피시술자 앙와위

시 술 자 시술자는 피시술자의 머리 위쪽에 선다.

직 접 수 아랫손이 직접수가 되며 피시술자의 귀를 막지 않은 상태에서 하악골 부위에 접촉한다.

보 조 수 보조수는 윗손이다. 윗손의 수장부로 피시술자의 머리 부위를 편안한 상태에서 받쳐 들 수 있으면 안정된 상태라고 하겠다.

교정술기법 시술자는 직접수와 보조수를 고정시킨 상태에서 피시술자의 경추 주위를 신전시키듯 견인을 함과 동시에 약 15° 정도의 각도로 회전시킨다. 피시술자의 머리가 다시 원위치로 돌아오면 교정 동작이 완료된다.

교정이 끝난 후 반사 운동을 시켜주면 더욱 효과적이다.

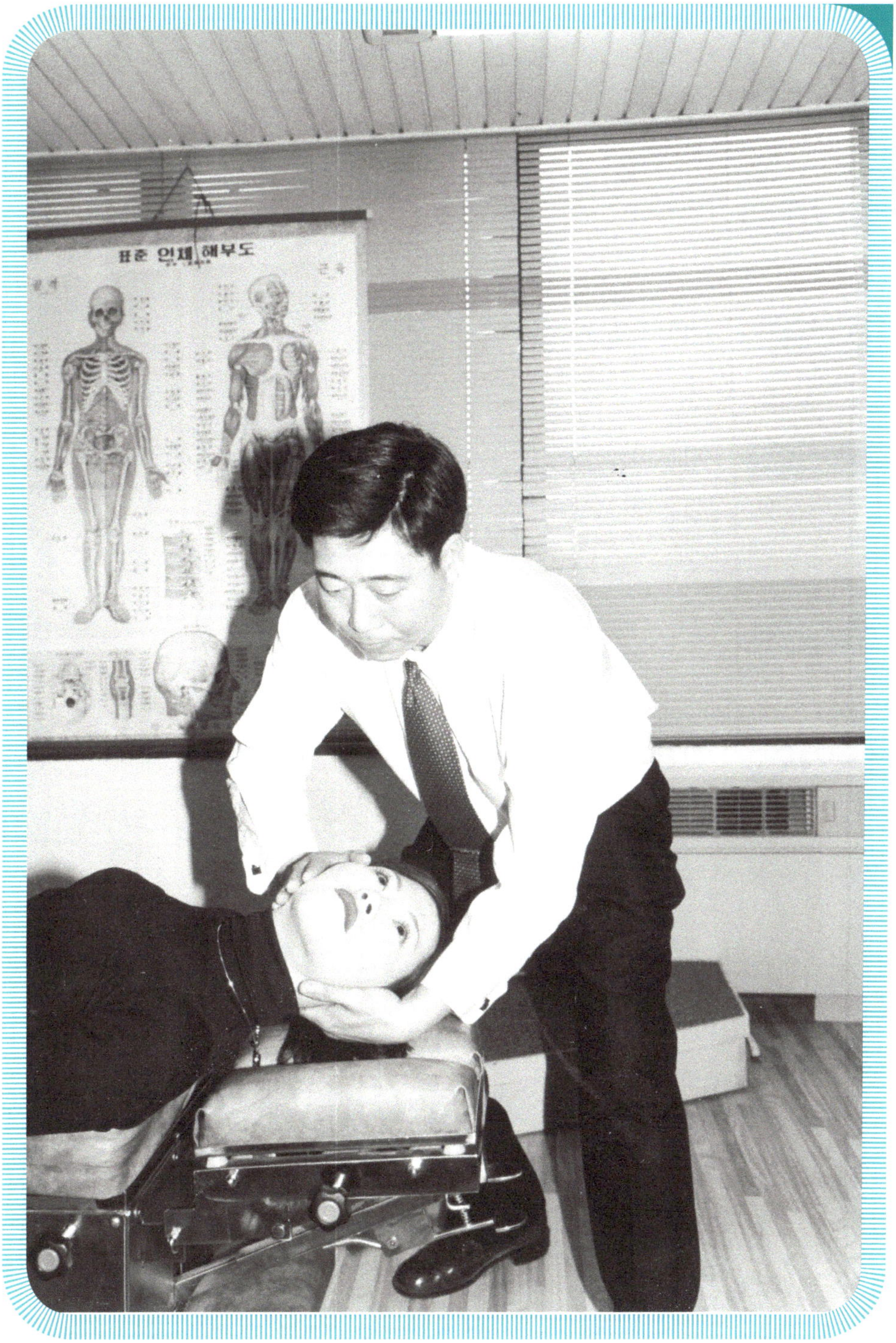
표준 인체 해부도

8) C2~C6

적용범위 경추 2번~경추 6번

피시술자 복와위

시 술 자 피시술자의 머리 옆에 선다.

직 접 수 시술자의 아랫손을 피시술자의 측두골 부위에 접촉한다. 단, 귀를 막지 않도록 주의한다.

보 조 수 시술자의 윗손을 피시술자의 견갑골 주위에 접촉

교정술기법 피시술자의 머리를 신전시키듯이 견인시킨 상태에서 윗손은 피시술자의 머리를 15° 기울게 해서 순간적으로 교정한다.

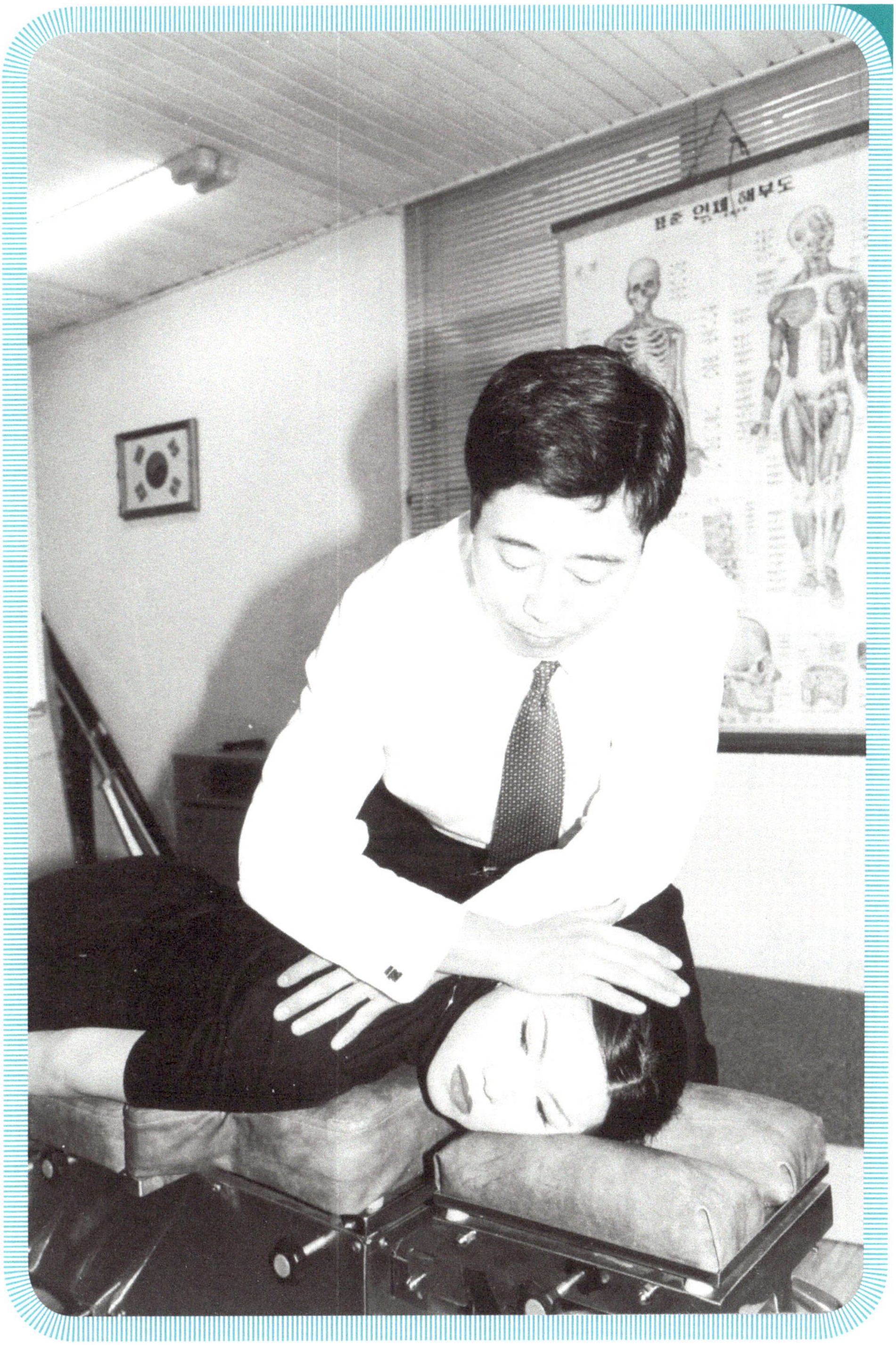
인체 해부도

3. 흉추 교정

1) T1~T12

적용범위 흉추 1번 ~ 흉추 12번 후방변위 교정

피시술자 복와위

시 술 자 피시술자의 머리 위쪽에 선다.

직 접 수 시술자의 왼손을 극돌기에 접촉한다.

보 조 수 시술자의 오른손을 직접수 위에 두거나 직접수의 손목을 감싼다.

교정술기법 후방변위 추체에 접촉한 직접수를 직하방으로 누르며, 순간적으로 교정한다.

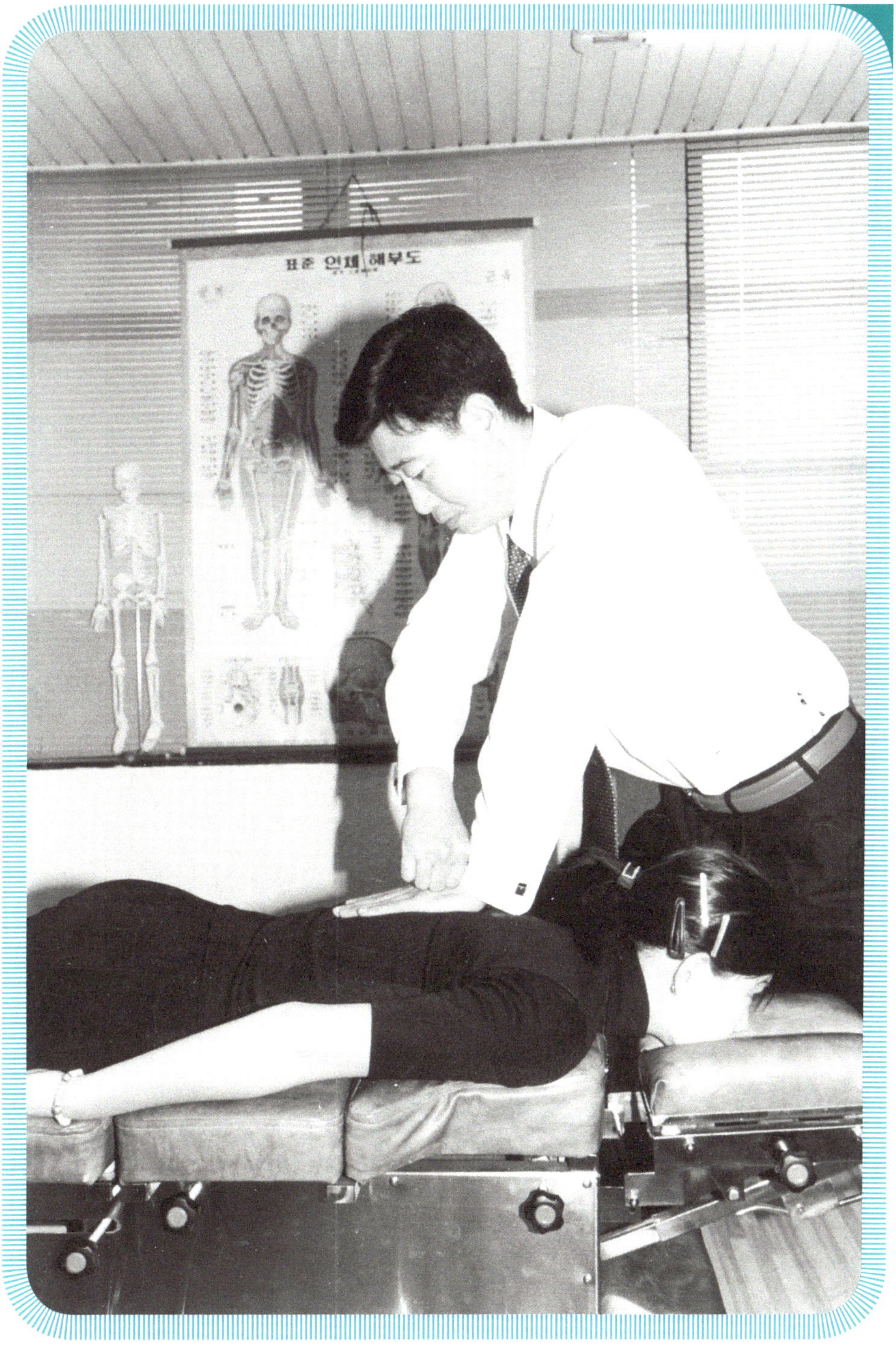
표준 인체 해부도

2) T1~T12

적용범위 흉추 1번~흉추 12번 흉추 전만

피시술자 앙와위

시 술 자 피시술자의 측방에 선다.

직 접 수 시술자의 윗손을 횡돌기 주위에 접촉한다.

보 조 수 시술자의 아랫손 수장부를 피시술자의 겹쳐진 팔 중앙에 접촉한다.

교정술기법 시술자는 피시술자의 전만된 흉추 횡돌기에 아랫손을 주먹 쥔 상태에서 받치고 피시술자를 천천히 앙와위로 유도한다. 그 상태에서 피시술자의 양팔로 팔짱을 끼게 하고 그 팔짱을 낀 중앙 부위에 아랫손, 즉 직접손의 수장부를 접촉하여 피시술자가 숨을 내쉬게 유도한 후 직하방으로 교정한다.
늑골이 비교적 약하기 때문에 압력에 주의를 요한다.

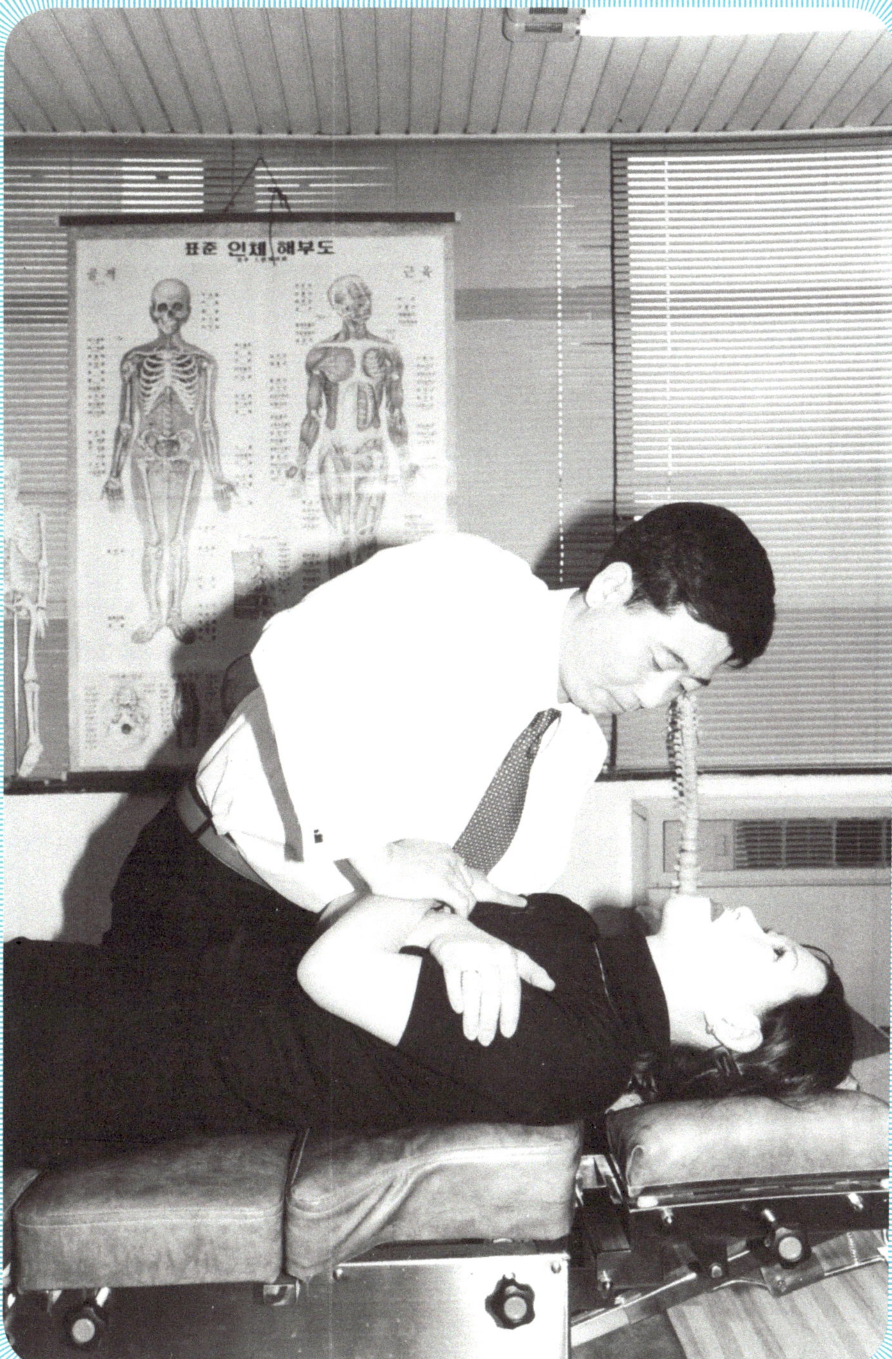
표준 인체 해부도

3) T1~T12

적용범위 흉추 1번~흉추 12번

피시술자 복와위

시 술 자 피시술자의 측방에 선다.

직 접 수 시술자의 아랫손 두상골을 피시술자의 추체 횡돌기에 접촉한다.

보 조 수 시술자의 윗손은 직접수와 약 90° 정도 되는 방향으로 접촉한다.

교정술기법 흉추 횡돌기가 후방된 부위에 직접수를 접촉하고 그 손의 직각 방향으로 보조수를 접촉하여 순간적으로 교정한다.

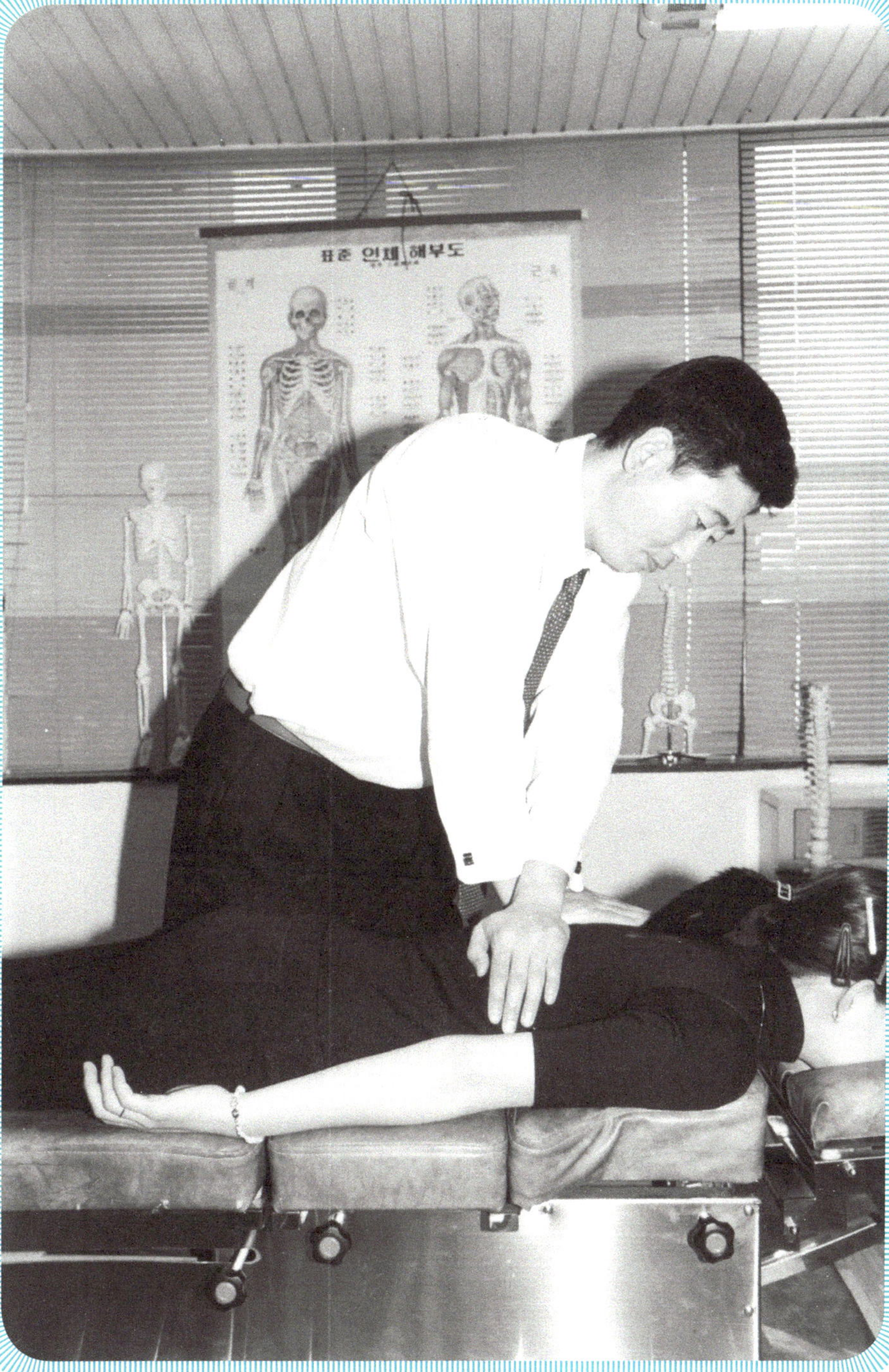
표준 인체 해부도

4) T1~T12

적용범위 흉추 1번 ~ 흉추 12번

피시술자 복와위

시 술 자 피시술자의 측방에 선다.

직 접 수 시술자의 모지구를 한쪽 횡돌기에 접촉한다.

보 조 수 시술자의 모지구를 반대쪽 횡돌기에 접촉한다.

교정술기법 시술자는 흉추의 횡돌기가 후방된 쪽에 서서 직접수를 후만된 부위에 접촉하고 보조수를 V자 모양으로 만들어 순간적으로 직하방으로 누르며 교정한다.

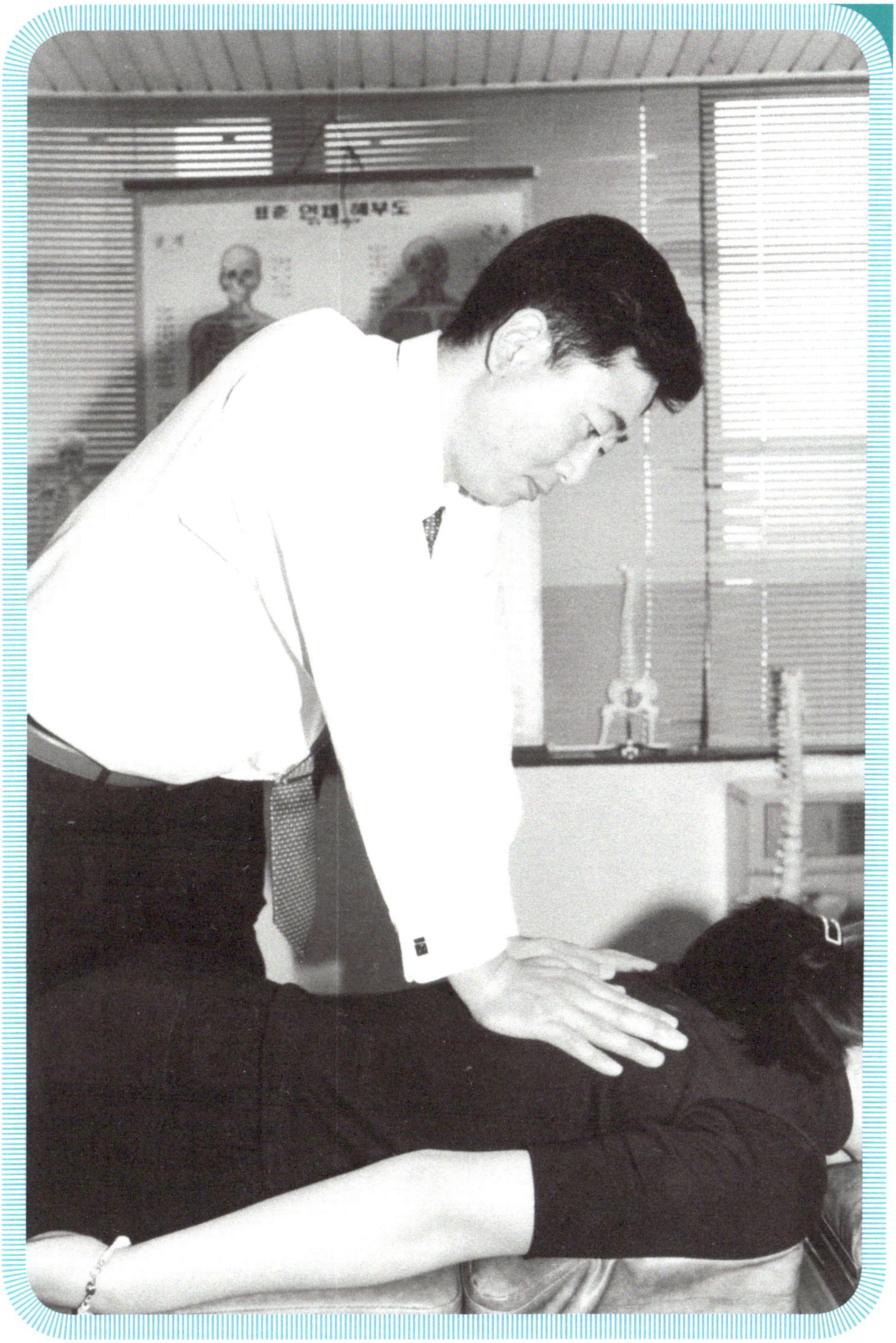

5) T4~T12

적용범위 흉추 4번~흉추 12번

피시술자 측와위

시 술 자 피시술자의 앞쪽에 선다.

직 접 수 시술자의 아랫손 두상골을 횡돌기에 접촉한다.

보 조 수 시술자의 윗손으로 피시술자의 어깨 부위를 잡아 고정시킨다.

교정술기법 시술자의 윗손은 밀고 아랫손은 후방된 흉추의 횡돌기에 접촉한 후 신전 한계점까지 끌어 당겨서 순간적으로 교정한다.

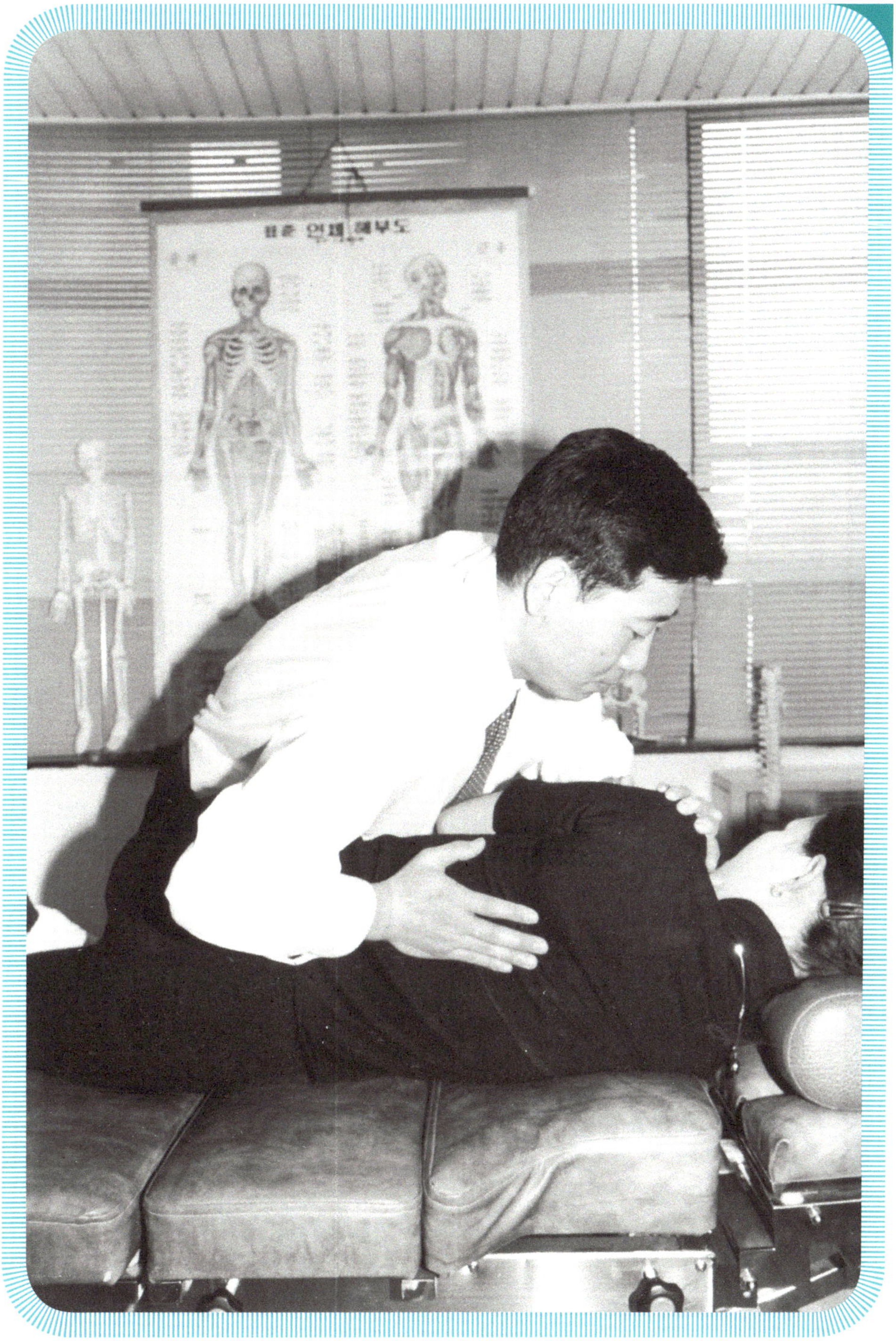

6) T1~T12

적용범위 흉추 1번 ~ 흉추 12번

피시술자 복와위

시 술 자 피시술자의 옆에 선다.

직 접 수 시술자의 아랫손 두상골을 횡돌기 부위에 접촉한다.

보 조 수 윗손으로 직접수 손목을 감싼다.

교정술기법 시술자는 후만된 흉추의 횡돌기 쪽에 서서 아랫손을 후만된 추체의 횡돌기에 접촉하고 윗손은 직접수의 손목을 감싼다. 그 상태에서 위에서 아래로 누르면서 순간적으로 교정한다.

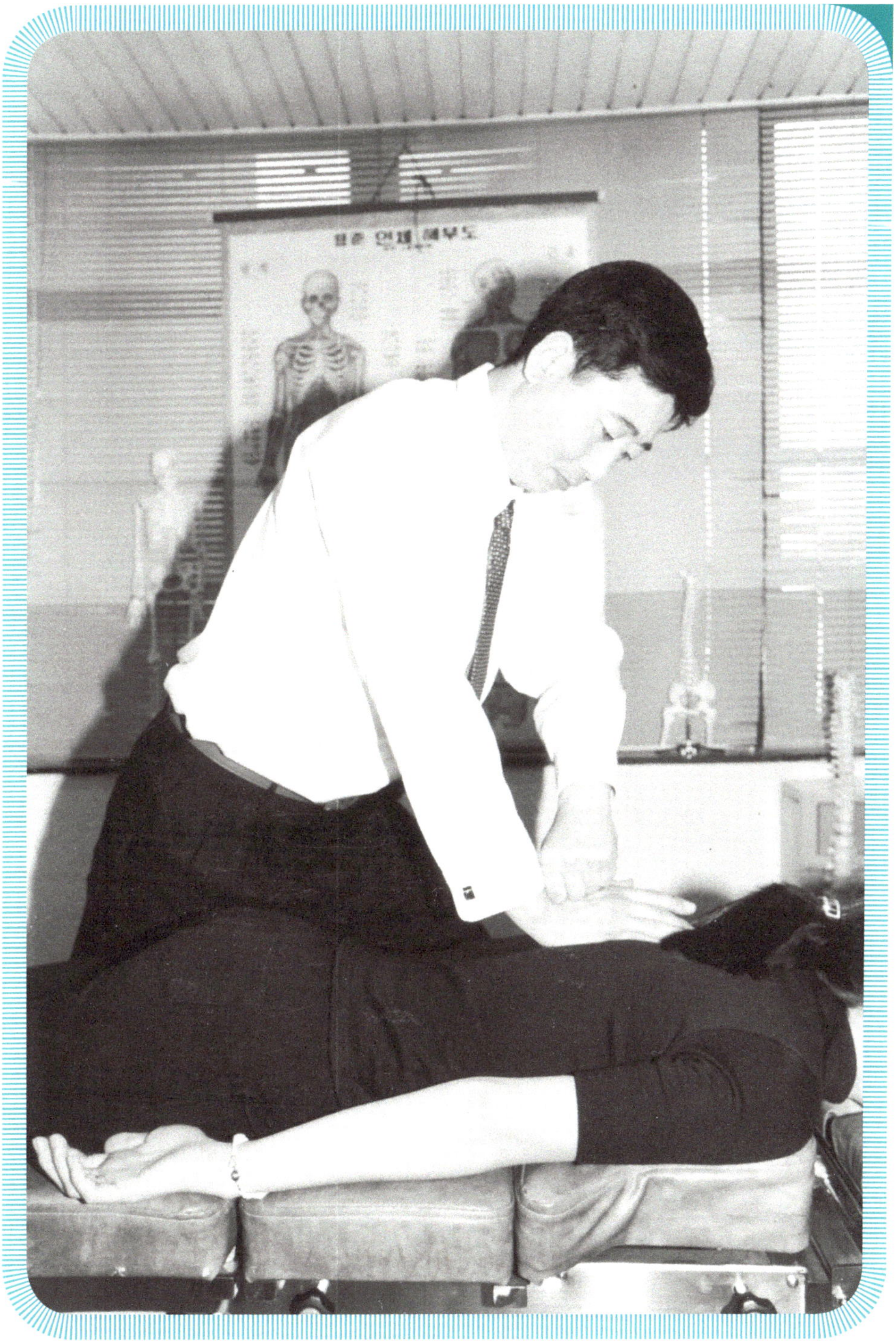

7) T8~T12

적용범위 흉추 8번~흉추 12번

피시술자 좌위

시 술 자 피시술자의 측방에 선다.

직 접 수 시술자 윗손의 수근부, 두상골 부위

보 조 수 시술자의 아랫손

교정술기법 시술자는 아랫손으로 자신의 몸쪽으로 피시술자의 상부를 당기고 신전의 최대점까지 다다랐을 때 직접수로 밀면서 순간적으로 교정한다.

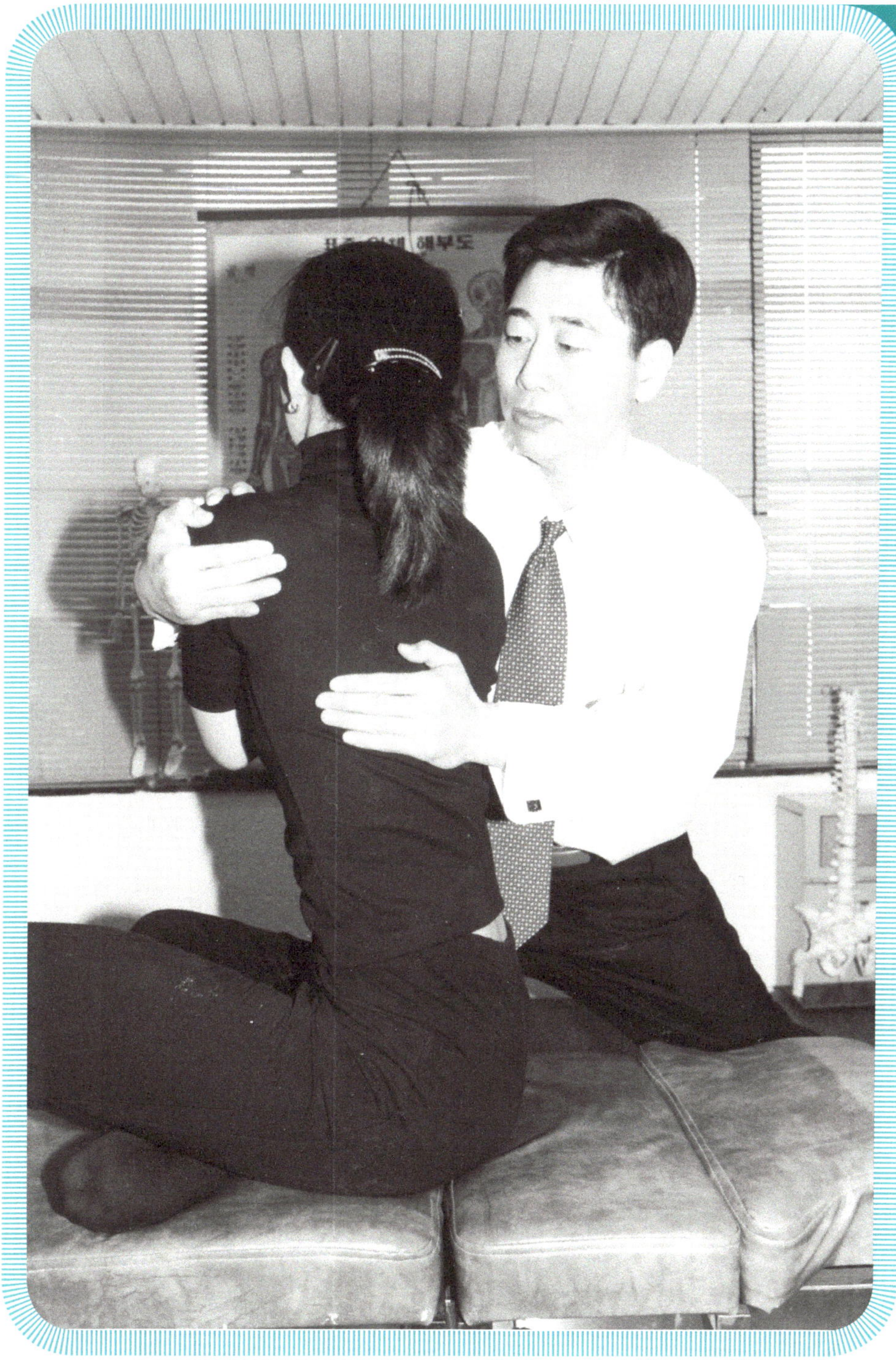

8) T1~T12

적용범위 흉추 1번~흉추 12번

피시술자 복와위

시 술 자 피시술자 옆에 선다.

직 접 수 두상골

보 조 수 두상골

교정술기법 시술자는 흉추의 횡돌기가 후만된 쪽에 선다.

직접수는 후만된 흉추의 횡돌기에 접촉하고 보조수는 직접수와 나란히 V자 모양이 되도록 한 상태에서 위에서 아래로 힘을 가해 순간적으로 교정한다.

단, 직접수의 압력은 70%, 보조수의 압력은 30% 정도이다.

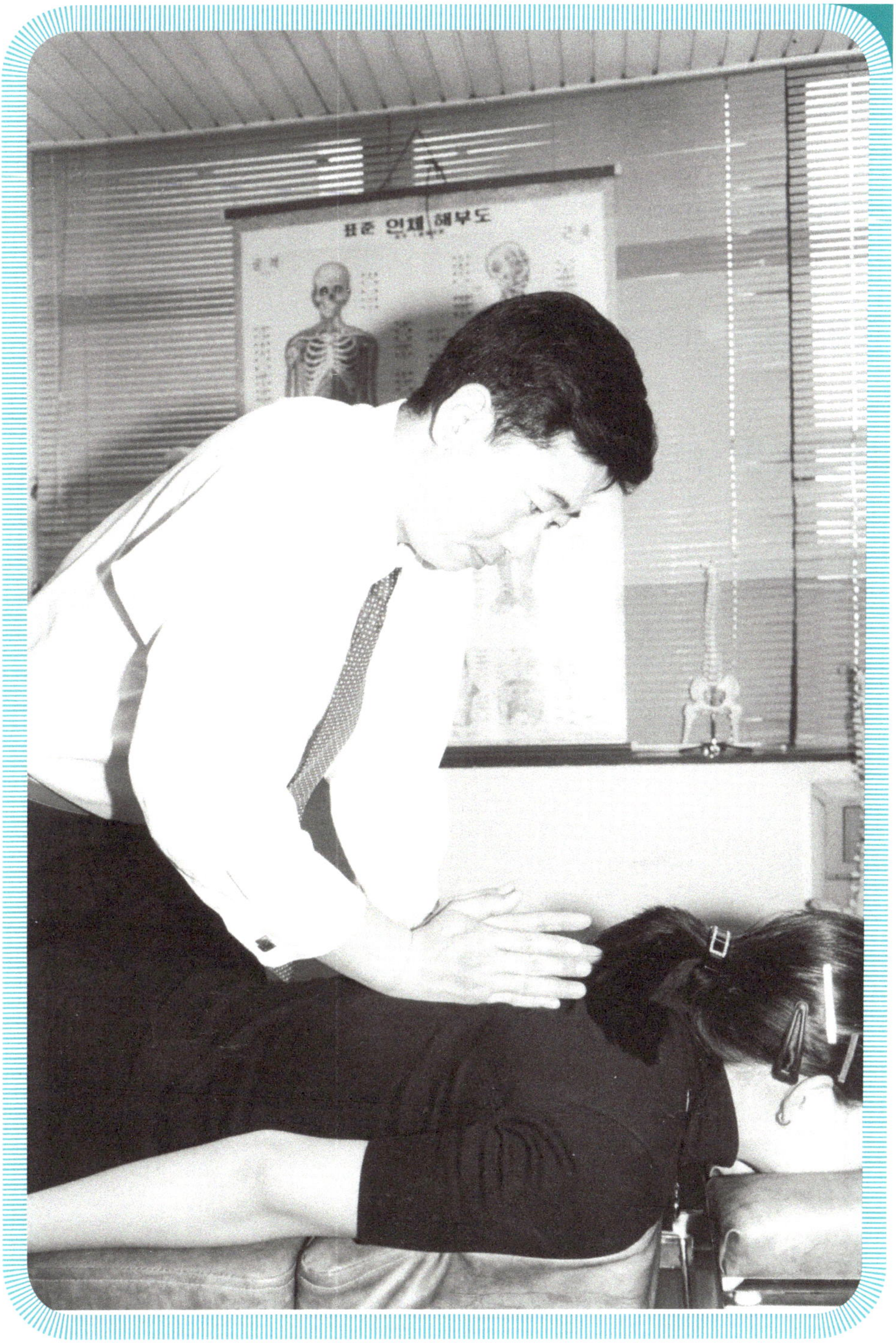
표준 인체 해부도

9) T1~T7

적용범위 흉추의 상부 전방 변위

피시술자 좌위

시 술 자 피시술자 뒤에 선다.

직 접 수 손바닥으로 피시술자의 주관절을 감싼다.

보 조 수 손바닥으로 피시술자의 주관절을 감싼다.

교정술기법 시술자는 피시술자의 팔을 감싼 양손을 자신의 가슴 방향으로 당기면서 순간적으로 들어올리며 교정한다.

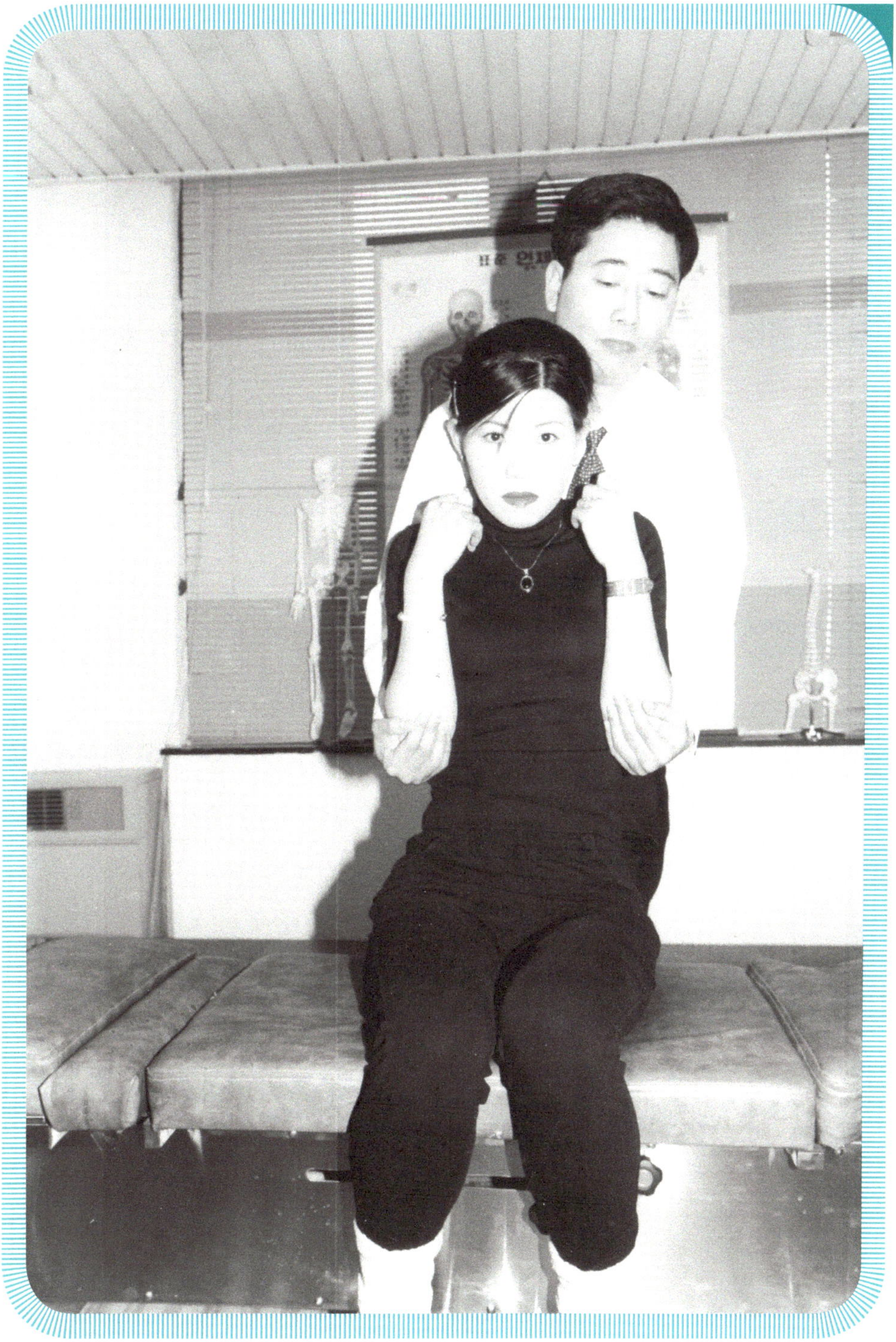

10) T7~T12

적용범위 흉추 후만 변위

피시술자 좌위

시 술 자 피시술자의 뒤에서 한쪽 무릎을 굽혀 후만된 흉추에 접촉한다.

직 접 수 피시술자의 주관절을 손바닥으로 감싼다.

보 조 수 피시술자의 주관절을 손바닥으로 감싼다.

교정술기법 시술자는 슬관절을 중심축으로 삼고 피시술자의 후만된 흉추 추체를 슬관절에 접촉시킨 상태에서 양 주관절을 술자의 가슴쪽으로 당기면서 순간적으로 교정한다.

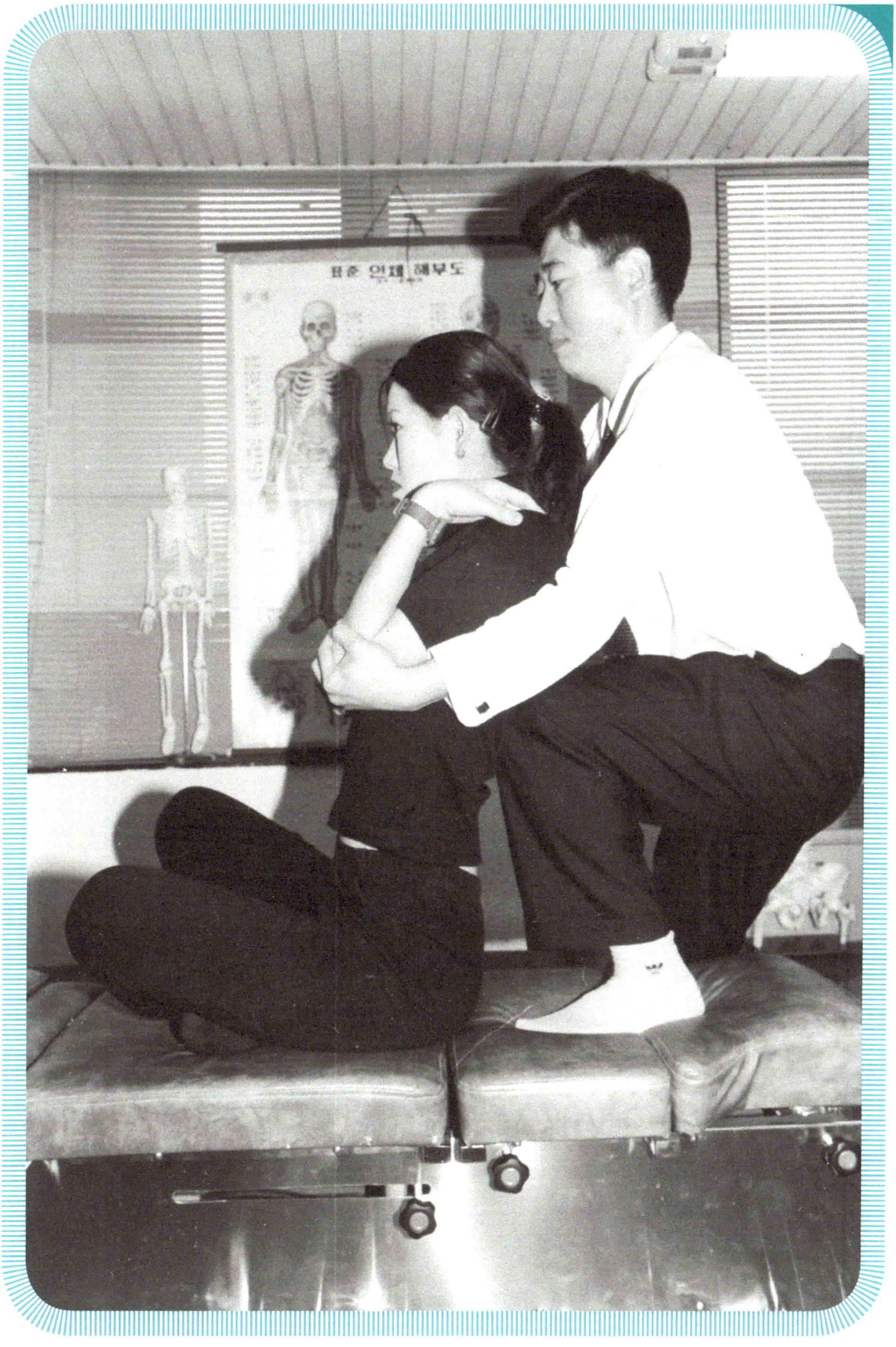

11) T3~T9

적용범위 상부 흉추 후방 변위

피시술자 반 복와위

시 술 자 입위

직 접 수 시술자의 엄지

보 조 수 시술자의 엄지

교정술기법 시술자는 피시술자의 후만된 흉추 추체에 양 엄지를 접촉하고 피시술자의 상체를 앞쪽으로 당기면서 순간적으로 들어올리며 교정한다.

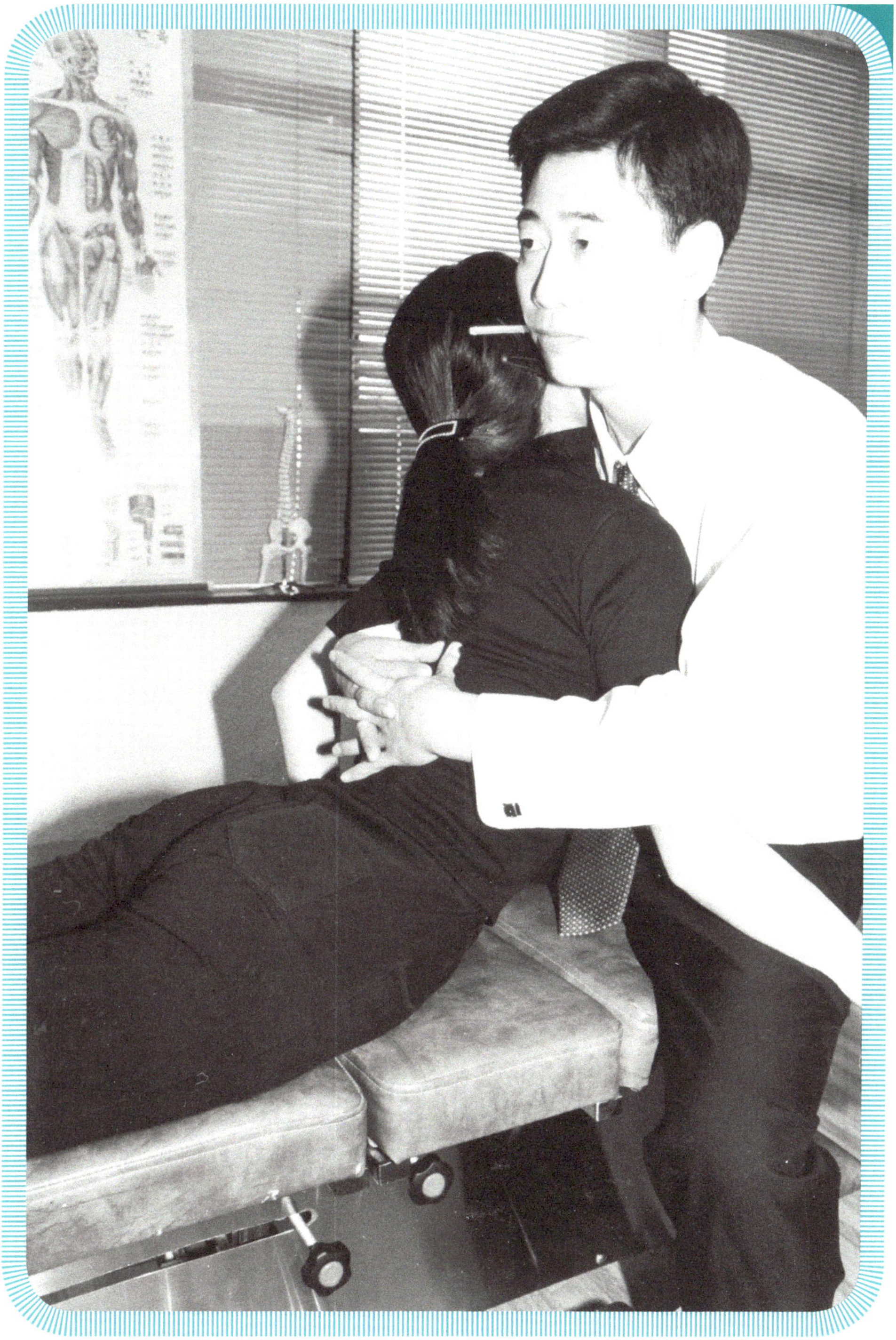

12) T1~L5

적용범위 흉추, 요추 전체 교정

피시술자 좌위 또는 입위

시 술 자 피시술자의 뒤에 양다리로 균형을 잡고 선다.

직 접 수 양손

보 조 수 양손

교정술기법 시술자는 피시술자의 뒤에 선다. 시술자는 양팔을 피시술자의 요골과 척골에 대고 그 상태에서 피시술자의 상체를 들어올리듯 하며 순간적으로 교정한다. 이때 시술자는 피시술자를 들어올리기보다 척추를 늘려준다는 기분으로 행해야 한다.

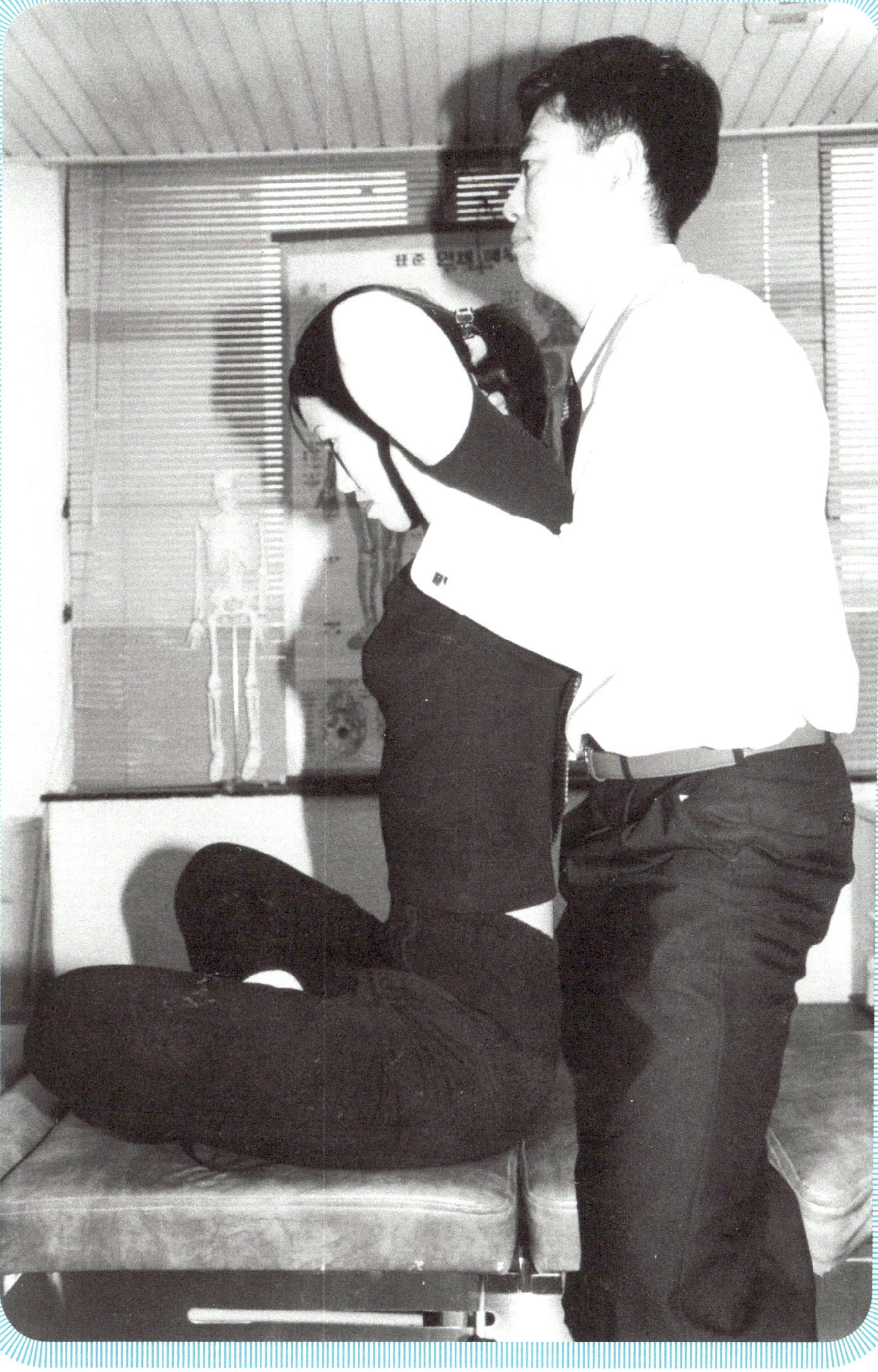

4. 요추 교정

1) L1~L5

적용범위 요추 1번 ~ 요추 5번

피시술자 복와위

시 술 자 피시술자의 측방에 선다.

직 접 수 시술자의 아랫손

보 조 수 시술자의 윗손

교정술기법 시술자의 직접수는 요추의 유두돌기가 후방된 곳에 접촉하고 보조수는 그 반대편에 직각으로 접촉한다. 시술자의 직접수에 70% 정도의 힘으로, 보조수에는 30% 정도의 힘을 넣어 직하방으로 압력을 가해 순간적으로 교정한다.

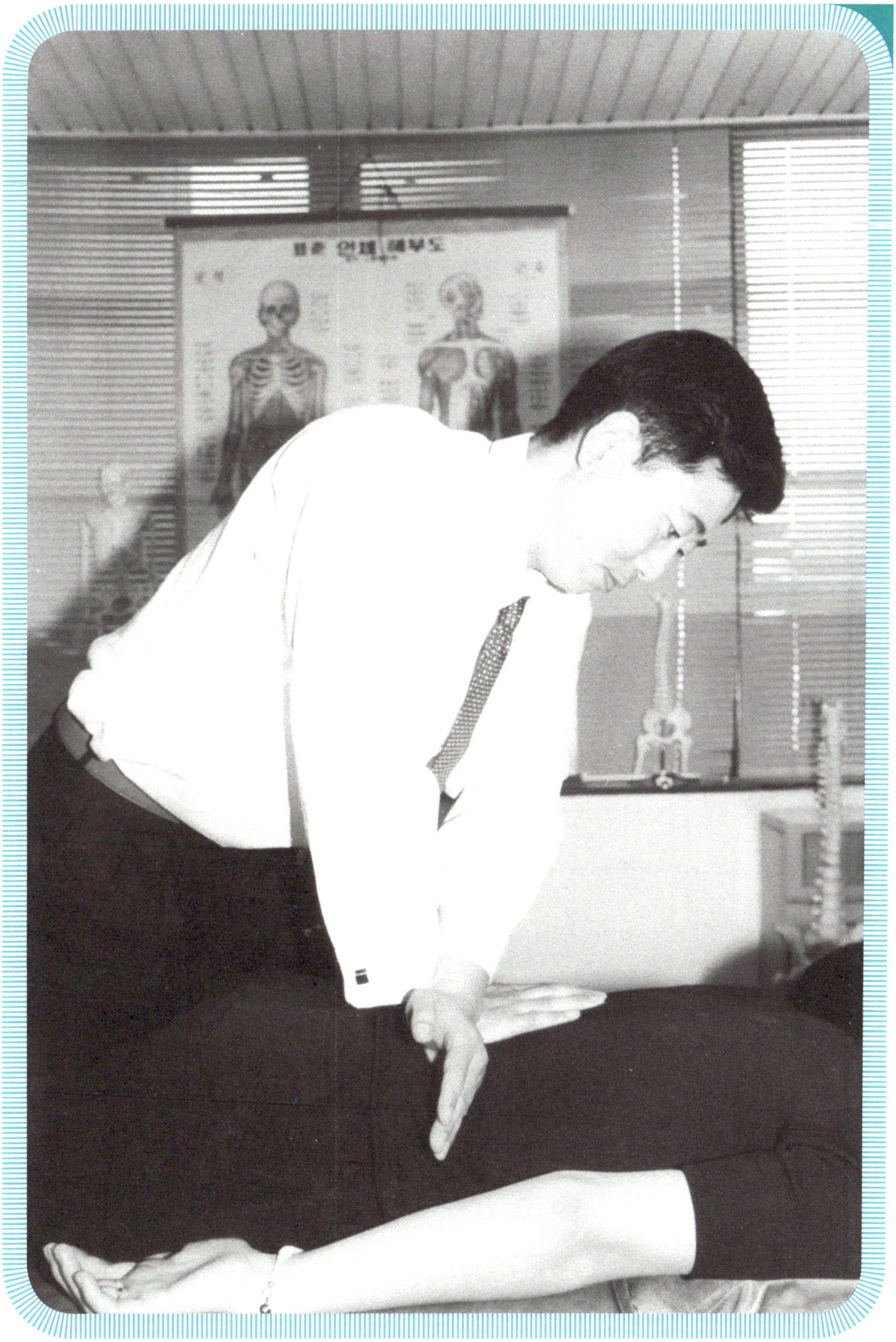

2) L1~L5

적용범위 요추 1번~요추 5번

피시술자 측와위

시 술 자 피시술자의 앞쪽에 선다.

직 접 수 아랫손

보 조 수 윗손

교정술기법 시술자는 아랫손을 요추의 유두돌기가 후방된 곳에 접촉하고 윗손을 피시술자의 가슴에 댄다. 그리고 시술자의 아래쪽 다리를 피시술자의 대퇴골에 접촉한 상태에서 피시술자의 윗손은 앞쪽으로 밀고 아랫손은 끌어당기며, 아래쪽 다리는 밑으로 누르면서 신전의 한계점에서 순간적인 힘으로 교정한다.

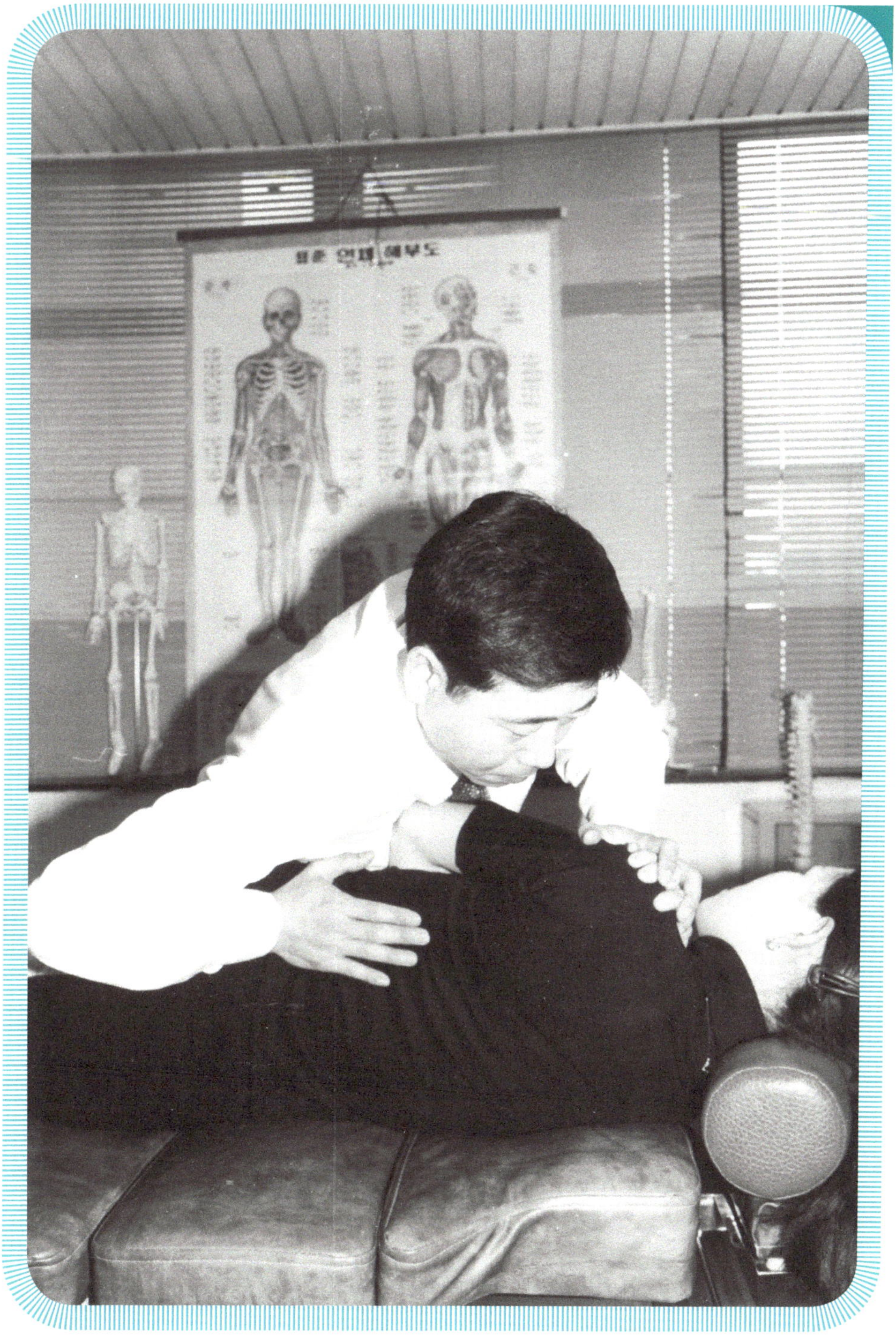

3) L1~L5

적용범위 요추 1번~요추 5번

피시술자 측와위

시 술 자 피시술자의 앞에 선다.

직 접 수 아랫손의 주관절

보 조 수 윗손

교정술기법 시술자는 직접수의 주관절을 피시술자의 상후 장골극과 좌골 사이에 접촉하고 보조수를 피시술자의 가슴에 접촉한 뒤, 피시술자의 대퇴골과 시술자의 대퇴골을 겹친다. 그 상태에서 직접수의 주관절은 당기고 보조수의 손바닥은 민다. 그와 동시에 대퇴골로 피시술자의 대퇴골을 아래로 누르면서 신전 한계점에서 순간적으로 교정한다.

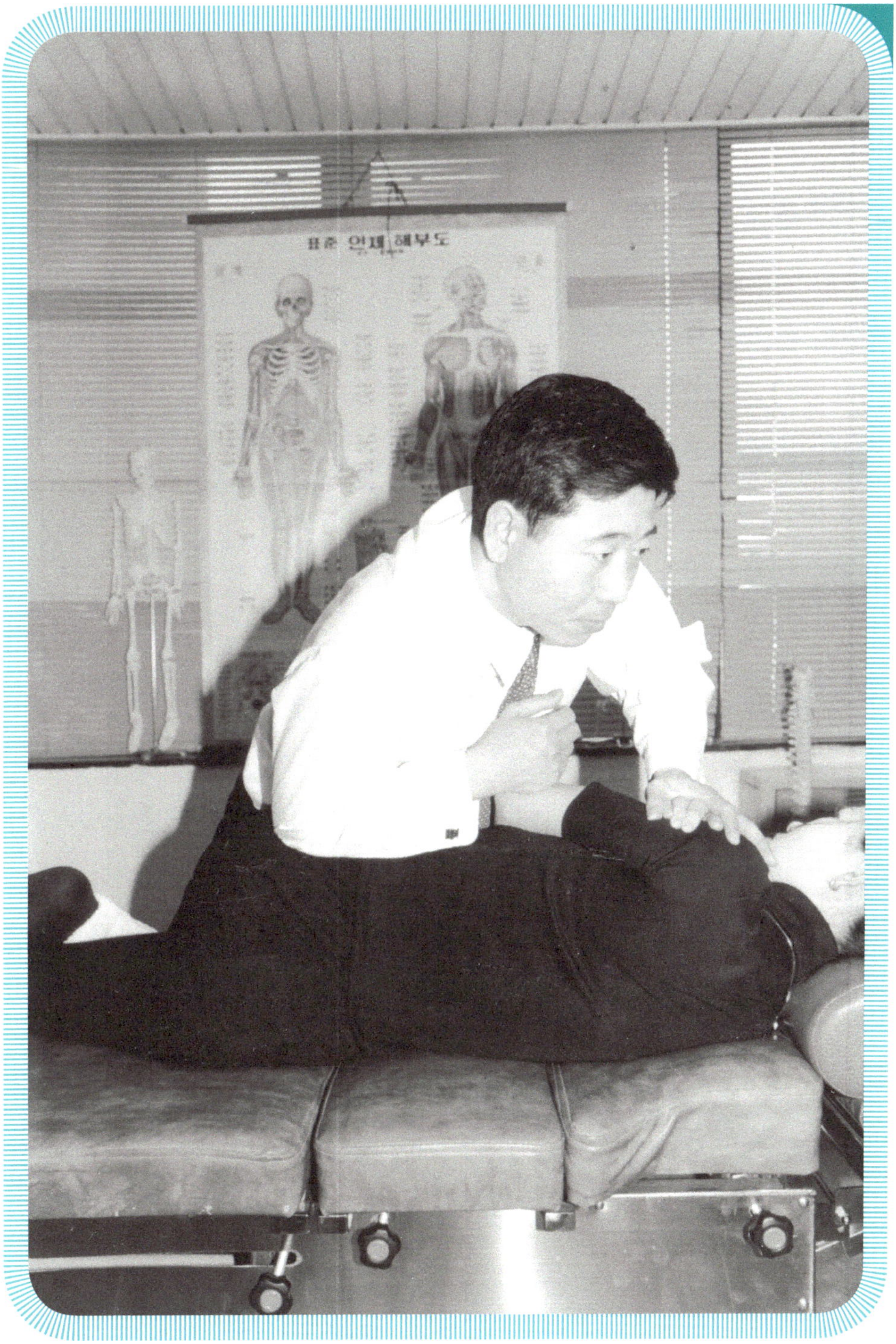
표준 인체 해부도

4) L1~L5

적용범위 요추 1번~요추 5번

피시술자 측와위

시 술 자 피시술자의 앞에 선다.

직 접 수 아랫손의 수근부

보 조 수 윗손

교정술기법 시술자는 직접수의 수근부를 피시술자의 상후 장골극과 좌골 사이에 접촉하고 보조수는 피시술자의 가슴에 접촉한 뒤, 피시술자의 대퇴골과 시술자의 대퇴골을 겹친 상태에서 직접수의 수근부는 당기고 보조수의 손바닥은 밀며, 대퇴골은 누르면서 신전 한계점에서 순간적으로 교정한다.

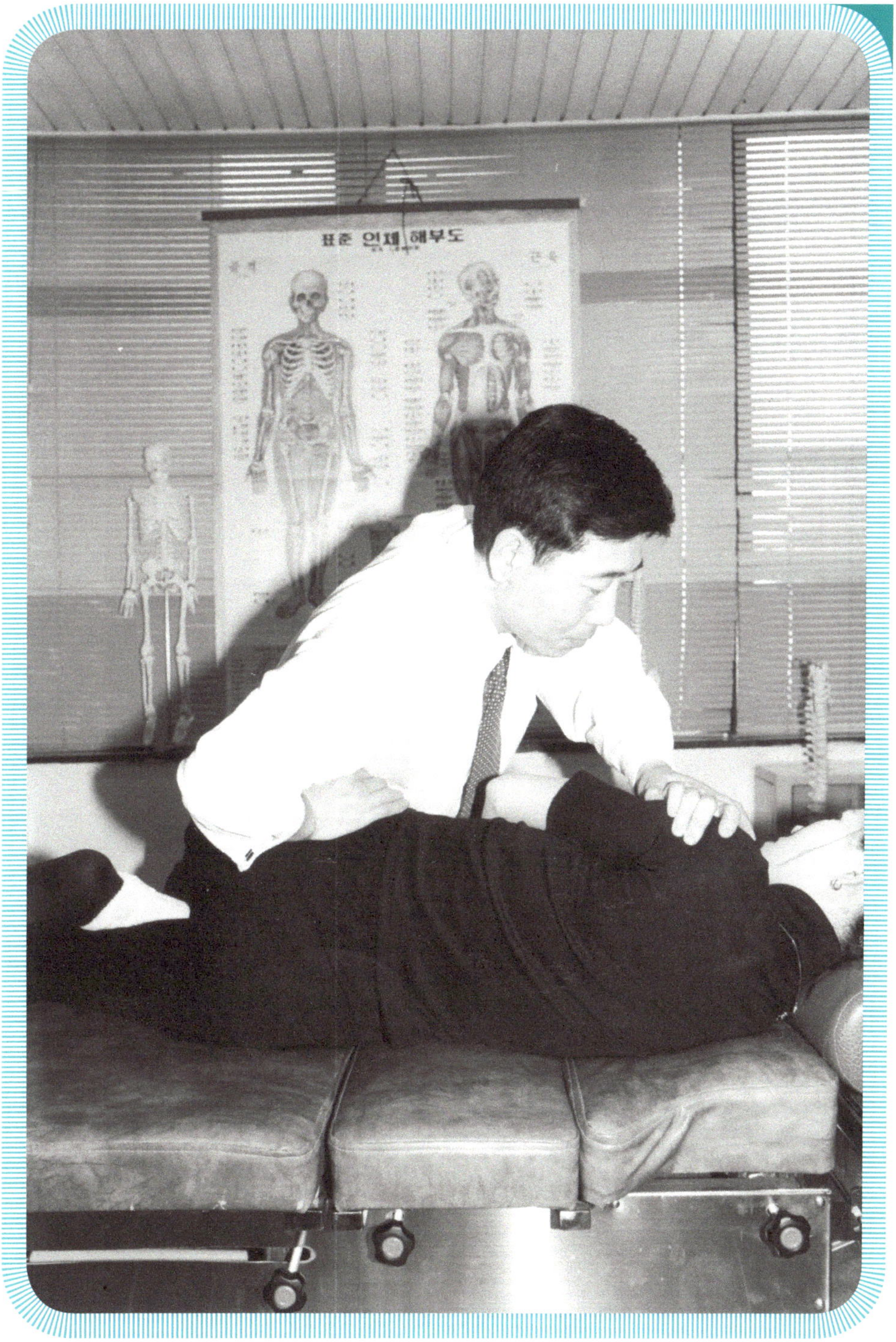
표준 인체 해부도

5) L1～L5

적용범위 요추 후방 변위

피시술자 복와위

시 술 자 피시술자의 측방에 선다.

직 접 수 윗손

보 조 수 아랫손

교정술기법 시술자는 직접수의 윗손 두상골을 후만된 요추의 극돌기에 접촉하고, 보조수인 아랫손은 직접수의 손목을 가볍게 감싸고, 직하방으로 힘을 가해 신전 한계점에서 순간적으로 교정한다.

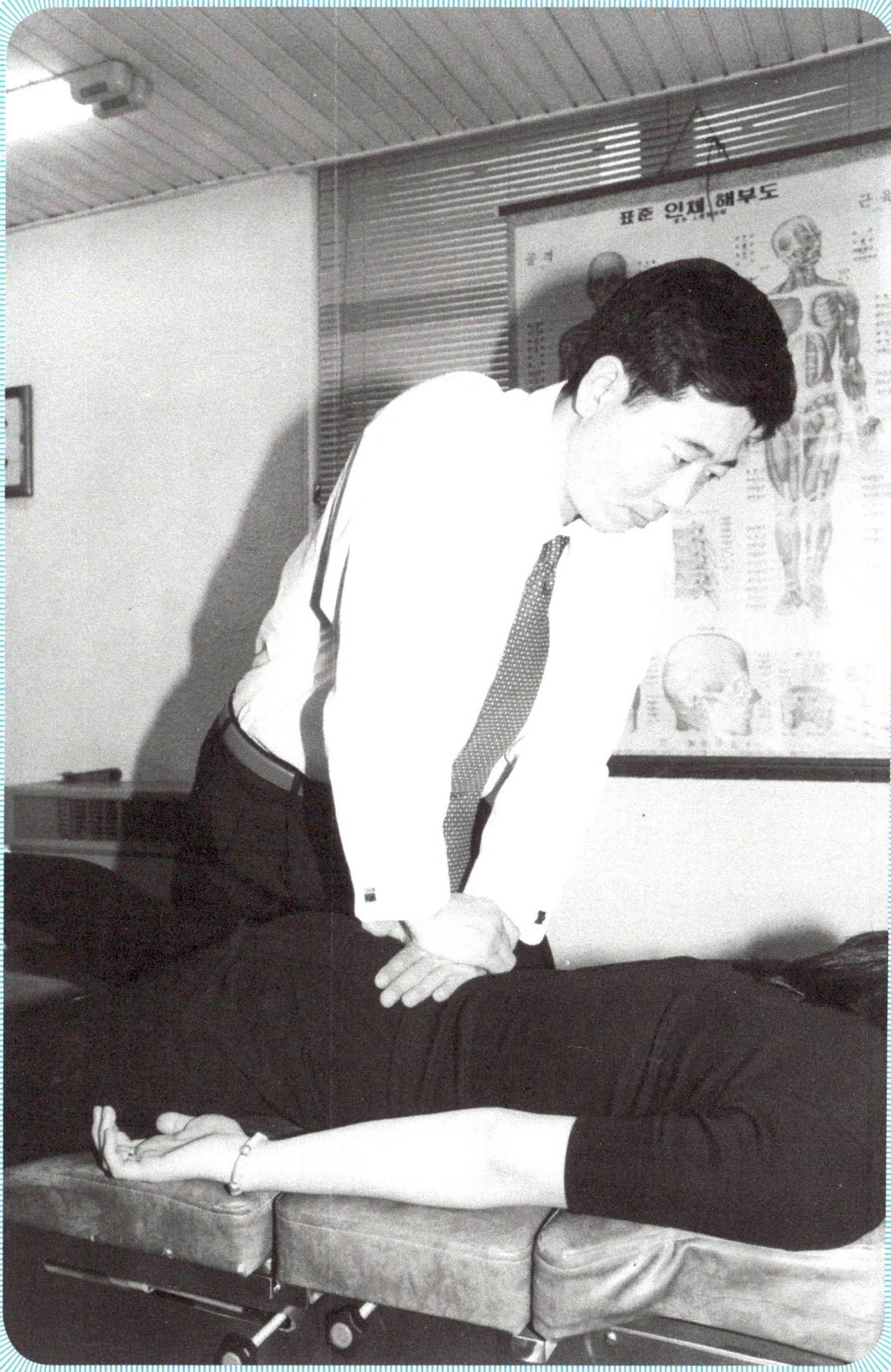
표준 인체 해부도

6) L1~L5

적용범위 요추 전방 변위

피시술자 앙와위 자세에서 앉는다.

시 술 자 피시술자의 측방에 선다.

직 접 수 아랫손

보 조 수 윗손

교정술기법 시술자는 직접수의 수근부를 전방 변위된 요추의 추체에 접촉하고, 보조수로 피시술자의 목뒤를 감싸듯 든다. 직접수는 밀고 보조수는 당기면서, 신전 한계점에서 순간적으로 교정한다.

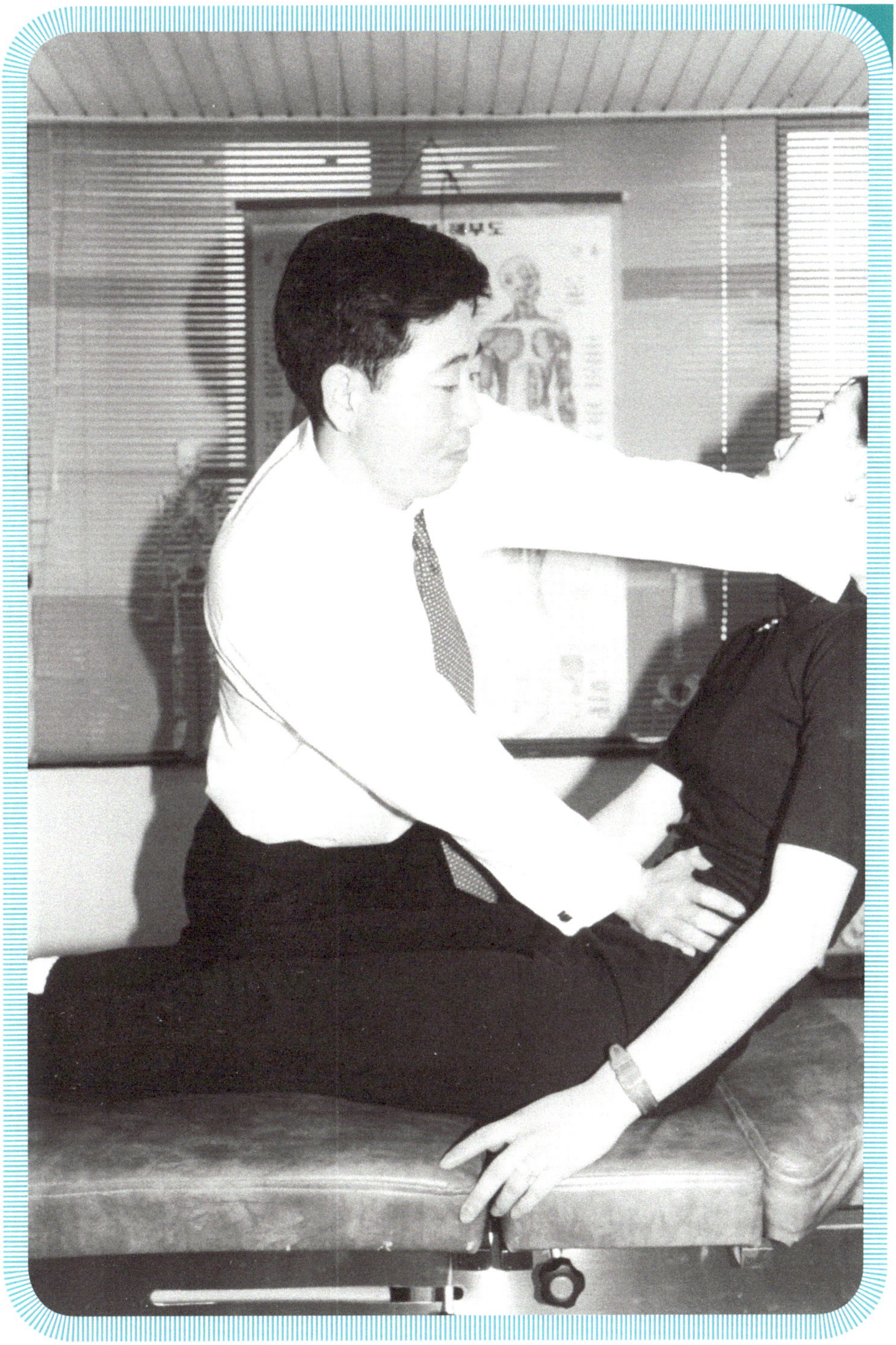

7) L1~L5

적용범위 요추 1번 ~ 요추 5번

피시술자 측와위

시 술 자 피시술자의 앞에 선다.

직 접 수 아랫손의 검지, 중지, 약지

보 조 수 윗손의 수근부

교정술기법 시술자의 슬관절을 피시술자의 슬관절 사이에 끼우듯 하고 시술자의 직접수는 변위된 요추의 극돌기에 접촉하며, 보조수는 피시술자의 가슴에 위치한다. 이 상태에서 시술자의 발을 아래로 차면서 직접수로는 당기고 보조수로 민다. 이 동작들이 한꺼번에 순간적으로 이루어져야만 정확하게 교정할 수 있다.

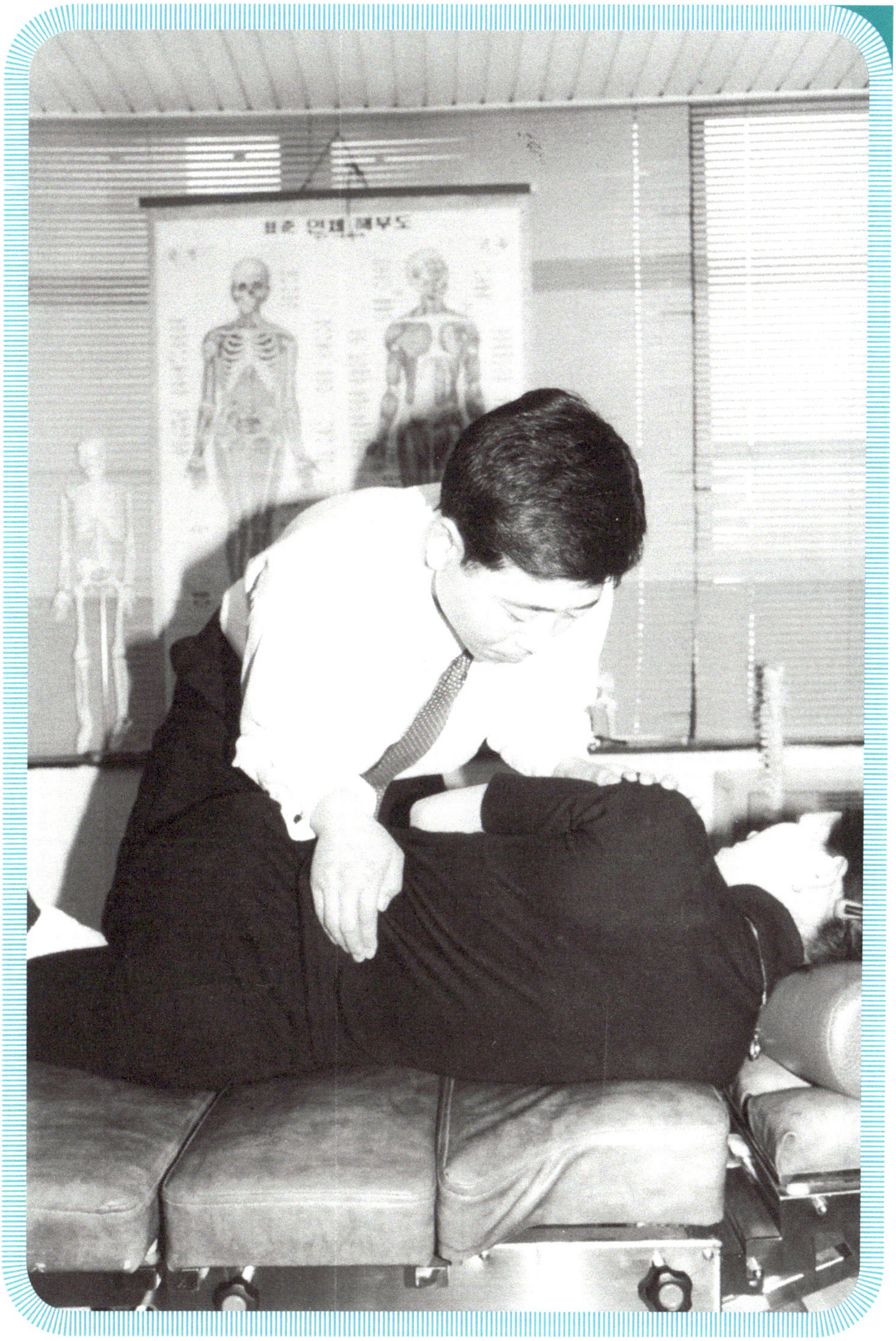

8) L1~L5

적용범위 요추 후방 변위

피시술자 복와위

시 술 자 피시술자의 측방에 선다.

직 접 수 아랫손의 수근부

보 조 수 윗손

교정술기법 시술자 직접수인 아랫손의 수근부는 피시술자 요추 후방 변위된 극돌기 위에 접촉하고, 보조수는 직접수의 손목을 감싼 상태에서 피시술자의 슬관절 밑에 시술자의 무릎을 90° 굽혀서 받친다. 그 후 무릎을 조금 들면서 직하방으로 순간적인 힘을 가해 교정한다.

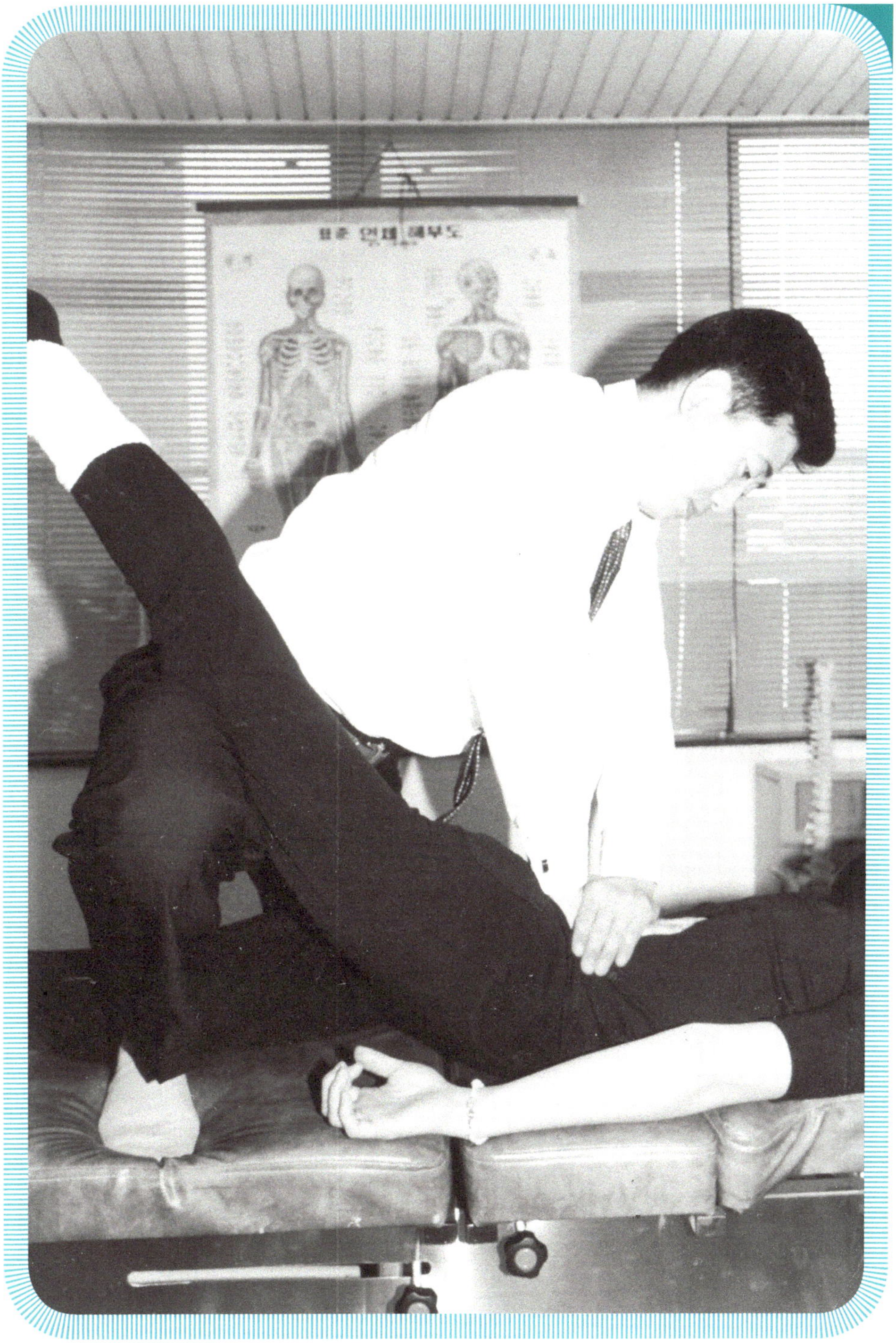

9) L1~L5

적용범위 요추 후방 변위

피시술자 앙와위

시 술 자 피시술자의 측방에 선다.

직 접 수 손의 수장부

보 조 수 손의 수장부

교정술기법 피시술자는 무릎을 굽혀서 자신의 가슴 방향으로 양 무릎을 당긴다. 그 상태에서 시술자는 피시술자의 양 무릎을 잡고 피시술자의 다리 쪽 방향으로 압력을 가하면서 순간적으로 교정한다.

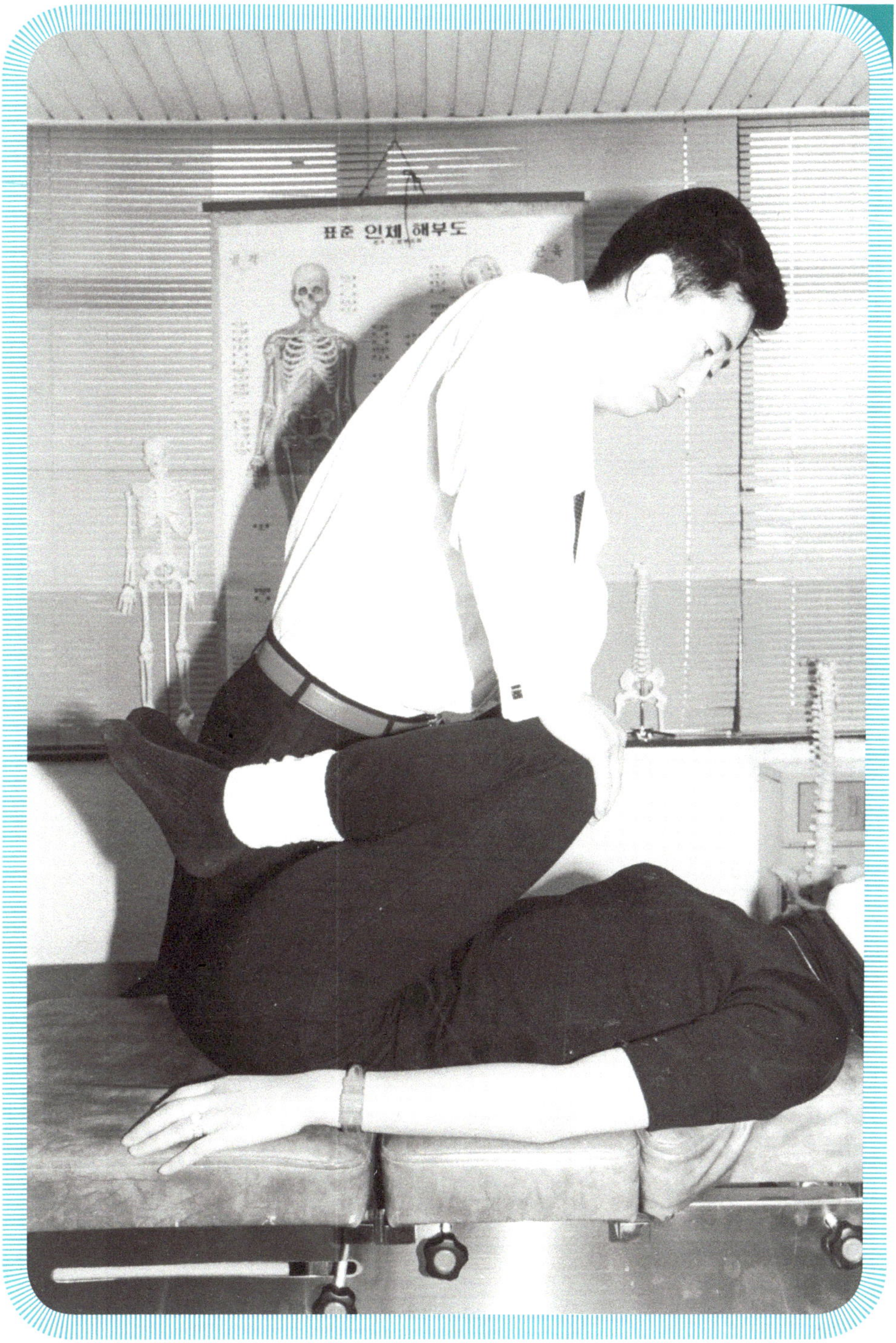
표준 인체 해부도

5. 선추 교정

1) S1～S3

적용범위 선추 후방 변위

피시술자 복와위

시 술 자 피시술자의 측방에 선다.

직 접 수 시술자 아랫손의 수근부

보 조 수 시술자의 윗손

교정술기법 시술자는 아랫손, 즉 직접수의 수근부를 피시술자의 선추 1번과 2번 부위에 접촉하고 보조수로 직접수의 손목 부위를 감싼다. 그 상태에서 피시술자의 머리 방향으로 15° 정도 위 · 아래로 순간적으로 압력을 가하면서 교정을 한다.

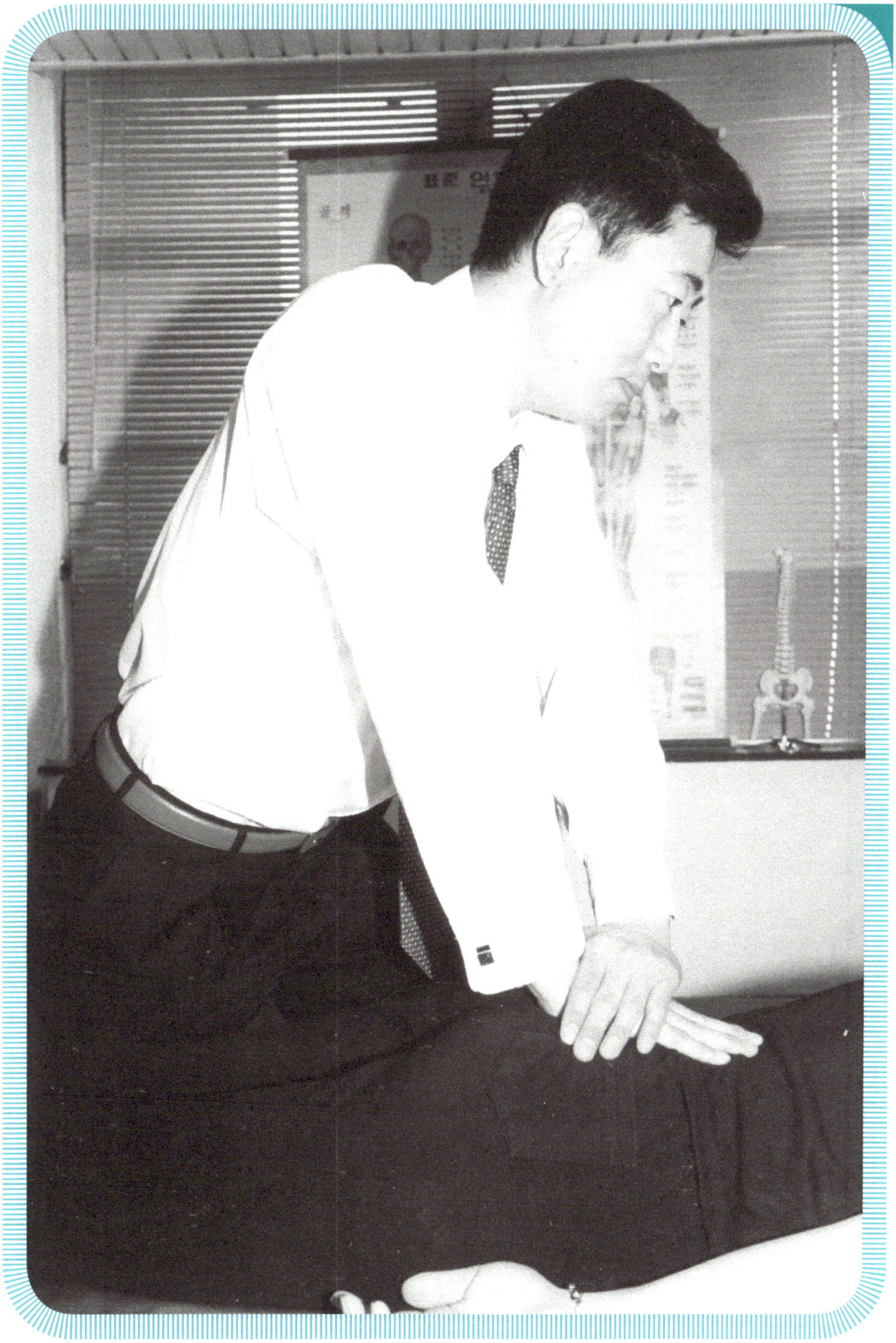

2) S3~S5

적용범위 선추 전방 변위

피시술자 복와위

시 술 자 피시술자의 측방에 선다.

직 접 수 시술자의 윗손

보 조 수 시술자의 아랫손

교정술기법 시술자는 윗손, 즉 직접수의 수근부를 피시술자의 선추 꼭지점 부분에 접촉하고, 보조수를 직접수의 손목 부위에 갖다댄다. 그 상태에서 피시술자의 다리 방향으로 15° 정도 위에서 아래로 순간적으로 압력을 가하면서 교정을 한다.

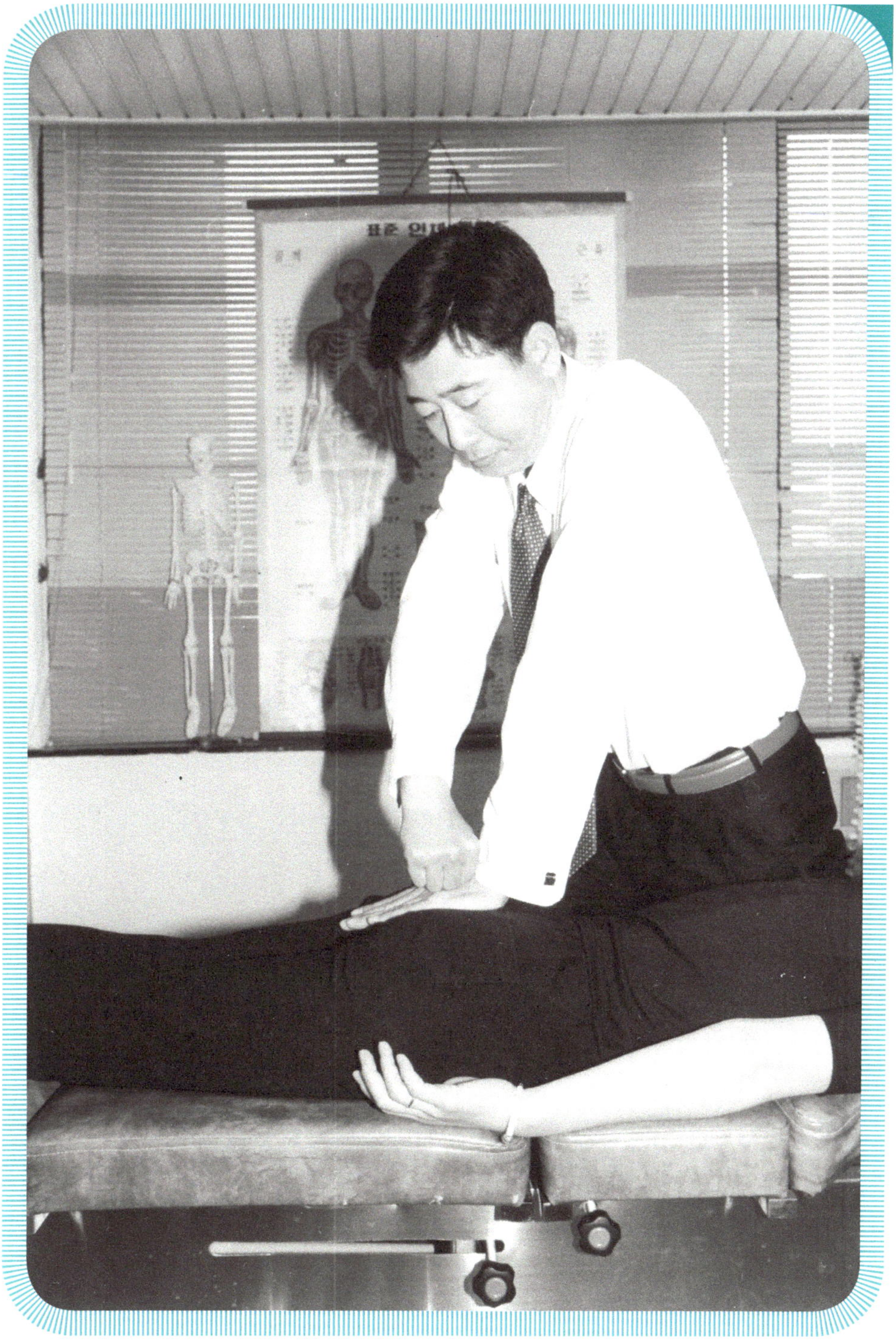

3) S1~S5

적용범위 선추 후방 변위

피시술자 측와위

시 술 자 피시술자의 앞에 선다.

직 접 수 시술자의 아랫손

보 조 수 시술자의 윗손

교정술기법 시술자의 대퇴골 부위를 피시술자의 구부린 다리의 대퇴골과 접촉시킨다.

직접수인 시술자의 아랫손 수근부를 선추 중앙에 접촉하며, 보조수인 윗손은 피시술자의 가슴에 둔 상태에서 보조수는 밀고 직접수는 당기며 순간적으로 교정한다.

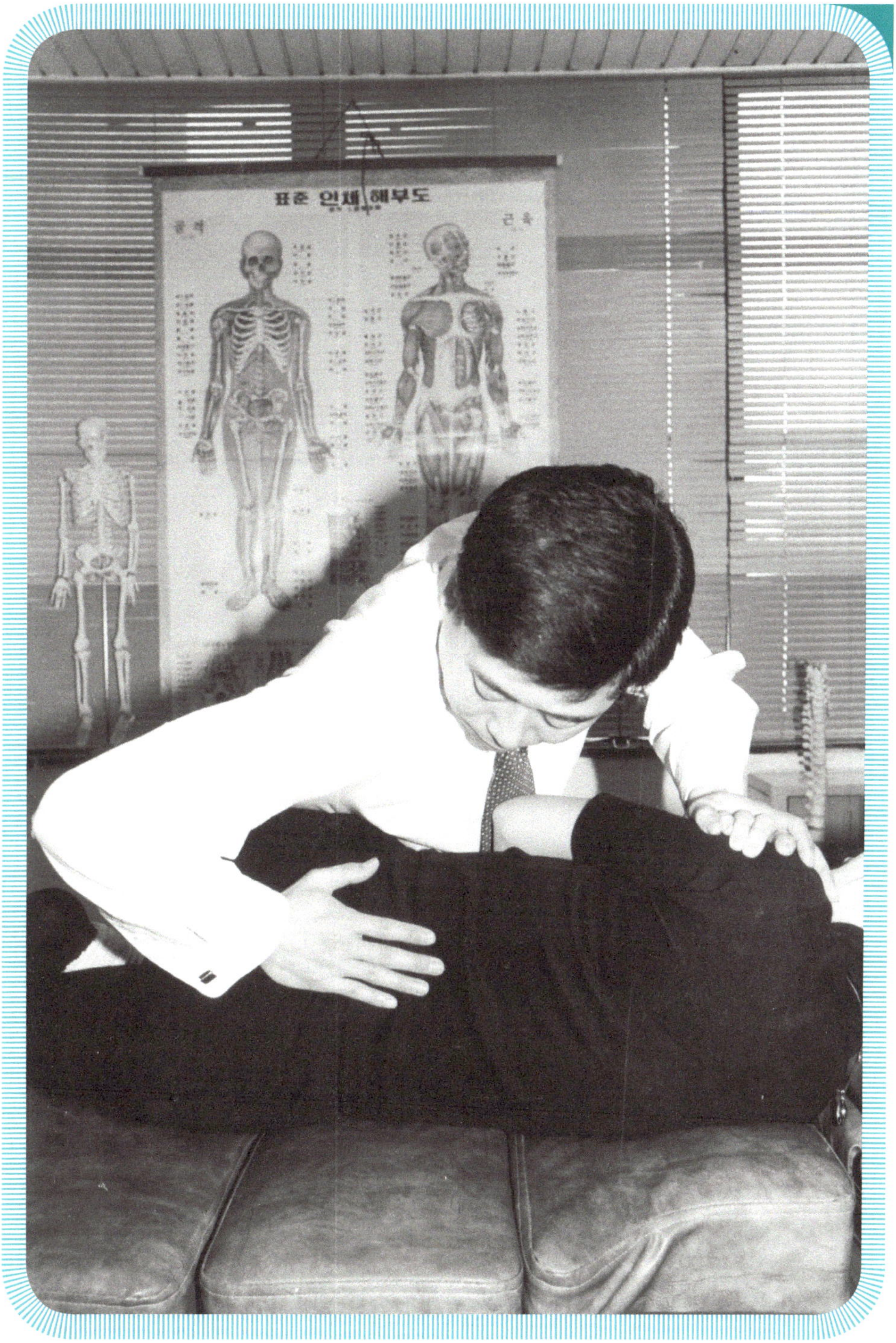
표준 인체 해부도

4) S3~S5

적용범위 선추 전방 변위

피시술자 측와위

시 술 자 피시술자의 앞에 선다.

직 접 수 시술자의 아랫손

보 조 수 시술자의 윗손

교정술기법 시술자의 대퇴골 부위를 피시술자의 구부린 다리의 대퇴골과 접촉시킨다.

직접수인 시술자의 아랫손 수근부를 선추의 꼭지점 부위에 접촉하며 보조수인 윗손은 피시술자의 가슴에 둔 상태에서 시술자의 대퇴골은 아래로 지긋이 밀고 직접수는 피시술자 다리 방향으로 15° 정도 아래로 향하며 시술자의 가슴 쪽으로 당기듯이 압력을 가하는 동시에 보조수는 어깨 부위를 밀어 순간적으로 교정한다.

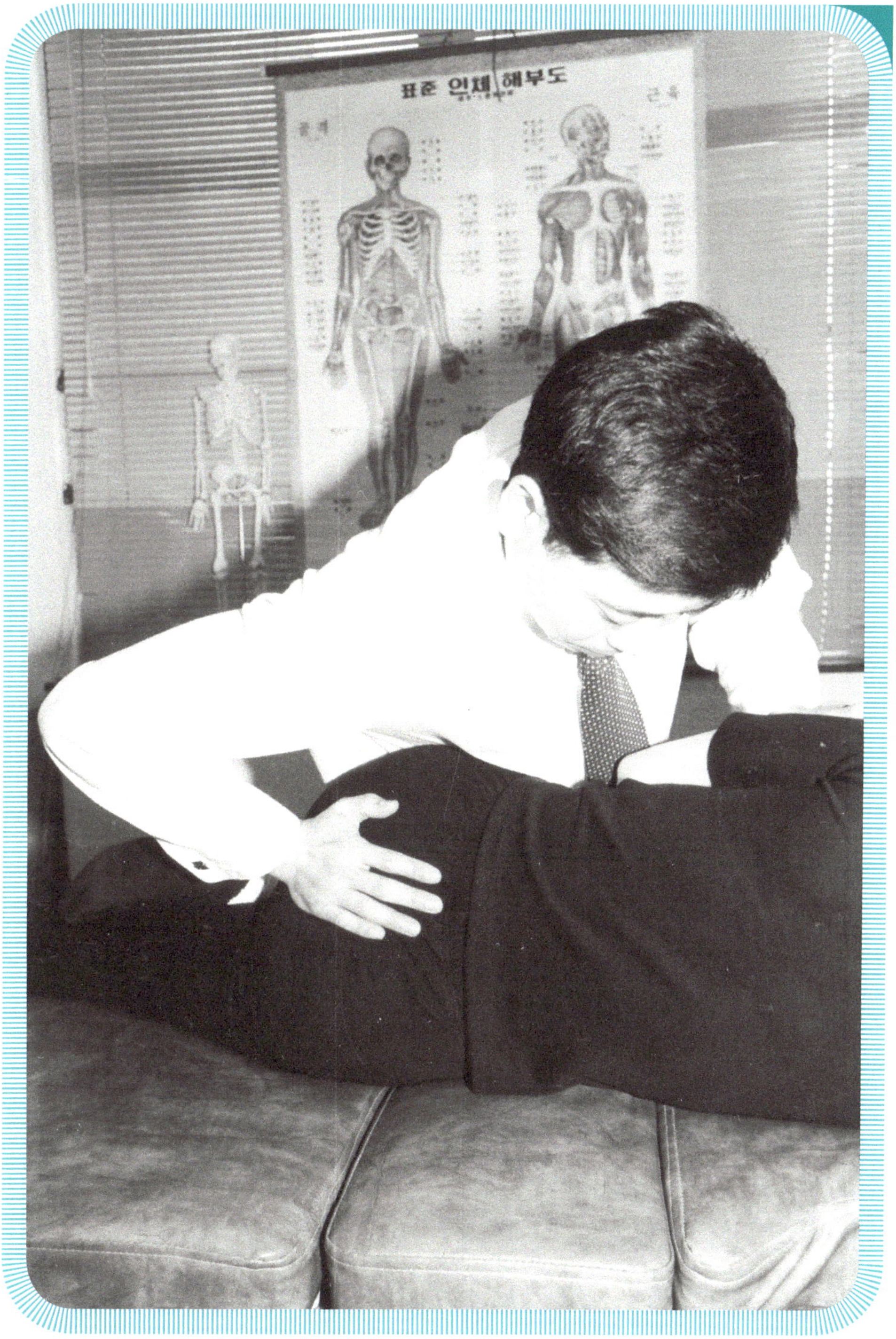
표준 인체 해부도

6. 장골 교정

1) 장골

적용범위 장골 전방 변위

피시술자 복와위

시 술 자 피시술자의 측방에 선다.

직 접 수 시술자의 아랫손 모지시지간

보 조 수 시술자의 윗손

교정술기법 시술자는 피시술자의 전방 변위된 좌골의 윗부분에 직접수의 모지시지간을 접촉하고, 보조수는 직접수의 손목을 감싼 상태에서 위에서 아래로 순간적으로 압력을 가하며 교정한다.

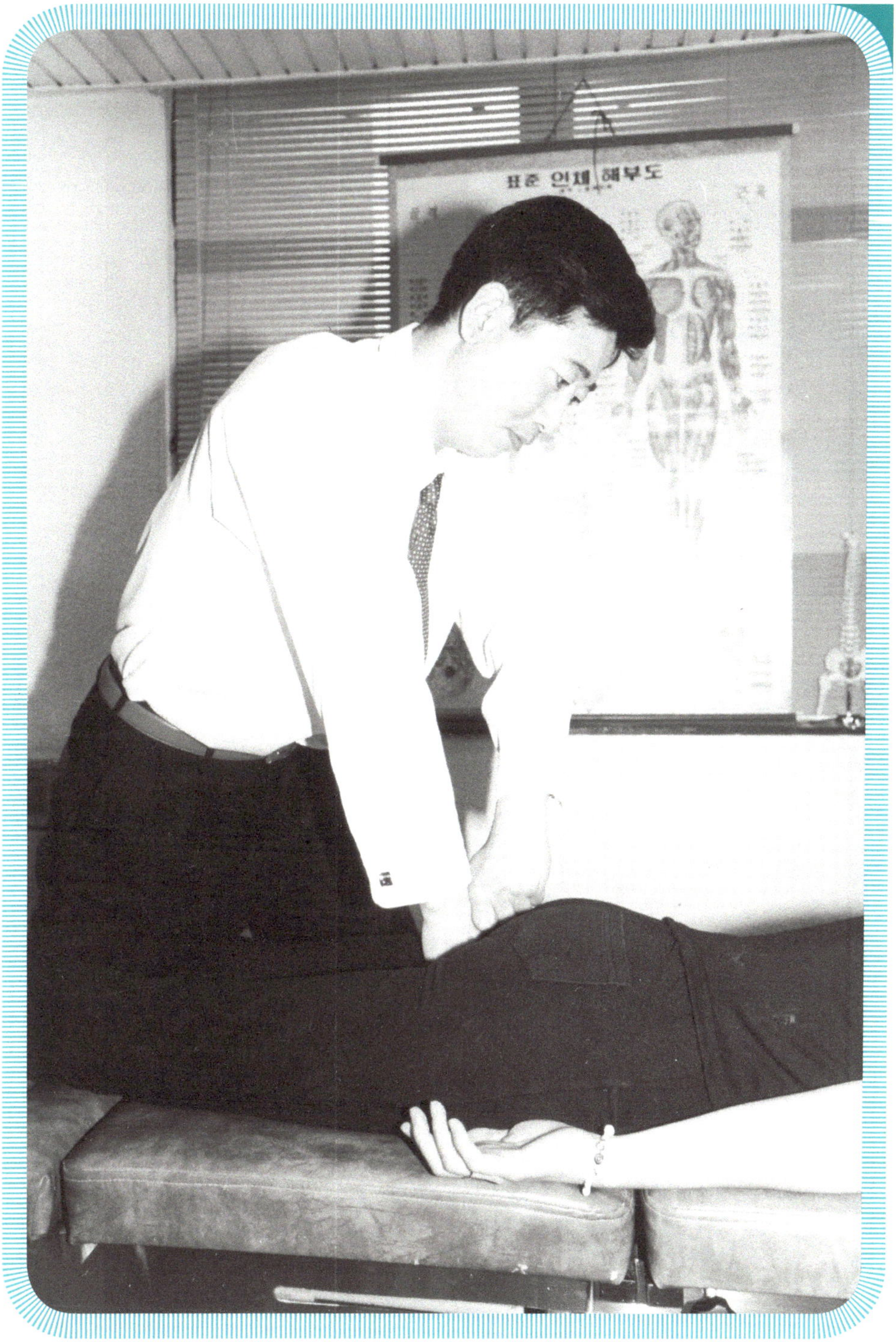
표준 인체 해부도

2) 장골

적용범위 장골 전방 변위

피시술자 측와위

시 술 자 피시술자의 앞에 선다.

직 접 수 시술자의 아랫손 수근부

보 조 수 시술자의 윗손 수근부

교정술기법 시술자의 윗손 간접손은 피술자의 등 방향으로 밀고 시술자의 아랫손 직접손은 시술자의 상전장골극 방향으로 당기며, 비틀 듯한 자세에서 순간적으로 교정을 한다.

단, 시술자의 윗손은 피시술자의 어깨에 접촉하고 아랫손은 피시술자의 좌골에 접촉한다.

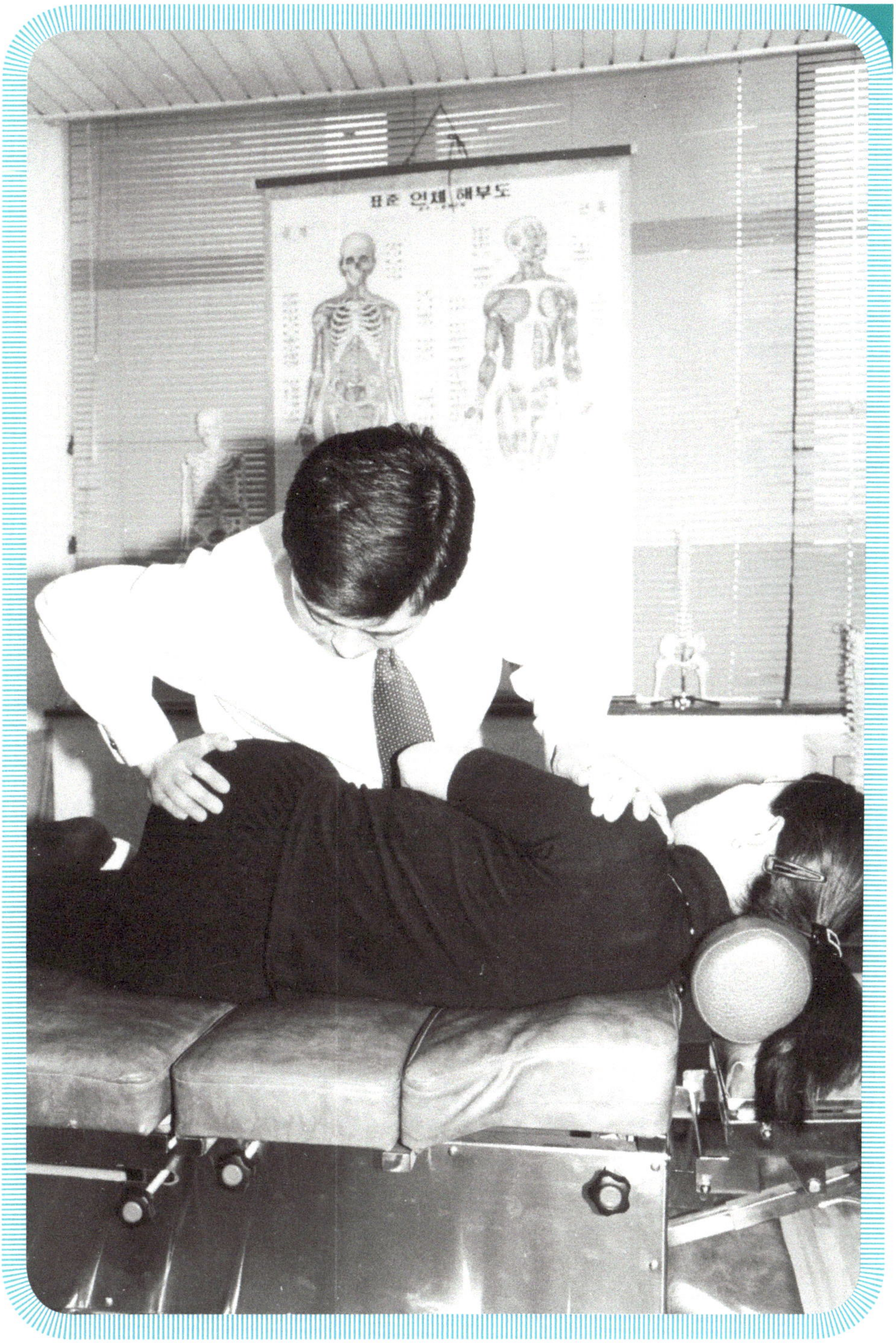
표준 인체 해부도

3) 장골

적용범위 장골 후방 변위

피시술자 복와위

시 술 자 피시술자의 측방에 선다.

직 접 수 시술자의 윗손 두상골

보 조 수 시술자의 아랫손

교정술기법 시술자의 직접수인 윗손 두상골을 후방된 장골의 상후장골극 뒤쪽에 접촉하고 보조수는 직접수의 손목을 감싼 상태에서 시술자의 직접수는 피시술자의 머리 방향 위 · 아래로 밀면서 순간적으로 교정한다.

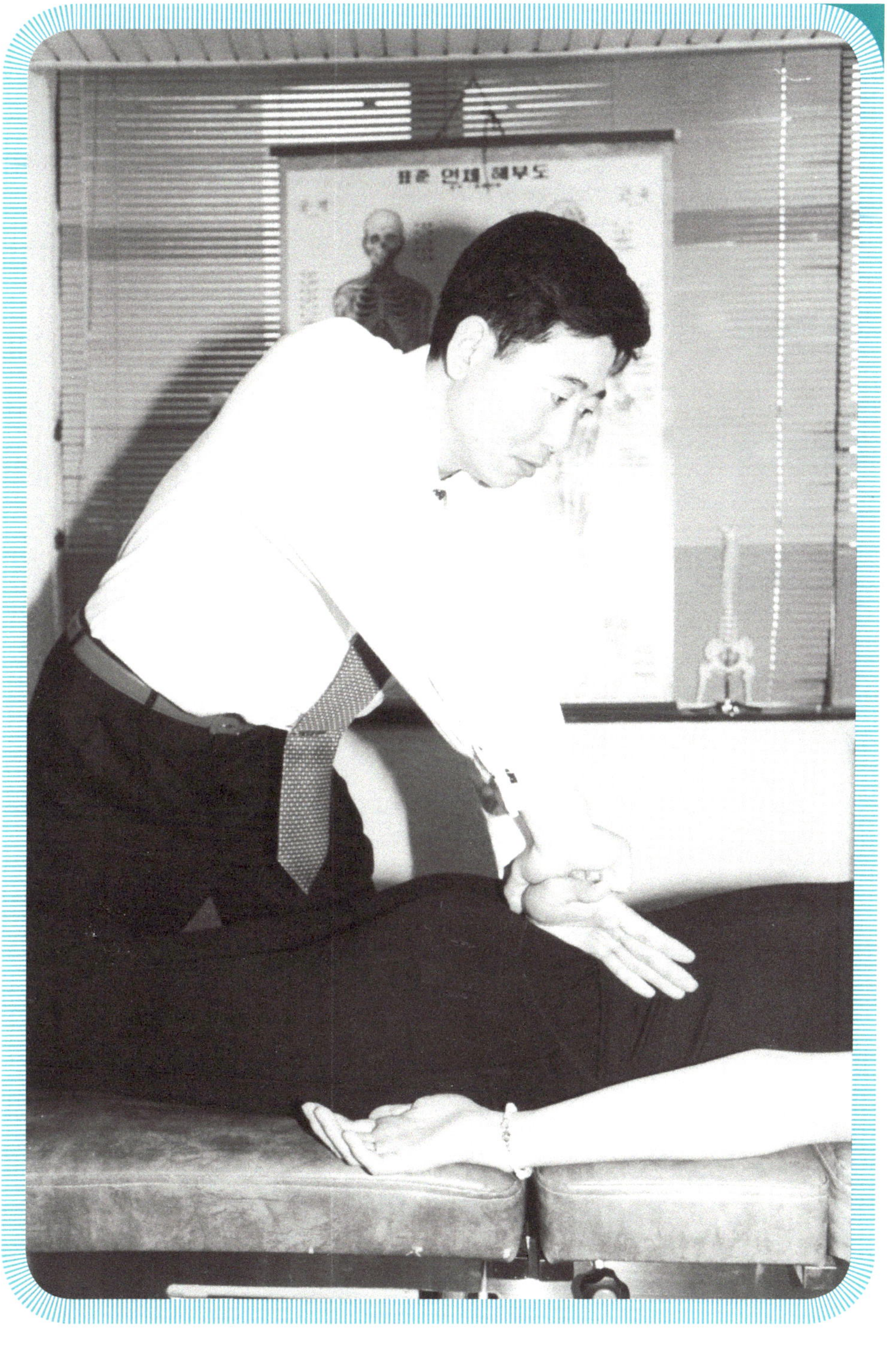

4) 장골

적용범위 좌 · 우 장골 후방 변위

피시술자 복와위

시 술 자 피시술자의 옆에 선다.

직 접 수 시술자의 양손 수근부

보 조 수 시술자의 양손 수근부

교정술기법 시술자는 피시술자의 측방에 서서 양손 수근부를 V 모양으로 만들어 상후장골극에 댄다. 그 상태에서 손의 방향은 피시술자의 머리쪽으로 15° 정도의 각도를 유지하며 위에서 아래로 압력을 가해 순간적으로 교정한다.

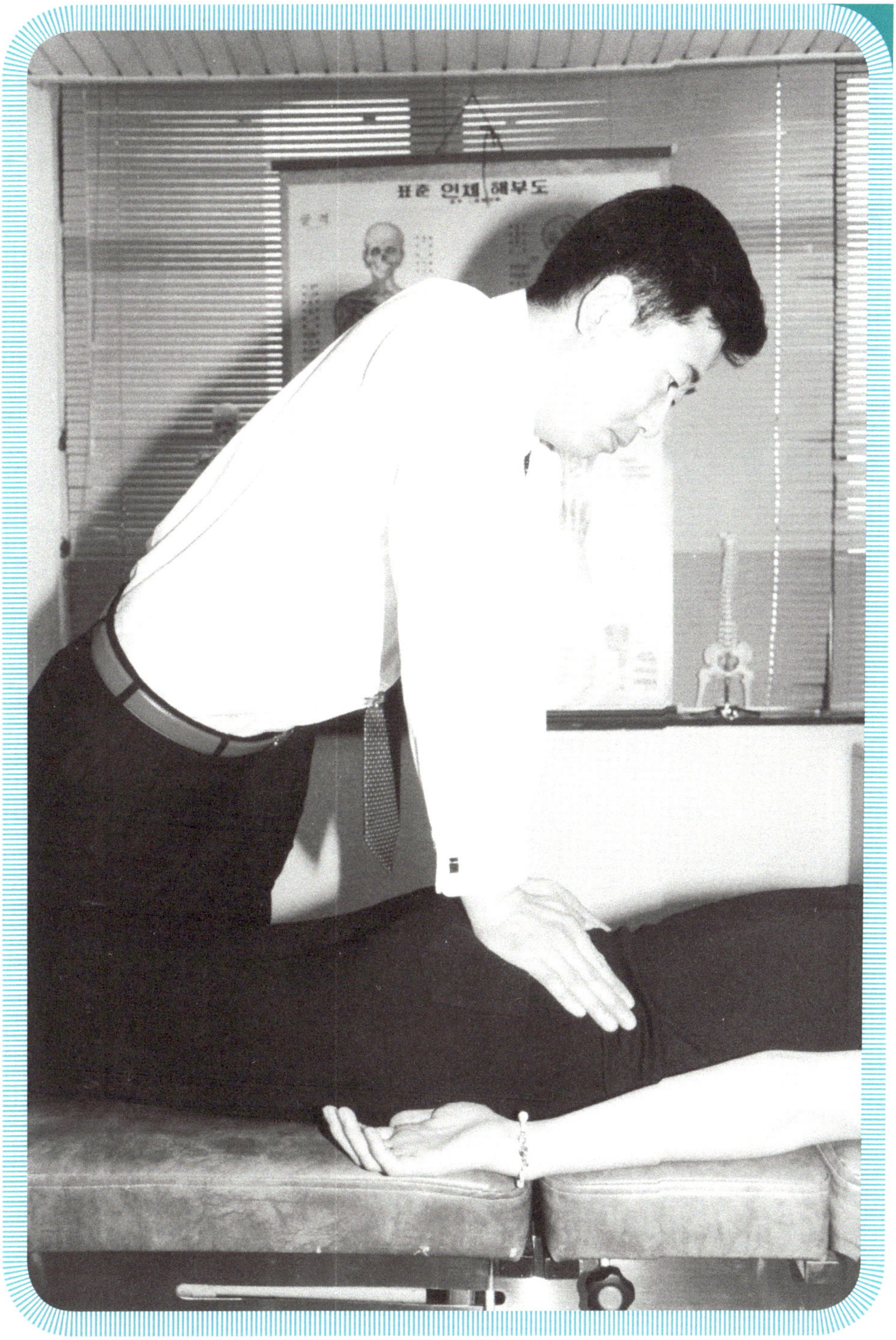
표준 인체 해부도

5) 장골

적용범위 장골 후방 변위

피시술자 복와위

시 술 자 피시술자의 측방에 선다.

직 접 수 시술자의 윗손

보 조 수 시술자의 아랫손

교정술기법 시술자의 보조수인 아랫손은 피시술자의 무릎을 감싸고 시술자 윗손의 수근부는 상후장골극과 장골능 부위에 접촉한 상태에서 보조수는 위로 들고 직접수는 직하방으로 압력을 가하며 순간적으로 교정한다.

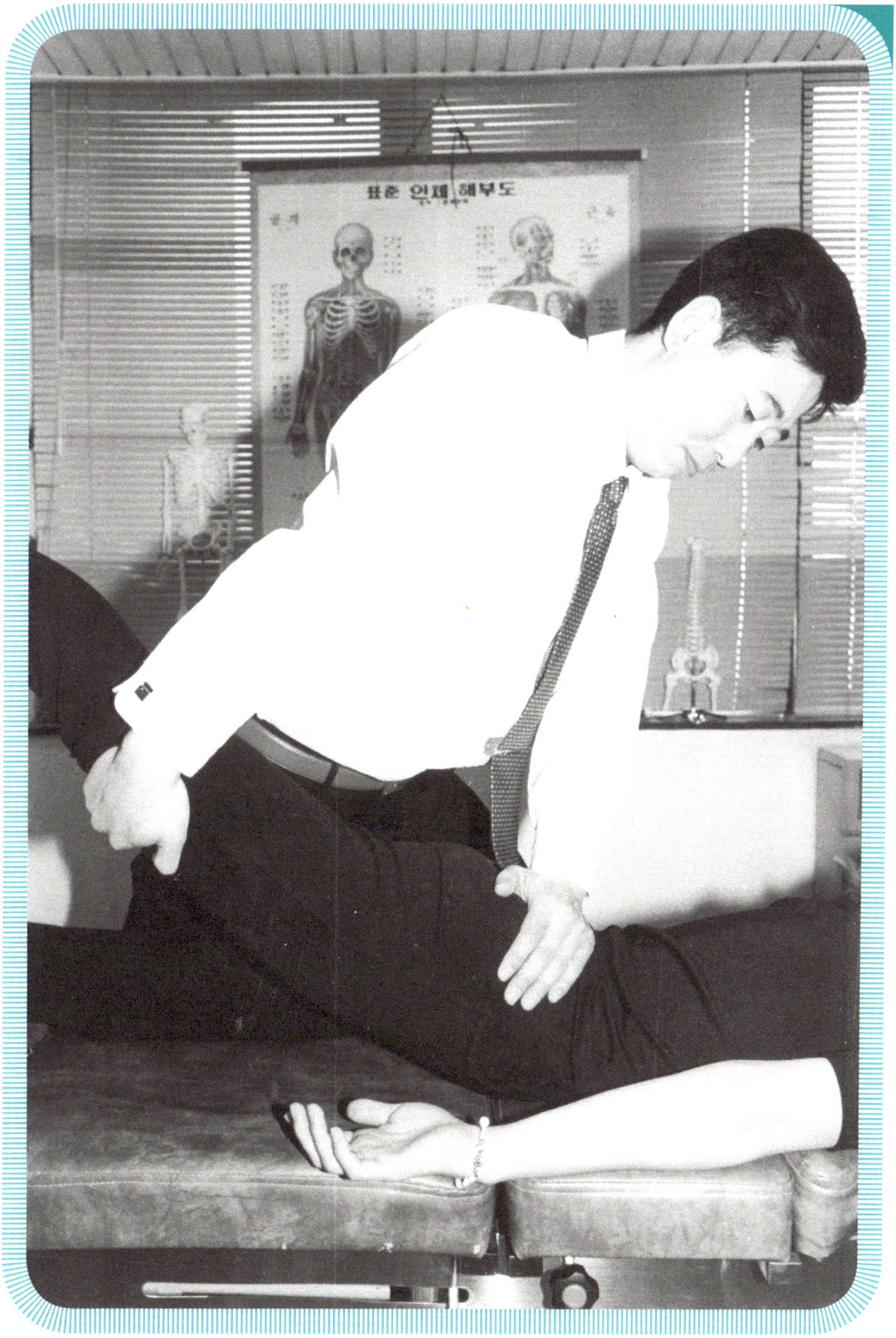
표준 인체 해부도

6) 장골

적용범위 양 장골 전방 변위

피시술자 앙와위

시 술 자 피시술자의 측방에 선다.

직 접 수 양손 수장부

보 조 수 양손 수장부

교정술기법 시술자의 양손 수장부를 피시술자의 양 상전장골극에 접촉하고 15° 정도 위로 향한 방향으로 압력을 가해 순간적으로 교정한다.

시술자의 수장부가 정확하게 피시술자의 상전장골극에 접촉이 되지 않으면 피시술자가 통증을 호소하게 되니 주의해서 교정술기를 행해야 한다.

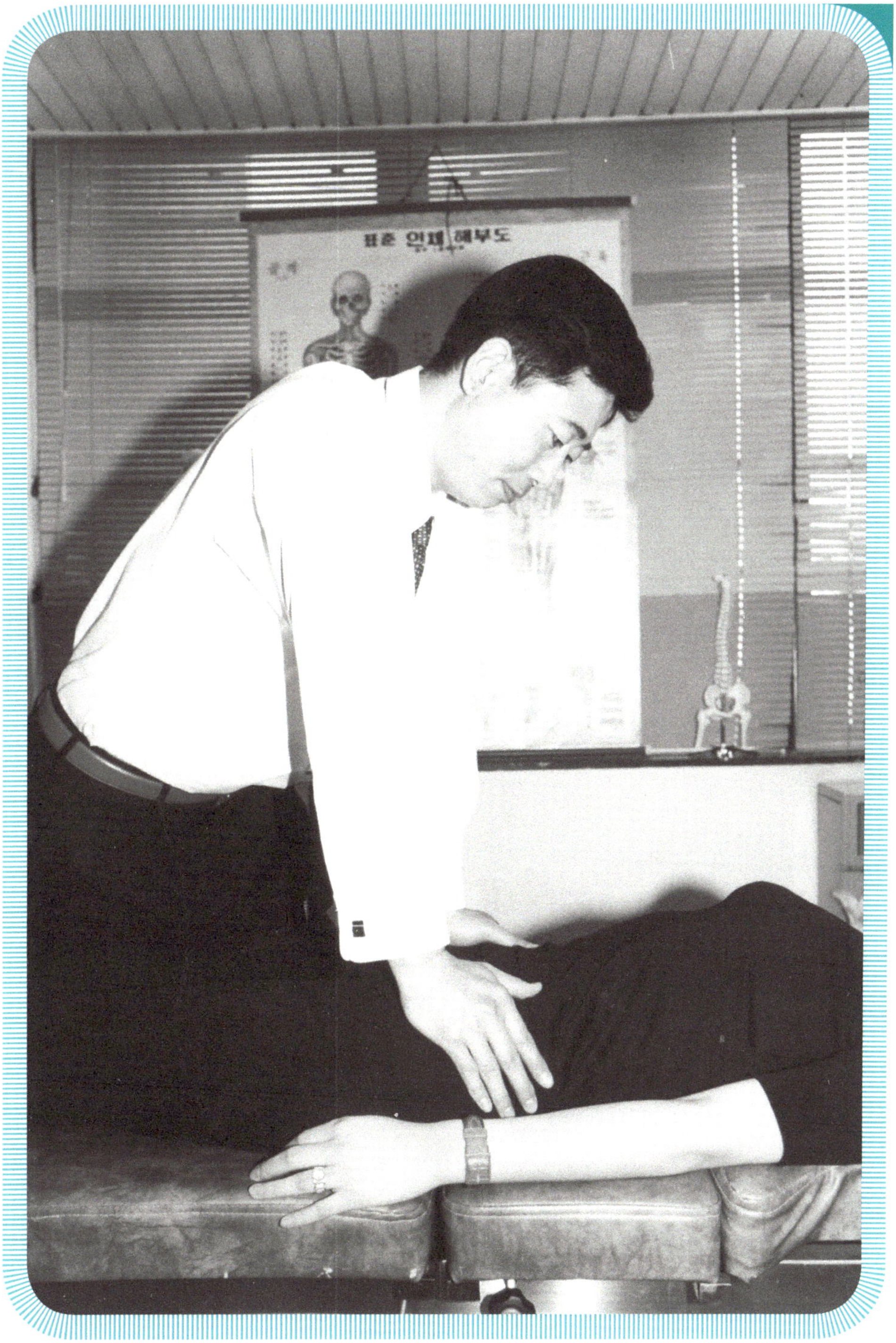
표준 인체 해부도

제 7 장

문답으로 풀어본 척추 상식

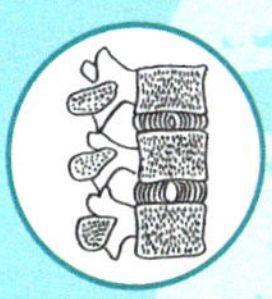

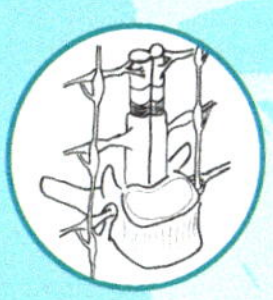

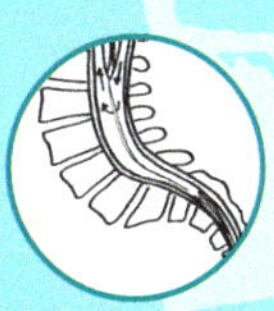

1. 문답으로 풀어본 척추상식

1. 문답으로 풀어본 척추 상식

Q 요통이 심한데 어떻게 해야 합니까? 혹시 디스크는 아닌지요?

A 요통의 원인에는 크게 나누어 사고나 자세 불량, 심한 스트레스, 무거운 짐을 잘못 드는 경우 등 여러 가지가 있겠으나 허리가 많이 아프다고 해서 모두 다 추간원판 탈출증으로 보기는 어려우며, 요통 환자 중 대략 10% 정도가 디스크 환자라고 볼 수 있겠습니다.

보통 요통 환자의 경우 운동 요법을 병행한 교정 치료로 완치가 가능합니다. 특히 요추 4번과 요추 5번, 선추 사이에서의 변위로 인하여 허리의 통증을 호소하는 경우가 많은데 그로 인한 요통은 조기에 교정을 받아 척추의 정렬을 바로잡는 것이 무엇보다 중요합니다. 그러한 노력이 흔히 디스크라고 하는 추간원판 탈출증을 미연에 예방하는 지름길이 될 것입니다.

Q 친구들과 놀다가 허리를 다쳤는데 그 이후부터 다리 길이가 차이 납니다. 어떻게 해야 하나요?

A 통상적으로 2mm 정도의 좌우 다리 길이 차이는 그리 문제가 되지 않지만 그 이상 차이가 날 경우는 꼭 교정을 받아서 좌우 균형을 유지해 주어야만 합니다. 좌우의 다리 길이가 지나치게 차이가 나는 경우 우리 인체의 주춧돌 역할을 하는 골반 전체의 균형이 흐트러져서 장골, 선골은 물론이며, 허리뼈, 등뼈, 목뼈, 심지어 얼굴의 모양까지 바르게 유지하기 어렵습니다.

우리 인체는 좌우 대칭이 깨어질 때 균형 감각을 잃게 되며 그로 인하여 건강도 함께 손상을 받게 됩니다.

교정을 통해서 골반의 균형을 바로잡는 일이 선행되어야 하겠습니다.

Q 전산직에 근무하는 30세의 여 회사원입니다. 엉덩이와 양쪽 엄지 발가락이 저립니다. 주로 허리를 굽히는 동작을 할 때 통증이 심한데 어떻게 해야 하나요?

A 연령이 많은 경우는 당뇨나 말초신경염으로 인해서 통증을 호소하는 경우가 있으나 상담자의 나이를 고려해 볼 때 척추 질환 쪽으로 접근하는 것이 바람직합니다. 척추 질환은 추간원판이 제 위치에서 벗어나 추간원판 주위의 신경을 압박해서 생긴 질환이며, 추체를 바로잡아서 추간원판과 신경의 위치를 원상회복시킬 때 고통에서 해방될 수 있습니다. 만약 디스크 내장증이라면 추간원판이 어느 정도 손상되었지만 수핵은 빠져 나가지 않은 상태로 손상 부위에 염증을 일어나고 시간이 경과됨에 따라 수핵에서 수분이 빠져 나가 디스크가 탄력을 잃게 됩니다. 이 때 퇴행성 변성이 나타나게 되는데 그로 인해 허리, 엉치, 허벅지 등에 통증을 느낄 수 있습니다. 이 경우는 MRI로 추간원판의 변형 여부를 체크할 수 있고 디스크 조영술로 확진할 수 있습니다.

Q 우리 아이는 중학교 1 학년에 재학 중인 여학생인데 허리가 자주 아프다고 하여 병원에서 엑스레이 촬영을 해본 결과 척추 측만증이라는 말을 들었습니다. 이 때문에 무척 고민 중입니다. 어떻게 해야 하지요?

A 학생들이 나쁜 자세로 공부하게 되면 그로 인해 척추의 변위가 일어납니다. 물론 공부에 대한 과도한 스트레스와 사고로 인해서 요통 및 디스크가 올 수 있으나 상당수 척추 변위의 원인이 되고 있는 것은 역시 과도한 컴퓨터 이용, 인스턴트 음식 과다 섭취 등입니다. 이러한 요인들로 인해 척추 측만증이 발병된다고 볼 수 있습니다.

척추 측만증의 경우 조기에 교정을 받아 추체의 위치를 바로잡지 않으면 비뚤어진 추체가 신경근을 압박하여 인체의 매커니즘을 흐트리고 그 압박받은 신경근이 관장하는 말초신경에 통증을 느낄 수 있습니다. 그대로 방치할 경우 추체의 변위가 상당히 진행되어 흔히 디스크라고 불리는 추간원판이 탈출하여 수술까지도 해야 되는 경우가 있으니, 조기에 척추 교정을 받고 평소에 바른 자세를 유지하는 것이 무엇보다 중요하다고 하겠습니다.

참고로 말씀드리면 각종 일간지에서 척추의 변위로 인해서 고통받고 있는 학생들이 약 70%에 이른다는 통계 자료를 볼 수 있습니다.

Q 일상 생활에 아무 불편함이 없는 사람도 척추 교정이 필요합니까?

A 정도의 차이는 있겠지만 공해, 스트레스, 약물 남용, 오염된 물, 나쁜 자세 등으로 인해 자신도 모르게 인체가 불균형해지기 쉽습니다.

그런 연유로 자신의 건강 상태가 정상이라고 생각하는 불특정 다수인들의 건강 점수를 80점이라고 가정할 때, 교정을 받아서 척추의 정렬이 바르게 된다면 그로 인해 신경의 흐름이 말초신경까지 잘 전달되어 그 말초신경과 연결되어 있는 모든 장기가 최상의 상태 100점에 가까운 컨디션을 유지할 수 있습니다. 또 인체의 면역력 또한 상당히 증강되기 때문에 10일에 한 번씩은 교정을 받는 것이 원칙이라고 생각합니다. 미국의 경우는 1주일에 한 번씩은 척추 교정을 받는 것이 일반화되어 있습니다.

저의 경험으로 볼 때 정상인도 10일에 한 번씩은 교정을 받아야 된다고 보고 있고, 저 자신도 10일 정도에 한 번씩 교정을 받으며 건강을 유지하고 있습니다.

Q 저는 허리뼈 4번과 5번 사이에 디스크가 심하여 의사의 지시대로 수술을 하였습니다. 앞으로 어떻게 건강관리를 해야 하나요?

A 한번 이상이 생긴 사람은 나쁜 자세를 계속 유지할 경우 또 다시 디스크가 재발할 수 있으니 늘 바른 자세를 취해야 합니다. 또 척추의 변위가 조금씩 진행될 때 미리 척추의 교정을 받으며 컨디션을 조절해 나가십시오.

척추의 변위가 미미하게 진행되면 통증을 조금 느끼는 사람이 있는가 하면 전혀 통증을 느끼지 못하는 사람도 있는데 통증이 있건 없건 간에 척추에 조금씩 변위가 진행된다면 그 부위를 교정해야만 척추의 변위가 심하게 진행되어 추간원판이 탈출하는 불행한 사태를 미연에 예방할 수 있습니다.

Q 다리가 저리고 몹시 아픕니다. 어떻게 해야 하며 왜 그렇습니까?

A 인체의 신경과 척추, 근육을 검토해 볼 때 경추 7개의 뼈와 8쌍의 신경이 두뇌와 양팔의 통증의 원인이 되는 경우가 80% 이상을 차지합니다. 또 흉추 12쌍의 신경과 뼈는 우리 인체의 중요 내장기관과 연결되어 있으며, 흉추의 변위는 내장 기능 이상 및 늑골의 변위를 가져오고, 허리뼈인 요추 5개는 허리 및 하체를 관장하기 때문에 다리가 저리고 아픈 경우는 요추에 문제가 생겼다고 볼 수 있습니다. 이럴 때는 요추 교정 및 선추 장골 교정을 동시에 받아야 합니다.

Q MRI 검사 결과 심한 디스크라고 하는데 어떻게 해야 합니까?

A 디스크가 경미한 경우는 수술을 하지 않아도 되지만 아주 심하게 섬유륜이 탈출된 경우는 수술을 해야 하겠지요. 수술을 한 후 일정 기간이 지나면 재발 방지를 위해서 교정을 받고 바른 자세를 유지하는 데 신경을 많이

쓰며 긴장을 늦추지 말아야 되겠습니다.

물론 수술은 심한 후유증을 줄 수도 있기 때문에 신중히 생각한 후 꼭 필요한 경우에만 하는 것이 좋겠지요.

Q 저는 척추가 S자 형으로 휘어졌는데도 불구하고 통증은 없습니다. 어떻게 해야 되는지요?

A 척추의 S자 변위가 오는 것을 척추 측만증이라고 하는데 통증이 없다고 해서 그대로 방치할 경우 디스크로 발달하여 심하면 수술을 받아야 할 정도로 상태가 악화될 수도 있으니 하루 빨리 척추 교정을 받아야 합니다.

Q X-ray 촬영을 해 본 결과 허리뼈가 6개라고 하는데 어떻게 해야 하나요?

A 허리뼈는 정상인의 경우 5개인데 허리뼈가 6개라면 일종의 기형이라고 볼 수 있고, 정상인보다 뼈가 1개가 더 많으므로 많은 고통을 호소할 수가 있습니다.

저의 경험으로 볼 때 정상인보다 더욱더 건강에 세심한 배려를 하면 어느 정도는 고통을 완화시킬 수 있다고 봅니다. 교정과 함께 운동 요법을 계획적이고 규칙적으로 꾸준히 실시하는 것이 무엇보다 중요합니다.

Q 좌골신경통으로 고통을 겪고 있습니다. 어떻게 하면 되나요?

A 좌골신경통의 원인이 되는 주된 부위는 하부 요추의 선골, 장골입니다. 이 부위가 변위되면 좌골로 지나가는 신경에 압박이 가해져 주로 양다리에 통증을 호소하게 되는데, 바른 자세를 유지하고 적당한 운동을 병행하는

것과 동시에 요추, 선골, 장골의 교정으로 신경의 흐름을 원활히 하면 좌골 신경통의 고통에서 해방될 수가 있습니다.

Q 속이 쓰리고 소화가 잘 안 되는데 이런 경우도 척추와 연관이 있는지요?

A 위장 장애나 속쓰림, 소화불량 등의 질환은 흉추 6번의 변위로 인하여 흉추신경에서 이어져 나가는 신경의 명령체계인 신경근이 압박을 받아서 위장으로 가는 말초신경이 제 기능을 발휘하지 못하는 것이 원인으로 보여지며 흉추 6번 교정으로 치료가 가능합니다.

Q 두통과 팔 저림이 심한데 어떻게 해야 되는지요?

A 두통과 팔 저림은 경추의 정렬을 바르게 함으로써 치료될 수 있으며, 특히 스트레스를 많이 받는 사람에게 자주 나타나는 증상입니다. 인체의 외부와 내부의 자극적인 스트레스는 특히 경추의 변위를 가져오며 그 영향으로 두뇌와 견관절 주위에 퍼져 있는 말초신경이 압박을 받게 되어 통증을 호소하게 됩니다.

Q 치료를 받기 시작한 지 2일 정도 되었는데 더 아픈 것은 무슨 이유입니까?

A 움직이지 않던 부위의 뼈와 근육, 인대와 신경이 자극을 받아 일시적으로 통증을 느낄 수는 있습니다. 일정 시간이 지나면 완화되며 편안해짐을 느낄 수 있습니다.

Q 선천적으로 다리 길이가 차이가 나서 자세에 이상이 생기고 척추 측만증이 되었는데 어떻게 하면 되는지요?

A 먼저 선천적인지 후천적인지 원인을 정확히 규명해야 합니다. 예컨대 척추의 변위로 인해서 후천적으로 다리 길이가 차이가 나면 교정을 받아야 인체의 구조가 정상으로 회복될 수 있고, 만약 선천적으로 양다리 길이가 다르다면 짧은 쪽 다리의 신발에 보정을 해주는 방법 등으로 척추의 변위를 막을 수 있습니다.

Q 척추 교정을 받고 나서 이제는 정상적인 컨디션을 유지하고 있는데 앞으로 어떤 방법으로 몸 관리를 해 나가면 되는지요?

A 운동을 하세요. 좌우 균형을 잡으며 할 수 있는 근력 운동(헬스, 체조)을 적당히 하는 것이 좋습니다.

근력 운동을 하게 되면 뼈가 튼튼해지는 것은 물론이고 뼈를 감싸고 있는 인대와 근육의 힘이 강화되어 뼈를 강하게 고정, 지탱, 유지시켜 주기 때문입니다.

Q 하루 종일 컴퓨터를 하는 직업 여성입니다, 어깨 결림이 아주 심하며, 두통도 자주 오는데 어떻게 하면 되지요?

A 컴퓨터를 장시간 가까이 하다 보면 자연스럽게 자세가 앞으로 굽을 수밖에 없고, 그 상태가 장기간 반복되면 하부 경추와 상부 흉추가 후만 변위가 되어 두통을 수반하며 양쪽 팔 저림 등의 통증을 호소하게 됩니다. 무엇보다 바른 자세 유지에 신경을 쓰며, 휴식 시간에 목과 상부 흉추를 전만시키는 운동을 지속적으로 해 주시면 큰 효과를 볼 수 있고, 이미 후방 변위

가 많이 진행된 경우는 교정을 받아야 근본적으로 고통에서 해방될 수 있습니다.

Q 척추의 변위를 미연에 방지하며 건강을 유지할 수 있는 방법은 없는지요?

A 척추의 위치가 바르게 정렬되어 있는 정상인의 경우 적당한 운동을 통해서 뼈와 인대 근육을 강화시켜주는 노력을 지속적으로 하면 척추의 변위를 어느 정도는 예방할 수 있다고 봅니다.

왜냐하면 뼈를 지지하고 보호하는 기능을 수행하는 것은 인대와 근육인데 이 인대와 근육이 운동을 통해서 힘과 탄력을 유지하며, 제 기능을 다하면 척추의 건강을 지키는 역할을 다할 수 있는 것입니다.

운동은 골격의 좌우 대칭을 유지하는 데 도움을 줄 수 있는 헬스, 등산, 맨손체조 등의 운동을 권합니다. 한쪽으로 편중된 운동, 예컨대 탁구, 골프, 테니스 등과 같은 운동은 척추를 한쪽으로 치우치게 하여 변위를 유도하기 쉬운 운동이니 삼가길 바랍니다.

Q 병원에서 골다공증이라고 하는데 어떻게 하나요?

A 골다공증은 골밀도 검사로 확인할 수가 있는데 나이가 들면서 뼈의 농도, 즉 골밀도가 점점 떨어지며 뼈의 내부에 미세한 구멍들이 생기는 병입니다. X-ray 상으로는 흰 실선이 나타나는데 여성에게 나타날 확률이 남성보다는 6배 정도 많습니다.

남성의 경우는 나이가 많이 들어도 고환에서 남성 호르몬이 계속 생성되지만, 여성의 경우는 폐경이 된 후부터 여성 호르몬 생성이 중단되어 급격히

뼈가 약해지기 때문에 여성의 절반 정도가 골다공증을 갖고 있습니다. 일단 골다공증에 걸린 사람은 눈길에 넘어지거나, 손자와 장난을 치는 등의 사소한 일에도 뼈가 쉽게 부러집니다. 주로 척추, 늑골, 손목, 발목 등이 많이 다치며, 키가 작고 마른 사람이나 주로 앉아서 일을 장시간 하는 사람, 술과 담배를 과하게 하는 사람, 칼슘 섭취가 절대적으로 부족한 사람, 수술로 일찍 폐경이 된 사람, 가족 중 골다공증 환자가 있는 사람 등은 골다공증에 특히 유의할 필요가 있다고 봅니다.

골다공증의 초기 증상으로는 식욕부진, 척추의 통증, 불안한 걸음걸이, 골반과 다리 통증이 있을 수 있습니다.

골다공증을 예방하기 위해서는 체중부하 운동을 꾸준히 해야 합니다. 또한 칼슘이 강화된 음식, 우유, 요구르트, 아이스크림, 아몬드, 옥수수, 콩류, 두부, 고등어 통조림, 정어리 통조림, 각종 생선뼈 등의 섭취를 늘리도록 노력하며, 커피나 콜라, 사이다 등 카페인이 들어 있는 음료를 삼가고 금연하는 것이 좋습니다.

Q 골관절염이라 하는데 어떻게 해야 하나요?

A 골관절염은 뼈에 붙어 있는 연골의 마모와 파열로 인해서 통증을 호소하게 되는데, 이를 예방하기 위해서는 알맞은 운동 처방을 통해 적절한 운동을 해 관절 및 뼈를 튼튼하게 하는 것이 중요합니다. 운동으로는 산책, 수영, 정지된 사이클 타기 등이 좋으며 너무 무리하지 않고 적당히 운동하면 뼈, 인대, 근육은 물론 관절의 힘이 보다 강화되어 자유롭게 활동할 수 있습니다.

Q 허리가 많이 아파서 약으로 겨우 견디며 생활하고 있습니다. 어떻게 해야 하나요?

A 허리의 통증은 요추의 변위가 원인인 경우가 대부분인데 무거운 짐을 잘못 들거나 바르지 못한 자세, 사고 등으로 많이 겪게 됩니다. 특히 남성보다는 여성에게 많이 나타나는데 그 이유는 아마도 남성과 달리 출산, 생리, 폐경 등의 과정을 거치면서 허리 및 골반과 척추 전반에 큰 무리를 받기 때문인 것 같습니다. 요추의 변위로 인하여 허리로 메시지 전달을 담당하는 신경근 및 말초신경의 흐름이 제 기능을 발휘하지 못하고 눌려 있을 때 통증을 호소하게 된다고 봅니다.

요추 교정으로 치료될 수 있습니다. 요추 교정을 통해서 허리로 흐르는 신경의 흐름을 원활히 할 때 참 건강을 유지할 수 있는데, 순간의 통증을 없애기 위해서 약을 복용하게 되면 다른 부위의 장기에도 심각한 질병을 유발시킬 수가 있습니다.

예컨대 허리 통증을 없애기 위해서 진통제를 복용하게 되면, 허리의 통증을 순간적으로 없애거나 완화시킬 수 있지만 그 약 성분이 필요 없는 간 및 위장 등 기타 모든 장기와 신경들은 자신에게 필요 없는 화학 약품의 침입으로 인하여 상당한 스트레스를 받으며 그 화학 약품을 해독하기 위해 무리한 노력을 하게 됩니다. 그로 인해 전반적인 기능 저하 및 다른 병이 생길 수도 있기 때문에 약을 장기간 먹는 방법은 권할만한 치료법이 못 된다고 봅니다.

Q 척추교정을 받으면 디스크도 치료가 가능한지요?

A 저의 경험으로 볼 때 아주 심한 환자, 즉 디스크가 많이 탈출되어 흘러내린 경우는 수술을 권하게 되는데, 사실 그렇게 심한 환자는 많지 않고 70~80% 정도는 교정과 운동 요법을 병행해서 치료하면 충분히 좋아지며, 정상적인 생활을 할 수가 있다고 봅니다.

Q 병원에서 X-ray를 보더니 디스크라고 하는데 어떻게 해야 합니까?

A 흔히 디스크라고 하는 것은 추간원판이 탈출한 경우를 말하는데, 디스크냐 아니냐는 X-ray를 보고 정확히 판별할 수가 없고 MRI나 CT를 보아야 정확히 판단할 수가 있습니다.

다만 추체가 지나치게 협착된 경우 X-ray만 보고도 "디스크일 가능성이 아주 높습니다" 라고 할 수는 있습니다. 그러나 적어도 MRI나 CT를 보기 전에는 확진하는 것은 정확한 방법이 아닙니다.

Q 교통사고 후 허리를 앞으로 굽힐 수가 없는데 어떻게 해야 하나요?

A 허리가 앞으로 잘 굽혀지지 않으면 일단 디스크일 가능성이 높아 보입니다. 물론 정확한 테스트를 해봐야겠지만요. 흔히 교통사고를 가볍게 여기고 X-ray 촬영으로 뼈를 검토하고는 쉽게 합의를 보는 경우를 주위에서 종종 보게 되는데 그것은 참으로 위험합니다. X-ray를 통해서 뼈의 골절과 변위는 확인할 수 있지만 뼈를 감싸고 있는 인대의 이상 그리고 디스크의 탈출 등은 X-ray 상으론 확인이 되지 않습니다. 그러므로 교통 사고 후의 처리

방법에는 세심한 주의가 요구됩니다.

몇 개월 혹은 몇 년 후에 교통사고의 후유증으로 척추의 변위가 서서히 진행되어 큰 고통을 겪는 경우도 자주 볼 수 있다는 점을 주지하시기 바랍니다.

Q 무거운 물건을 갑자기 들다 허리를 다쳤는데 주위에서는 디스크라고 합니다. 디스크인지 아닌지는 어떻게 하면 알 수 있는지요?

A 흔히 디스크라고 하면 척추의 일부분인 추체와 추체 사이에 쿠션 역할을 담당하고 있는 젤리와 같이 말랑말랑하게 생긴 수핵과 섬유륜을 말하는데 사고나 무리한 운동, 나쁜 자세 등으로 추체 사이의 섬유륜이 제 위치를 이탈하여 주위의 신경을 압박하는 상태를 흔히 디스크라고 말합니다. 디스크의 정확한 판단 방법으로 3가지 방법을 제시할 수 있겠습니다.

첫째는 척추의 정형외과적 검사이며, 두 번째는 CT 검사를 통해서 확인하는 방법, 세 번째로 MRI를 통해서 확진하는 방법 등이 있습니다.

Q 저는 친구들과 농구를 하다가 덩크슛을 무리하게 하고 난 후부터 등뼈가 저리고 갑자기 자주 피로가 와서 병원에서 검사를 해본 결과 간이 많이 나빠졌다고 하는데 등뼈와 간 기능이 무슨 연관이 있는지요. 치료는 어떻게 받아야 합니까?

A 농구의 덩크슛과 같은 동작은 척추에 큰 무리를 줄 수 있는 자세이므로 운동 선수들의 흉내를 내는 것은 바람직하지 않습니다.

운동 선수들은 장기간의 훈련으로 일반인들보다는 무리한 동작에 어느 정도 적응이 가능하도록 훈련이 되었기 때문에 이상이 없지만, 일반인들은 단 한 번의 무리한 동작이 치명적인 척추 손상을 가져올 수 있기 때문에 조

심해야 하겠습니다.

높은 곳에서 떨어지면 우리 인체 4개의 만곡과 추간원판은 쿠션 역할을 하는데, 질문자의 경우는 그 쿠션의 한계점을 넘어선 큰 충격을 등뼈에 받았기 때문에 등뼈 8번에 변위가 일어나 그로 인하여 간 기능이 갑자기 나빠진 겁니다. 흉추 8번의 교정으로 치료가 가능합니다.

흉추 8번 주위의 신경은 간과 연결되어 있기 때문에 등뼈에 이상이 생기면 간 기능에도 이상이 생길 수 있습니다.

Q 저는 팔이 자주 빠지는데 어떻게 해야 하나요? 그리고 방법은 없는지요?

A 팔 부위의 관절, 즉 어깨 관절을 견관절이라고 하는데, 견관절이 자주 빠진다는 말은 견관절 주위의 인대와 근육이 제 기능을 다하지 못한다고 볼 수 있습니다. 가벼운 운동을 반복적으로 하되 서서히 중량을 높여 팔 주위의 인대와 근육을 강화시키는 운동을 열심히 하십시오.

그리고 견관절의 뼈와 인대, 근육이 완벽하게 제 기능을 다하기 전에는 무리한 동작, 예를 들면 공을 던진다든지 무거운 물건을 든다든지 하는 행동은 삼가는 것이 좋습니다.

Q 저는 갑자기 체중이 불어나고 배가 나오기 시작하더니 허리가 아프기 시작했습니다. 왜 그런지요?

A 갑자기 체중이 불어나면서 허리에 부담을 줄 수도 있지만, 체중이 늘어남과 동시에 배가 나오기 시작하니까 자연적으로 요추가 앞으로 전만되고 그로 인해 요추 주위의 신경근이 압박을 받게 되며 요통이 생긴 경우라고 보

여집니다.

지나치게 나온 배를 집어넣어 요추전만증을 없애는 방법이 근본 치료책입니다.

Q 좌우 어깨의 높낮이가 다른데 왜 그런지요?

A 어깨의 높낮이가 좌우 동일하게 같아야 합니다.

좌우 어깨 높이가 같지 않다는 말은 골반이나 척추가 균형을 유지하지 못하고 있을 가능성이 큽니다.

경추, 흉추, 요추, 골반, 다리 길이의 체크가 필요합니다.

어깨 높이의 불균형은 대체로 교통사고, 불량한 자세, 한쪽으로 치우친 운동, 나쁜 잠버릇 등이 원인입니다.

Q 저는 한쪽 다리를 올려서 꼬고 앉으면 편안한데 척추에는 영향이 없는지요?

A 사람의 다리 길이는 좌우가 똑같아야 합니다.

다리 길이가 같아야 우리 인체의 주춧돌인 골반이 바르게 유지되고, 골반이 바르게 유지될 때, 기둥 역할을 하는 요추와 흉추 그리고 경추 및 두개골까지 바른 정렬을 유지하게 되어 자세가 바르게 됩니다.

그런데 한쪽 다리를 올려서 편안함을 느낀다는 말은 양다리 길이가 같지 않다는 말입니다.

바른 자세는 척추 건강의 기본입니다.

척추가 건강해야 신경의 흐름이 원활해지고 그로 인해 인체의 모든 기능이 활성화됩니다. 바른 자세를 습관화하세요.

Q 저는 평소에 목에 아무런 문제가 없었는데 교통사고 후 곧은 목이 되었습니다. 통증도 있고요. 어떻게 해야 하나요?

A 교통사고로 가장 치명적인 영향을 받는 곳이 목인데 충돌 사고 시 목이 앞으로 젖혀졌다, 뒤로 젖혀졌다가 탄력에 의해 다시 앞으로 숙여지면서 목뼈 3번을 기준으로 큰 충격을 받게 됩니다.

추돌 사고 시에도 충돌 사고 시의 반대 방향으로 받게 되는 강한 힘에 의해서 목뼈의 정렬은 치명적으로 손상을 입게 됩니다.

이런 현상을 미국에서는 휘프레쉬(Whiplash)라고 하는데, 목뼈가 1자가 되는 경우, S자 모양으로 변형되는 경우, 앞으로 목이 치우치는 경우, 아니면 계단식으로 꺾이는 경우 등이 있는데 교통사고의 후유증으로 흔히 나타납니다. 교정으로 목뼈의 정렬을 바르게 해주면 두통, 팔 저림 등의 통증에서 벗어날 수 있습니다.

그리고 무엇보다 목의 근육 강화운동을 하루 10분 이상씩 하길 권합니다.

Q 허리뼈가 아프고 자주 좌골신경통이 오는데 유전입니까? 아니면 후천적입니까?

A 허리의 통증과 좌골신경통의 경우 통상적으로 5% 정도는 유전으로 보나 나머지 95% 정도는 나쁜 습관, 한쪽으로 치우치는 운동을 과하게 한다든지 교통사고 등으로 인해서 통증을 호소한다고 봅니다.

Q 척추 교정으로 어떤 병들이 치료됩니까?

A 척추 교정을 하여 뼈와 뼈 사이의 신경의 흐름, 즉 생명선의 흐름을 정상으로 돌려 놓게 되면 위궤양, 축농증, 어긋난 디스크, 측만증, 목의 불편

함, 위염, 좌골신경통, 골반 통증, 류마티즘, 늑막염, 하지 및 상지의 마비, 신경 과민, 신경염, 알레르기, 빈혈, 관절염, 천식 등의 질환, 기관지염, 어깨 결림, 사십견 및 오십견, 변비, 빈혈, 정서불안, 담낭부작용, 허약체질, 정력 감퇴, 갑상선 이상, 두통, 돌출된 디스크, 허리통증, 고혈압, 소화불량, 불면증, 신장 이상, 간염 및 간경화, 불규칙한 월경, 생리통, 편두통, 스트레스 등의 고통에서 해방될 수 있도록 도와줍니다.

Q 저는 프로 골프 선수인데 허리에 자주 통증을 느낍니다. 어떻게 관리해야 하나요?

A 골프는 한쪽 방향으로 편중되게 허리를 돌리는 일종의 회전운동인데, 지속적으로 스윙 운동을 하다 보면 지나치게 추체가 한쪽 방향으로 기울게 되고, 그로 인해 뼈와 뼈 구멍 사이로 흐르고 있는 신경근이 압박을 받게 되며, 그 신경이 눌린 정도에 따라 통증의 강도가 결정됩니다. 사실 척추를 생각한다면 골프라는 운동이 우리들의 건강 유지에 그리 도움을 준다고 보기 어렵습니다.

예방책으로는 골프를 하기 전에 충분히 몸을 푸는 준비 운동을 한 후에 하기를 권합니다. 적당량의 운동 후 반드시 정리운동 및 반대쪽으로 회전운동을 해주면 어느 정도는 예방할 수도 있습니다.

Q 아이를 낳고부터 좌골신경통이 생겼는데 어떻게 해야 하나요?

A 산모가 아이를 낳을 때 골반이 10cm 이상 벌어지면서 아이가 자궁을 통해서 빠져 나오게 되는데 이 때 10cm 이상 벌어진 골반이 원 위치로 돌아가면서 원래 제자리가 아닌 조금 변위된 위치로 고정되게 됩니다. 산모가 출

산 후 바른 자세를 유지하지 못하거나, 출산과정에서 지나치게 골반에 충격을 받으면 이처럼 장골, 좌골, 치골의 위치가 정상 위치에서 조금 벗어날 수 있습니다. 이럴 때 좌골신경통이 올 수가 있습니다.

이런 경우는 관골과 선추의 교정으로 통증을 없앨 수 있습니다.

Q 카이로프랙틱에 대해서 알고 싶습니다. 전반적인 사항에 대해서 자세히 설명해 주세요.

A 카이로프랙틱은 1895년 미국 아이오와주 대븐포트(Davenport)시에서 파머 박사(D.D Palmer)에 의해 처음으로 체계화된 학문으로 척추를 주 치료범위로 합니다. 약과 수술을 필요로 하지 않는 자연 치료법인 동시에 그 독특한 철학과 과학적 근거를 바탕으로 두는 의학의 한 분야입니다.

또한 카이로프랙틱은 매우 보수적이면서도 자연적인 접근법으로 인체의 한 부분이 아닌 인간 전체에 관심을 두며, 특히 예방적인 차원에서 영양과 운동을 겸한 신경, 근육, 골격을 복합적으로 다루는 치료법입니다.

카이로프랙틱 치료는 약이나 수술을 하지 않는 자연 치료법입니다. 주로 의사의 손으로 치료가 이루어지며. 때에 따라서 기구를 사용하기도 합니다. 그리고 특별히 고안된 치료용 테이블이 사용됩니다. 현대인들은 더 이상 약물 남용과 불필요한 수술을 원하지 않습니다. 약물 남용으로 인한 국민건강의 위협과 사회문제가 서구에서는 물론 우리나라에서도 심각하게 받아들여지고 있으며, 또한 불필요한 수술로 인해 입게 되는 시간적 · 경제적 손실도 막대합니다. 이런 이유로 현재 구미에서는 카이로프랙틱 병원을 찾는 환자가 매년 꾸준히 늘고 있습니다. 하지만 약물은 증상만을 잠시 가려 줄 뿐 근본적인 치료가 되지 못할 뿐 아니라 많은 부작용이 있습니다. 여러 연구 결과에 의하면 수술이나 입원치료에 비해 척추 교정 치료가 금전적 · 시간적으로 훨씬 경제적이며, 그 치료 효과도 우수하고 안전합니다.

카이로프랙틱은 1895년 미국에서 처음으로 체계화된 학문으로 현재 미국에 약 수십만 명의 카이로프랙틱 의사가 있으며, 일반의사(M.D.)에 이어 두 번째로 큰 의사단체를 이루고 있습니다. 카이로프랙틱이 일찍이 발달한 나라로는 미국 이외에 캐나다, 호주, 뉴질랜드, 영국, 스위스, 노르웨이, 덴마크 등이 있습니다. 아시아의 여러 나라들에서도 카이로프랙틱이 법으로 인정받고 있습니다. 척추 전문 의사는 Doctor of Chiropractic(D.C) 혹은 카이로프랙터(Chicopractor)라고 합니다.

Q 척추 교정을 배우는 학생입니다. 어떤 방법으로 공부해야 하나요? 각 나라 교정법의 특정에 대해서도 자세히 알고 싶습니다.

A 우리 나라는 조선 시대 때 박영 선생이 운동요법의 일종으로 활인방, 경험방 등의 저서로 일종의 교정운동요법을 행한 자료를 찾아볼 수 있는데, 오늘날 운동요법을 접목해서 체육을 전공한 후학들이 그 맥을 이어가고 있습니다.

미국은 파머에 의해서 카이로프랙틱이라는 이름으로 행해지고 있는데, 파머도 누군가에게 배웠겠지만 누구에게 배웠는지는 알 수가 없습니다.

우리 나라와 가까운 일본의 경우 이소가이라는 사람이 개발한 이소가이 요법과 정체술, 균정법 등이 널리 알려져 있습니다.

호주의 딥티슈(Deep tissue) 마사지, 태국의 스포츠마사지 등이 학문으로 자리 잡고 활발한 연구가 진행 중입니다.

우리나라 고유의 기법과 미국 카이로프랙틱, 일본의 이소가이 요법과 정체술, 호주의 딥티슈 마사지 등을 서로 배타적으로 접근하면 학문 연구 폭이 좁아진다는 생각을 떨쳐버릴 수가 없습니다. 예컨대 뼈와 근육, 신경 등을 종합적으로 접근할 때, 근육을 이완시키는 데는 호주의 딥티슈 마사지가 가장 좋은 효과를 낼 수 있다고 말할 수 있고, 사람 체형 전체의 균형을 교정할 필요가 있을 때는 균형법이 효과적입니다. 우리나라 교정기법은 운동요법과 병행해서 행하는 독특한 장점을 가지고 있다고 보며 카이로프랙틱은 부분교정법이 잘 발달되어 있습니다. 이런 연유로 어느 나라의 어떤 방법이 최고라는 생각을 가지기보다 각 나라의 수기요법의 장점을 폭넓게 이해하고 공부하여 자기 것으로 만드는 노력을 행할 때, 더욱더 수준 높은 체형교정인이 될 수 있다고 생각합니다. 저자가 직접 각국 학문의 장점들을 검토하여 임상해본 결과 그런 결론을 얻었습니다.

제 8 장

건강 유지의 방법

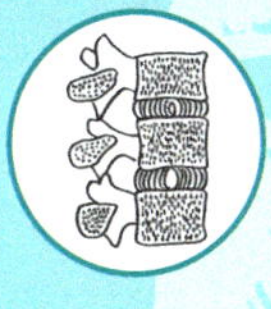

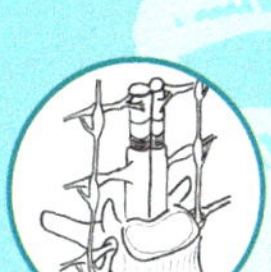

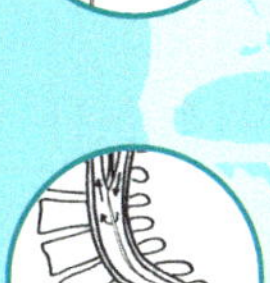

1. 건강 유지의 방법

1. 건강 유지의 방법

사람의 인체 구성요소 중에 중요한 부분을 차지하는 뼈는 약 206개로 여러 가지 기능을 수행하는데, 뼈 자체의 변위나 탈구 등은 뼈들이 제 구실을 원활히 하지 못하게 함은 물론 각 관절들의 정상적인 기능을 불가능하게 한다.

우리 인체의 관절들이 제각기 수행하는 굴곡과 신전 그리고 측굴과 회전 등의 동작을 수행하지 못하면 각 관절의 기능이 퇴화되어 결국은 정상적인 생활마저도 불가능하게 만드는 불행한 사태를 맞이하게 된다.

뼈는 우리 인체의 대체적인 외형을 결정하며 지지 작용과 함께 우리 몸의 중요 장기들을 보호하는데, 두개골은 뇌를 보호하며, 흉곽의 여러 뼈들은 간, 폐, 심장, 위장 등을, 골반의 뼈들은 방광과 생식기관을 보호한다. 또한 근육이 수축 작용으로 물건을 드는 동작, 끌어 내리는 동작 등을 할 때 뼈는그 지렛대 역할을 한다. 그 외에도 우리 인체에 없어서는 안될 혈액을 만드는 적골수의 조혈 기능, 그리고 칼슘(Ca++)과 인(P)을 저장해 두었다가 인체에서 필요하다고 신호를 보내면 즉각 공급해주는 무기질 저장 · 공급 능력 등이 제구실을 다할 때, 사람의 골격은 제 몫을 다한다고 할 수 있겠다.

척추에 변위가 일어나면 척추 자체의 기능이 떨어지는 것은 물론이고 전체 신경계에도 영향을 미친다. 척추 사이 사이, 즉 뼈와 뼈 사이에 있는 척추관을 통해서 우리 인체의 모든 명령체계라 할 수 있는 신경계인 뇌와 연결된 척수가 끊임없이 흐르며 활동하고 있고, 그 척수의 몸체에서 여러 갈래의 신경근이 연결되어 나온다. 그 신경근을 뿌리로 해서 각 신체의 말단까지 전달되는 말초신경이 마치 거미줄처럼 연결되어 신체 내부의 여러 가지 자극을 분석하는 기능을 한다. 신경계가 여러 가지 자극에 대해 반응과 조절을 분석함으로써 인체의 항상성이 유지된다. 즉, 뇌와 척수의 메시지는 신경근을 통해서 인체의 말단 조직인 말초신경까지 전달된다고 볼 수 있다.

그런데 만약 척추의 변위로 인해서 뼈와 뼈 사이에서 흘러 나오는 신경이 눌리게 되면 그 신경과 연결된 부위의 통증은 뼈를 바로잡는 교정을 통하지 않고는 도저히 치료가 되지 않을 것이다. 물론 약을 복용하면 순간적인 고통을 덜 수 있겠으나 근본적인 치료는 어려울 것이다. 약을 몇 알 먹는다고 해서 뼈가 제 위치로 돌아오겠는가? 상식적으로 생각을 해 봐도 이해가 가는 말일 것이다.

약을 먹게 되면 아픈 부위의 통증을 잠깐 가시게 할 수는 있지만 약을 복용하는 것만으로는 뼈를 근본적으로 바로잡을 수 없는 것은 물론이고 더욱 심각한 것은 약을 필요로 하지 않는 여러 장기까지 약 성분이 전달되어 인체에 스트레스를 주게 된다.

예컨대 흉추 10번의 변위로 인해 신장으로 연결된 신경이 눌려서 신장에 통증을 호소하는 사람이 신장약을 먹게 되면, 순간적으로 신장의 고통을 감소시키고 때로는 신장의 기능을 한순간 향상시킬 수는 있겠으나, 신장약 성분이 필요 없는 다른 모든 부위의 장기들은 큰 고통을 받을 것이다. 왜냐하면 자기에게는 필요 없는 화학 약품이 들어와서 괴롭히니까 말이다. 물론 해독 작용을 하는 간은 더 큰 스트레스를 받을 것은 불을 보듯 뻔한 일인 것이다. 그래서 약을 먹는 일은 신중을 기해야 하며, 꼭 필요할 때만 가장 적게 복용하는 것이 최상의 방법이다.

우리가 건강한 생활을 누리기 위해서는 운동의 중요성을 강조하지 않을 수 없다. 우리가 운동을 통해서 인체의 전반적인 기능을 향상시킬 수 있다는 것은 누구나 주지하고 있는 사실인데, 척추의 건강을 위해서 몇 가지 이야기

하고자 한다. 척추의 주위에는 인대가 있어 뼈와 뼈 사이를, 즉 관절 부위를 연결시켜주며 지지, 보호하고 있다. 그리고 인대를 감싸고 있는 근육이 여러 겹으로 쌓여서 뼈와 인대를 지탱하는데, 운동을 하면 뼈 자체의 골밀도가 높아져서 뼈가 강해지는 것은 물론이고, 뼈를 감싸고 있는 인대와 근육의 힘 또한 강화되어 뼈의 변위를 미연에 예방할 수 있다. 게다가 운동으로 정신력 강화라는 긍정적인 효과도 낼 수 있는데 이 또한 뼈를 강하게 하는 데 일조한다.

예를 들면 레슬링 선수들은 목 근육 운동을 많이 하여 경추 주위의 인대와 근육이 강하게 훈련되어 있기 때문에 100kg~200kg의 거인들이 목 부위에 큰 충격을 주어도 경추의 뼈가 견뎌 낸다. 그런데 만약 근육 강화 운동이 안 된 일반인들이 레슬링 선수들처럼 충격을 받게 된다면 어떻게 되겠는가? 아마도 목뼈가 부러져서 사망하거나 큰 부상을 입게 될 것이다.

운동을 통해서 근육과 뼈의 강도를 지속적으로 높이는 일은 조그마한 외부의 충격에도 변위가 오는 뼈의 허약함을 미연에 방지하는 좋은 방법이 될 것이다.

우리들이 일상생활을 하다 보면 자신도 모르게 자세가 한쪽으로 치우치는 경우가 있다. 간혹 사진관에서 사진을 찍기 위해서 바로 앉을 때, 똑바로 앉았다고 생각하는데도 사진을 찍는 사람이 머리를 똑바르게 교정해주는 경우를 우리는 가끔 경험했을 것이다. 이는 일상생활에서 척추의 변위를 체크해 볼 수 있는 하나의 사례이다.

오른쪽 다리가 왼쪽 다리보다 더 긴 사람은 오른쪽 장골이 위로 올라가고 왼쪽 장골이 아래쪽으로 내려오면서 관골의 좌우 밸런스가 깨져 골반이 불균형해진다. 골반의 부조화는 그 골반 위쪽에 자리한 요추 및 흉추, 경추까지도 변위가 일어나게 하며, 우리 인체의 각종 말단 장기까지 흐르는 신경

선들에 변위된 뼈가 압박을 가하기 때문에 통증을 호소하게 된다. 여기서 한 가지 중요한 사실을 알 수 있을 것이다. 우리들이 평소에 취하는 자세가 얼마나 우리들의 건강에 큰 영향을 미치는지를 말이다. 다리를 꼬고 앉는다든지, 비뚤어진 자세로 운전을 한다든지, 계속적으로 오른쪽이나 왼쪽 어느 한 쪽으로만 체중을 가한다든지, 지나치게 높은 구두를 신는다든지, 골프, 테니스, 스쿼시, 탁구처럼 한쪽으로 편중된 운동을 장기간 행하게 되면 여러분 인체의 신경과 뼈, 근육은 상당한 고통을 겪게 된다는 점을 알아야 하겠다.

끝으로 우리의 보이지 않는 미지의 위대한 힘에 관하여 생각해보자. 우리의 생각이 우리 인체의 모든 조직에 큰 영향을 미친다.

시기, 질투, 흥분, 부정, 우울, 실망 등의 비판적인 사고는 우리 몸을 관장하는 주 통제계인 뇌와 척수를 혼란하게 하고 스트레스를 증가시키는 것은 물론 신경계, 배설계, 소화계, 근골격계, 내분비계, 순환계의 모든 기능을 저하시켜, 결국은 인체의 면역 기능까지 떨어뜨리는 결과를 가져오게 된다.

부정적인 사고는 스트레스를 가져오고, 스트레스는 병을 부른다.

그러므로 우리는 친절, 희망, 사랑, 인내, 용기 등 긍정적인 사고로 우리 인체의 기능을 향상시킬 필요가 있다.

사람들이 살아가는 사회는 경쟁과 투쟁의 연속인 듯하다. 그러나 우리들이 진정으로 건강을 갈구한다면, 경쟁과 투쟁보다는 합리적인 협력과 동참만이 넓은 의미에 있어서 건강을 지키기 위한 하나의 비결이 될 수 있다고 생각한다. 다시 말해, 우리가 건강한 생활에 접근하기 위해서는 윈윈(win-win) 전략이 요구된다. 남을 누르고 승리를 하는 것이 아니라 남과 함께 나 자신도 더불어 성장한다는, 즉 상호 협조 속에 서로의 필요 부분을 인정하며, 더 나은 결과물을 만들어서 자기 몫을 찾아가는, 그런 윈윈의 마인드로 다 함께 승리하는 사고가 건강에 플러스 요인으로 작용하며, 스트레스도 훨씬 적게 받게 될 것이다.

척추의 관 속에 들어있는 척수는 중추신경계의 하나로 뇌와 말초신경 사이에서 자극 전달과 반사신경을 맡고 있다. 척수를 수돗물의 흐름에 비유한다면 취수장에서 나오는 대형 송수관에 비유할 수 있는데, 척추는 이 척수에서부터 신경근을 통해 몸 속 곳곳에 흩어져 있는 말초신경까지 신경의 흐름을 관장하고 있다. 그런데 만약 우리가 일상생활 중 부정적인 사고, 나쁜 자세, 약물 남용, 공해병, 사고, 스트레스 등으로 인하여 척추에 변위가 생겨 척수의 흐름이 방해를 받는다고 한다면, 말초신경까지 우리 인체의 모든 장기들이 제 기능을 발휘하지 못하는 병든 상태가 되고 말 것이다.

척추의 정렬이 바르면 인체의 면역력이 증강되기 때문에 교정을 통해서 아픈 부위를 치료하면 건강한 생활, 행복한 삶을 누릴 수 있다.

척추의 정렬이 바르면, 인체의 모든 신경의 흐름이 원활해져서 위대한 생명력이 활기차게 넘쳐 흐르게 된다.

제 9 장 스포츠마사지

1. 스포츠마사지란

스포츠마사지는 크게 나누어 축구나 야구, 농구 등 운동 경기인들을 위한 스포츠마사지와 작업능률을 향상시키기 위한 근로 마사지, 건강한 생활을 위해 일상에 쌓인 스트레스를 풀기 위한 건강 마사지, 탄력 있는 근육을 원하는 경우 큰 효과를 주는 미용 마사지, 그리고 몸이 불편한 사람들에게 많은 도움이 되는 의료 마사지 등으로 구분할 수 있다. ‘

스포츠마사지는 스포츠인들에게는 경기력 향상이 목적인 반면 일반인들에게는 피로회복, 인체 근육 및 관절의 통증 완화가 목적이 된다. 근육 자극법과 운동요법으로 척추의 가동 범위를 넓혀주어 인체의 운동 기능을 조절하고 근육 및 관절의 부상 예방 및 재활 등을 돕기 위해 많이 이용되는, 스포츠 개념을 접목시킨 새로운 학문의 한 분야이다.

2. 스포츠마사지의 역사

고대의 마사지 문헌은 상실되었다.

스포츠마사지의 체계화는 20세기부터인데, 제2회 파리 올림픽대회에서 최초로 운동 선수들에게 적용하였다.

동양에서는 1920년 일본에서 일본 고유의 안마와 유럽의 마사지 수기 요법을 응용해서 스포츠마사지라는 새로운 학문 영역을 체계화시켰다.

우리나라의 경우는 86 아시안게임과 88 서울 올림픽 개최기간 중 각 종목별로 스포츠마사지를 실시한 결과 좋은 성적을 거두었고, 이를 계기로 스포츠마사지를 학문의 한 영역으로 체계화시키는 작업이 진행되었다.

3. 스포츠마사지의 종류

스포츠마사지는 스웨덴식, 필란드식, 독일식, 태국식, 한국식으로 나눌 수가 있다.

스웨덴식 스포츠마사지는 주로 타동법(두드리기)을 많이 쓰고, 필란드 식 마사지는 유념법(주무르기)을 많이 행하며, 독일식 스포츠마사지는 유동법(흔들기)과 유념법(주무르기)을 혼합해서 실시하고 있다.

태국의 스포츠마사지와 우리나라의 스포츠마사지는 경찰법(쓰다듬기), 유념법(주무르기), 압박법(누르기), 유동법(흔들기), 타동법(두드리기), 관절신장법(관절 늘리기) 등의 기법을 복합적으로 다양하게 응용해서 행하고 있다.

4. 스포츠마사지의 금기사항

스포츠마사지가 아무리 우리 인체에 좋은 영향을 미친다고 하더라도 이러한 경우에는 시술하지 않는 것이 원칙이다.

피시술자에게 피부병이 있는 경우나 감염성 질환이 있는 경우, 악성 종양이 있는 경우, 수술 직후, 관절이 빠진 경우, 음주 상태, 출혈 상태인 경우는 스포츠마사지 시술을 삼가야 한다. 척추디스크 환자나 임신과 월경기,담낭, 신장에 결석이 있을 때에는 복부 마사지를 해서는 안 된다.

피시술자에게 골다공증이 있거나 피시술자가 노약자인 경우에는 시술자가 마사지를 시술할 때 압력을 약하게 해야 한다.

5. 스포츠마사지의 시술 시간

스포츠마사지는 부작용이 거의 없기 때문에 시술 시간의 정도 차이는 크게 중요하지 않으나 대체적으로 다음과 같이 구분해서 실시하면 되겠다.

① **국부적인 경우** : 약 10~15분

② **전신인 경우** : 약 30~40분

③ **병이 있는 환자** : 약 20~30분

④ **일반인** : 약 20분 정도

⑤ **횟수** : 1일, 1~2회

⑥ 샤워 후 시술하면 효과가 극대화됨.

6. 스포츠마사지의 효과

스포츠마사지를 받게 되면 혈액과 임파맥의 흐름이 원활해지고 신진대사가 잘 되어 노폐물이 제거되며, 영양과 산소의 공급이 활발해진다. 또한 근육 및 신경계에 새로운 활력을 불어넣게 되어 그로 인해 면역력이 증강되며, 피로가 풀리고, 인체의 컨디션이 좋아져 위대한 생명력이 넘쳐 흐르게 된다.

7. 시술자와 피시술자의 자세

시술자는 안정된 마음으로 전신에 긴장을 푼 상태에서 시술한다.

시술자는 손 끝의 압력으로 시술하기보다는 자신의 체중을 적절히 이용해서 부드러운 압력으로 시술하여야 한다.

시술자의 양발은 앞 서기 자세, 앞 굽히기 자세, 기마 자세 등으로 정확한 발의 자세를 유지하여야 한다.

시술자는 항상 사랑이 충만한 마음가짐으로 시술에 임해야 하며 손은 항상 청결해야 한다.

시술자는 시술대의 높이를 자신의 무릎 슬개골 높이로 조절한 상태에서 시술에 임해야 한다.

피시술자는 온 몸에 힘을 빼고 긴장을 푼 상태를 유지한다.

피시술자는 식후 1시간이 지난 후에 시술을 받도록 한다.

피시술자는 편안한 옷을 입고 시술을 받는 것이 좋다.

8. 스포츠마사지의 기본 술기

스포츠마사지의 술기는 양손과 주관절, 양발과 슬관절을 이용한 기법들이 다양하게 활용되고 있는데, 주로 많이 사용하는 부위는 양손이 되겠다.

스포츠마사지의 기본 술기법은 아래와 같다.

① **경찰법** – 쓰다듬기	② **유념법** – 주무르기
③ **압박법** – 누르기	④ **유동법** – 흔들기
⑤ **타동법** – 두드리기	⑥ **관절신장법** – 관절 늘리기

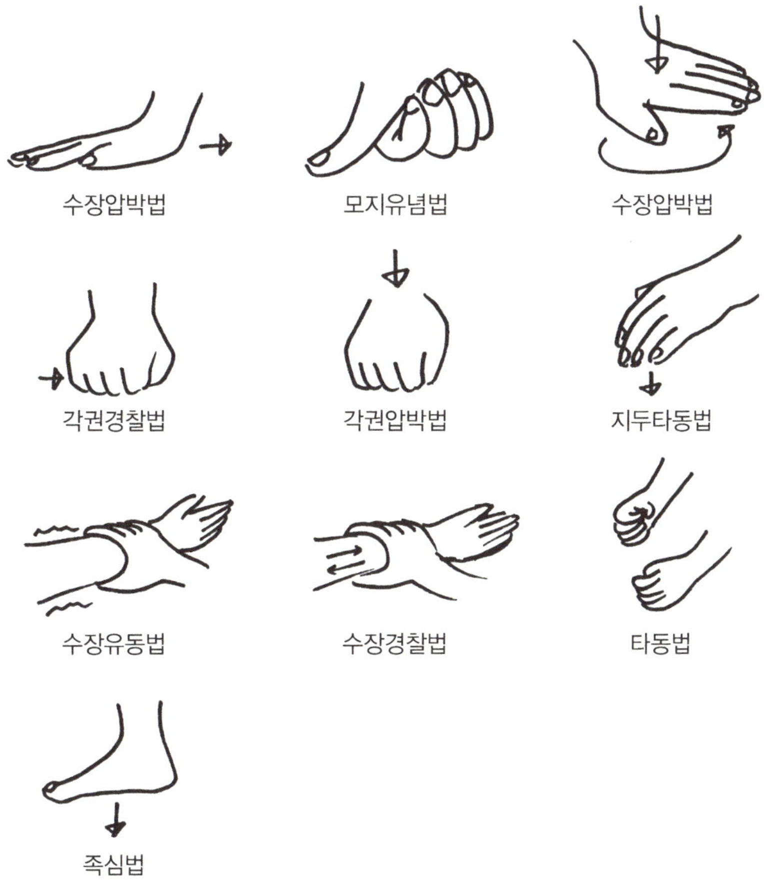

▲ 스포츠마사지의 기본 동작

9. 스포츠마사지의 실기

1) 경추 마사지

술　기 유념법

근　육 두반극근, 두판상근 등

신　경 경추신경

경　혈 풍지, 천주, 대추

효　과 알레르기성 비염, 귀울림, 현기증, 차 멀미, 어깨 결림, 두통, 어깨 · 팔의 통증, 눈의 피로, 기관지 천식

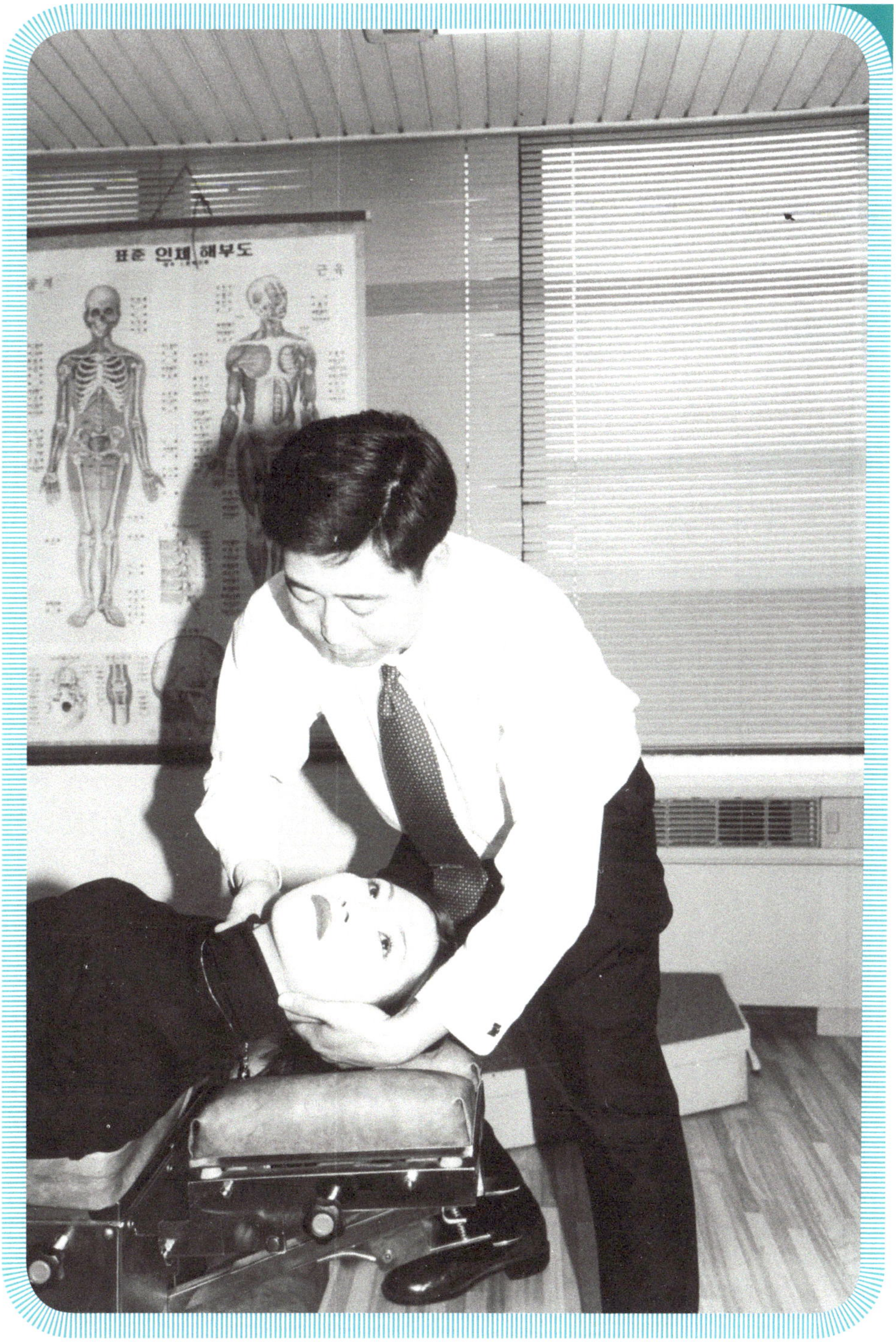
표준 인체 해부도
근육

2) 견관절 마사지(A)

술 기 유동법, 관절신장법

근 육 삼각근 등

신 경 요골신경, 정중신경

경 혈 견우, 견료

효 과 어깨 결림, 머리 · 어깨 · 팔의 통증 혹은 마비

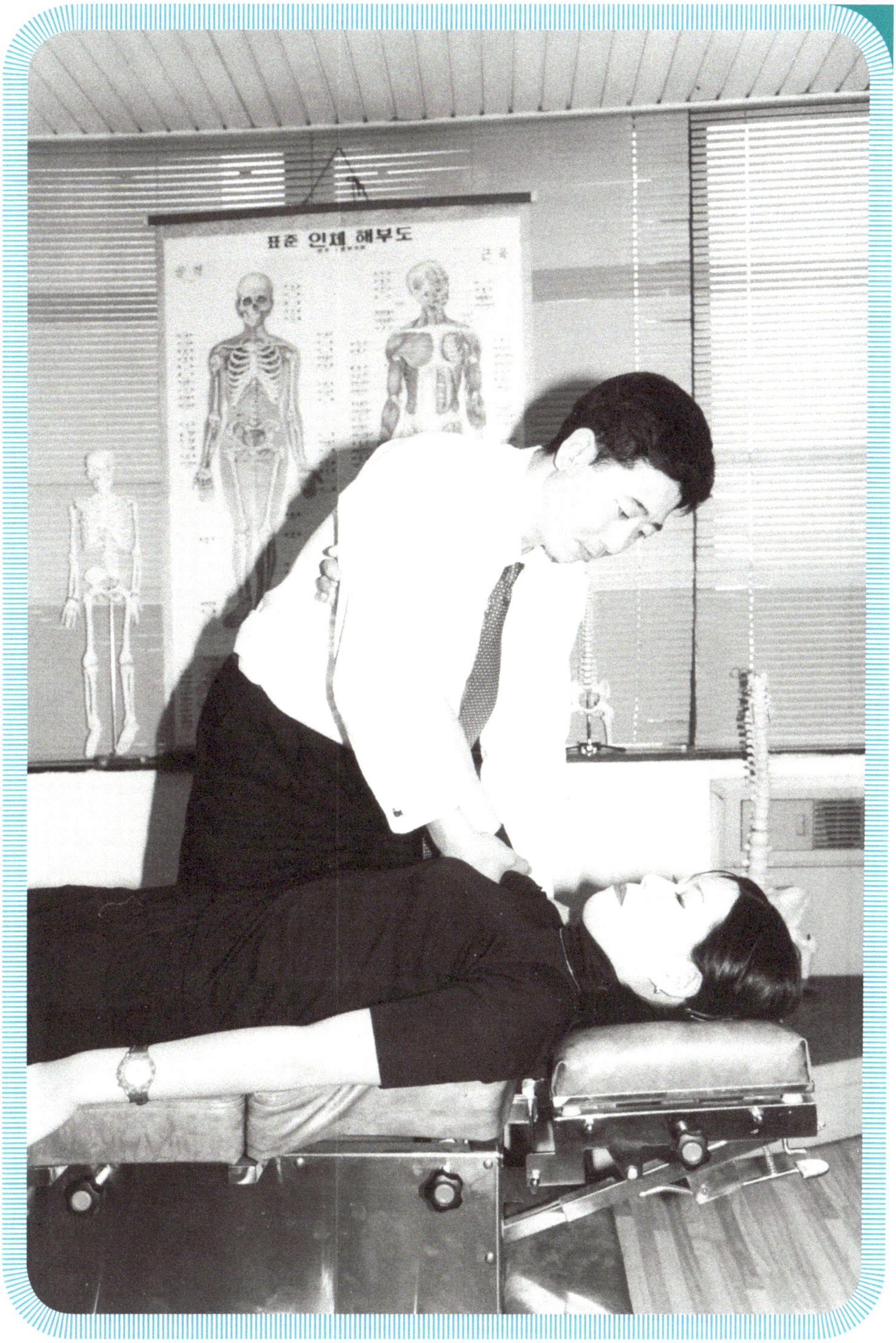
표준 인체 해부도

3) 견관절 마사지(B)

술 기 압박법

근 육 삼각근 등

신 경 요골신경, 정중신경 등

경 혈 견우, 중부

효 과 어깨 결림, 머리 · 어깨 · 팔의 통증, 기관지 천식

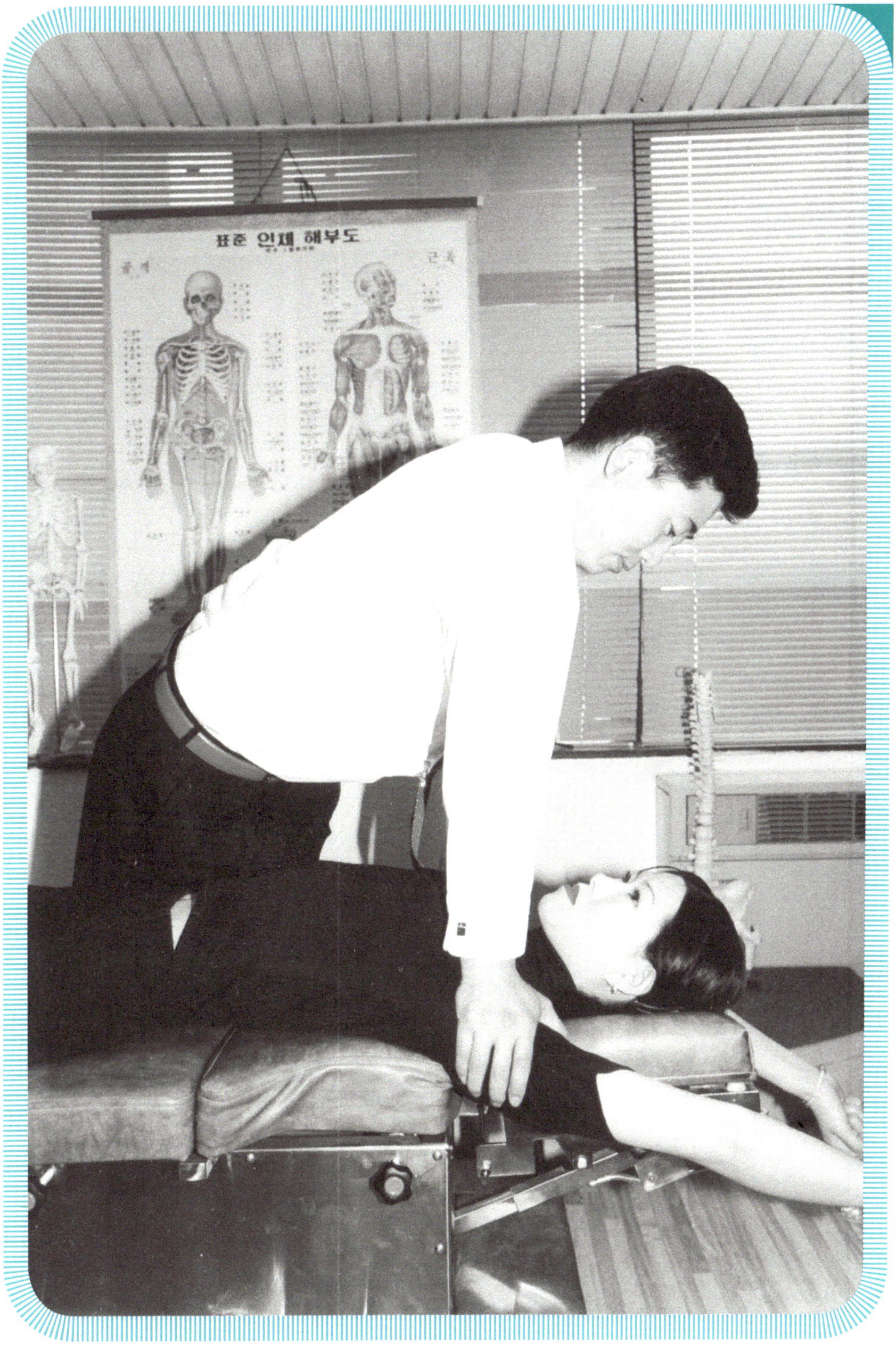
표준 인체 해부도

4) 상지대 마사지

술　기 압박법

근　육 상완이두근, 완요골근, 원회내근, 장장근 등

신　경 요골신경, 척골신경 등

경　혈 곡지, 공최, 내관, 극문

효　과 어깨 결림, 머리 · 어깨 · 팔의 통증, 치질, 가슴 두근거림, 숨 참

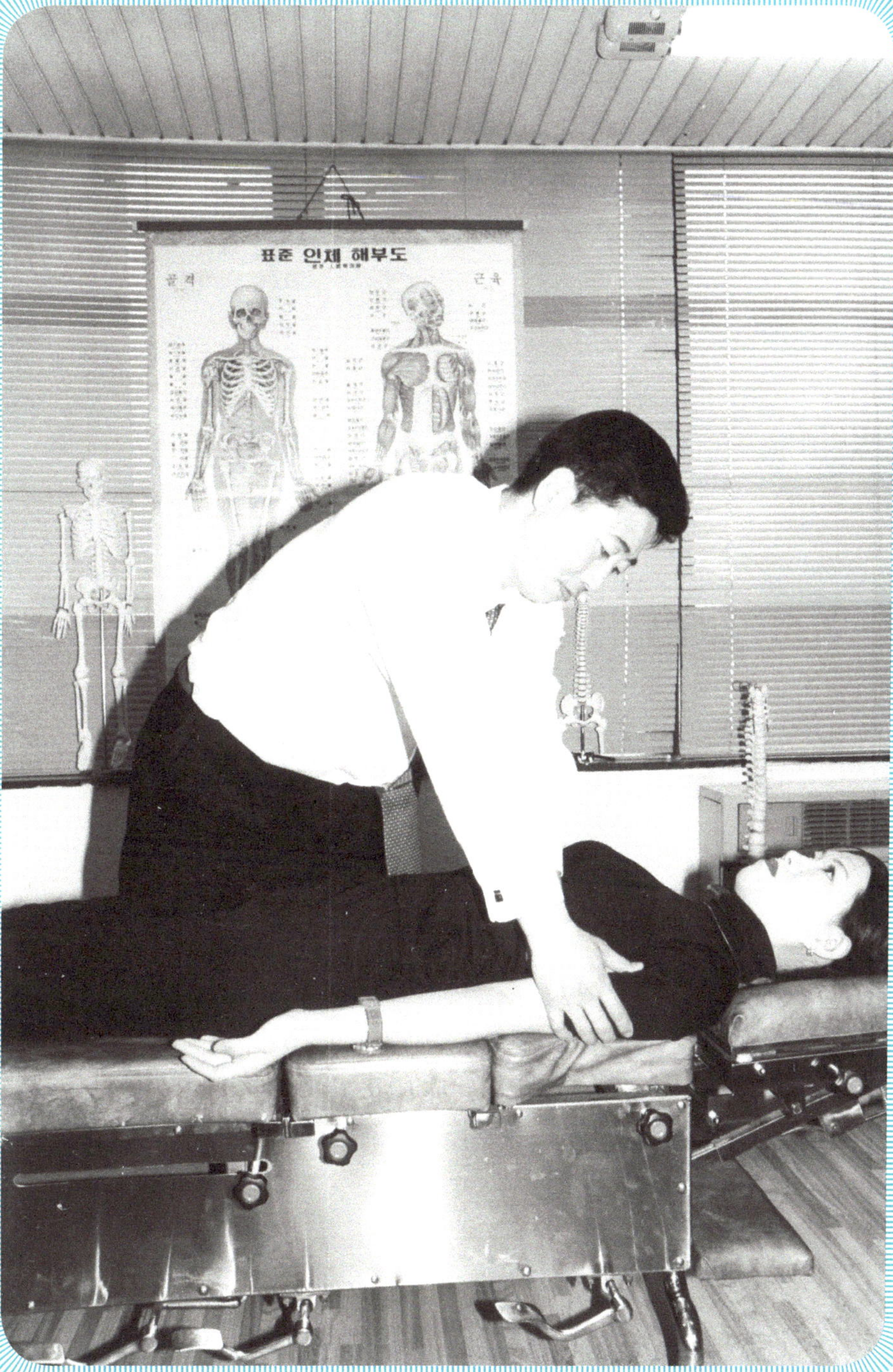
표준 인체 해부도

5) 복부 마사지

술 기 유념법

근 육 복직근, 외복사근, 복횡근 등

신 경 요신경총 등

경 혈 복결, 대횡, 관원, 중극

효 과 변비, 설사, 야뇨증, 생리통, 정력 감퇴, 전립선 비대

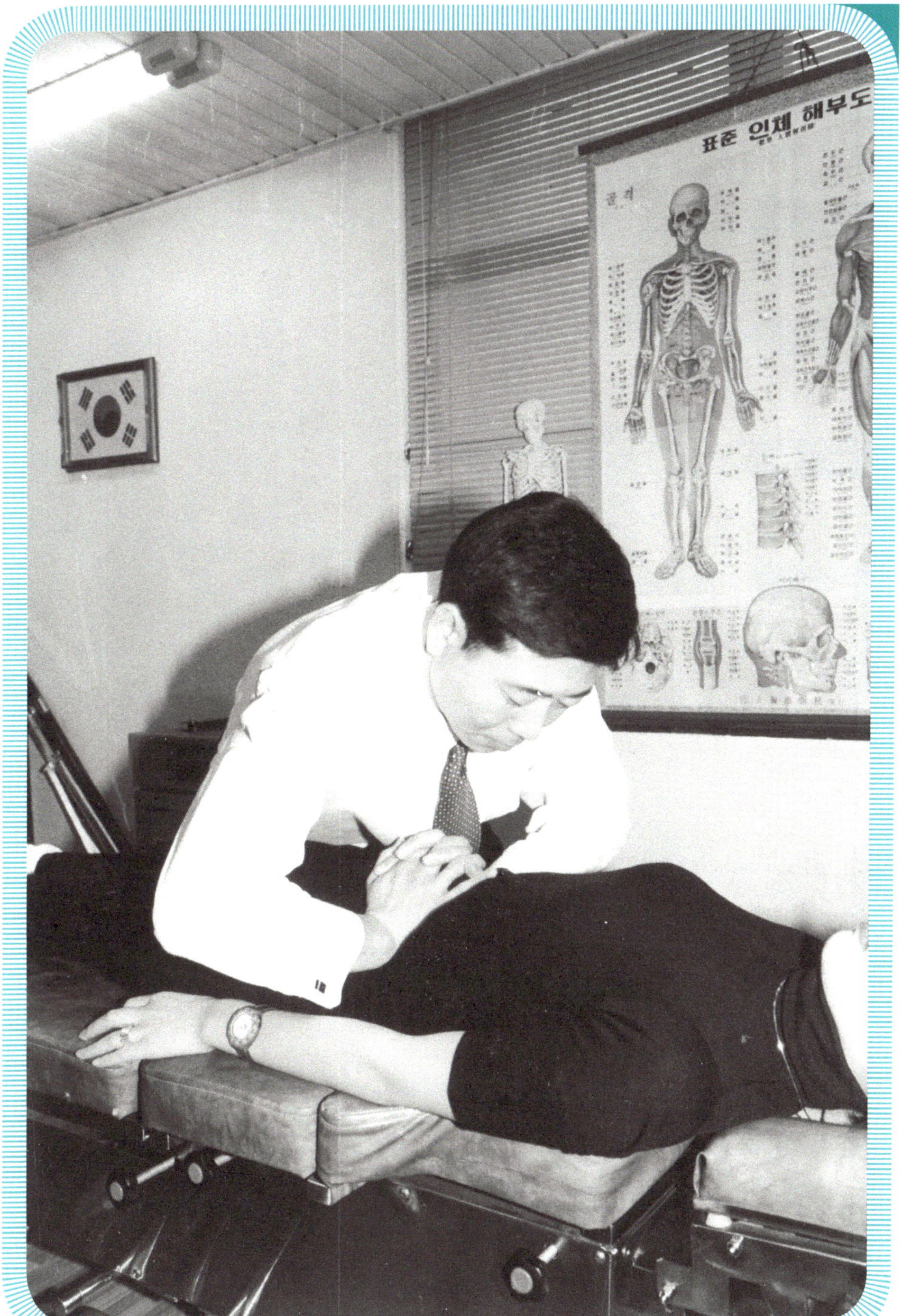
표준 인체 해부도

6) 대퇴골 마사지

술 기 경찰법, 압박법

근 육 봉공근, 대퇴직근, 외측광근, 내측광근 등

신 경 대퇴사두근의 지배신경, 복재신경, 내측대퇴신경 등

경 혈 복토, 혈해, 양구 등

효 과 슬관절통, 대퇴신경통

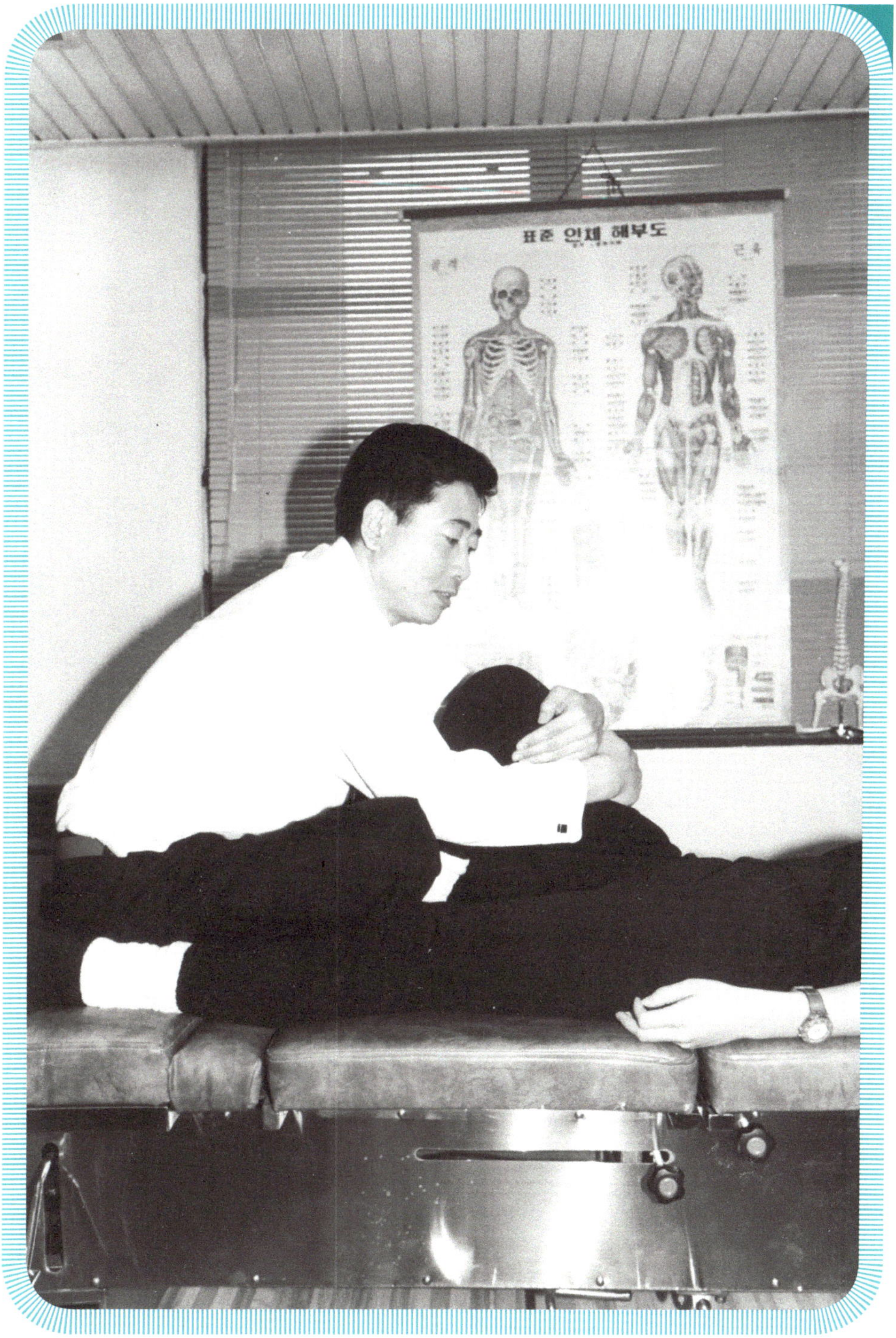
표준 인체 해부도

7) 요추 마사지(A)

술 기 압박법

근 육 대둔근, 요추기립근 등

신 경 대퇴신경, 요천골신경간 등

경 혈 신유, 소장유, 대장유, 방광유, 차료 등

효 과 요통, 전립선 비대, 좌골신경통, 설사, 변비, 치질, 이명, 당뇨병, 류마티스 관절염, 요추전만

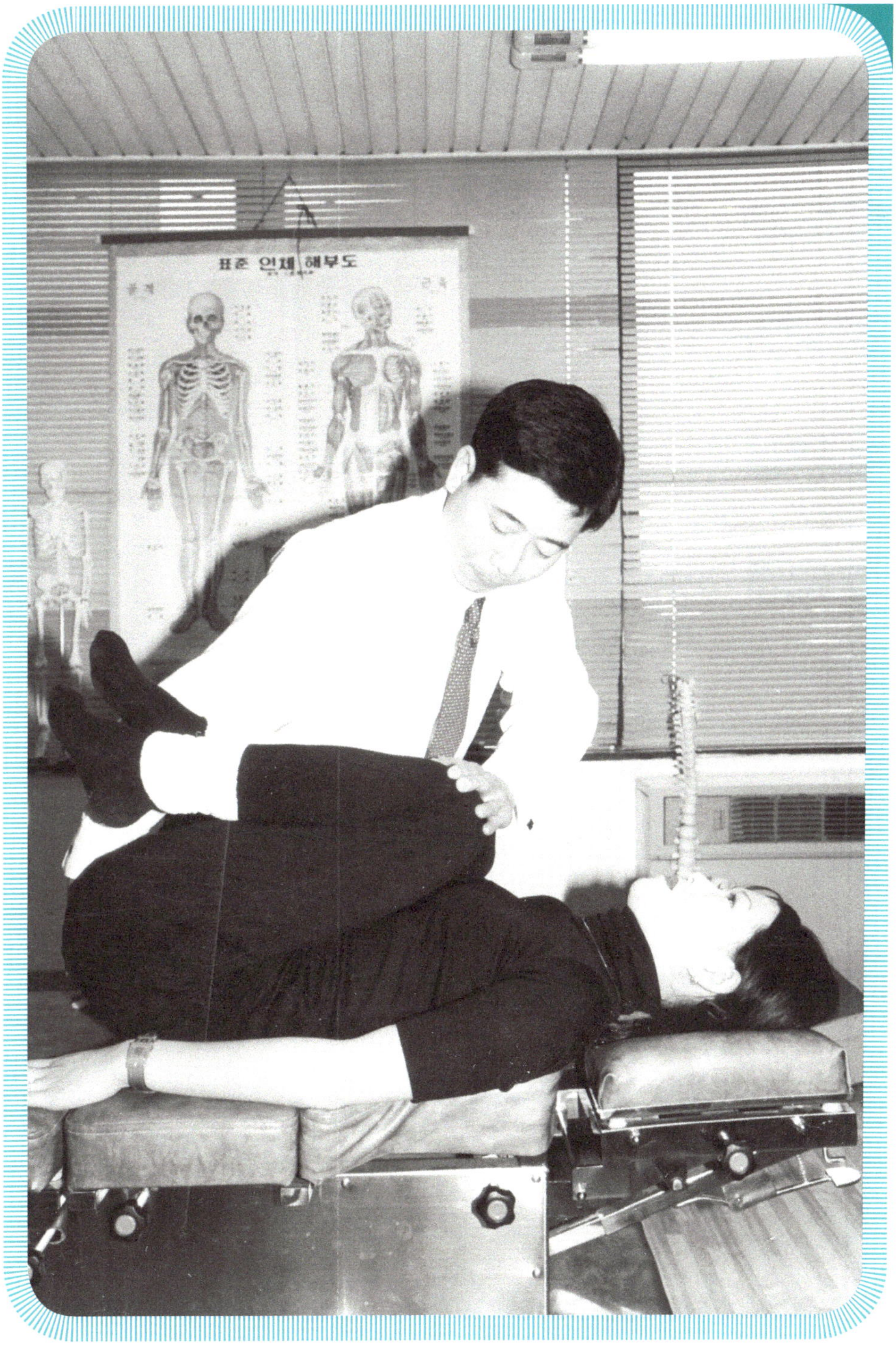
표준 인체 해부도

8) 요추 마사지(B)

술 기 관절신장법, 압박법

근 육 요배건막근, 광배근 등

신 경 요신경총, 요천골신경간

경 혈 지실, 신유, 소장유, 대장유, 방광유, 차료

효 과 요통, 좌골신경통, 변비, 당뇨병, 설사, 치질, 전립선 비대, 생리통, 정력 감퇴, 장골전만

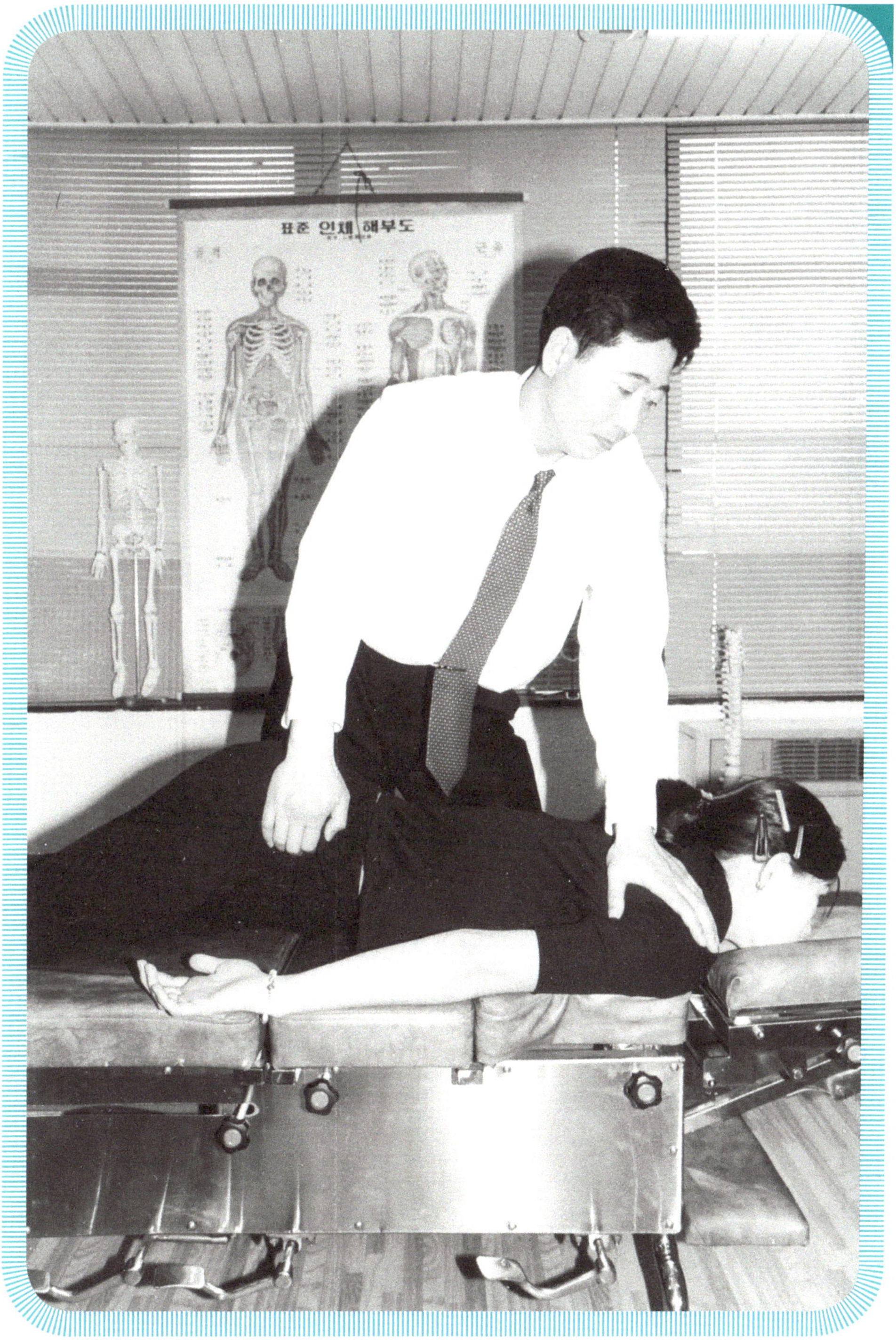
표준 인체 해부도

9) 흉추 · 요추 마사지

술 기 압박법

근 육 대능형근, 요배건막근, 광배근, 척추기립근 등

신 경 늑간 신경, 요신경총, 폐쇄 신경 등

경 혈 신주, 심유, 간유, 비유, 위유, 신유, 소장유 등

효 과 기관지 천식, 불면증, 가슴 두근거림, 숨 참, 위 질환, 만성 간염, 비만, 당뇨병, 요통, 좌골신경통

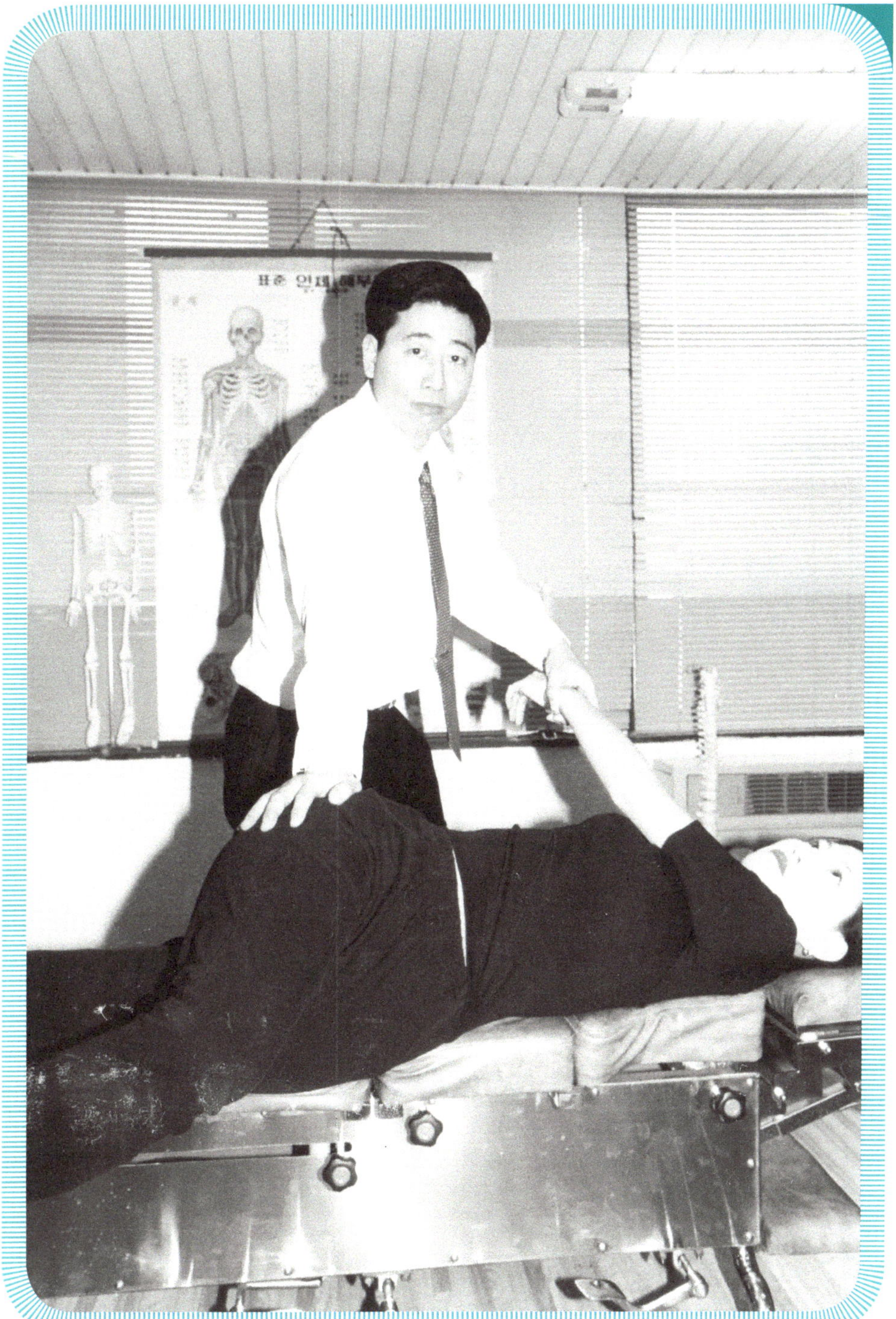

10) 고관절 마사지

술　기	압박법
근　육	장골근, 대요근, 소요근, 외폐쇄근 등
신　경	치골근의 지배 신경, 대퇴신경의 외측지 등
경　혈	충문 등
효　과	대퇴신경통, 고관절통

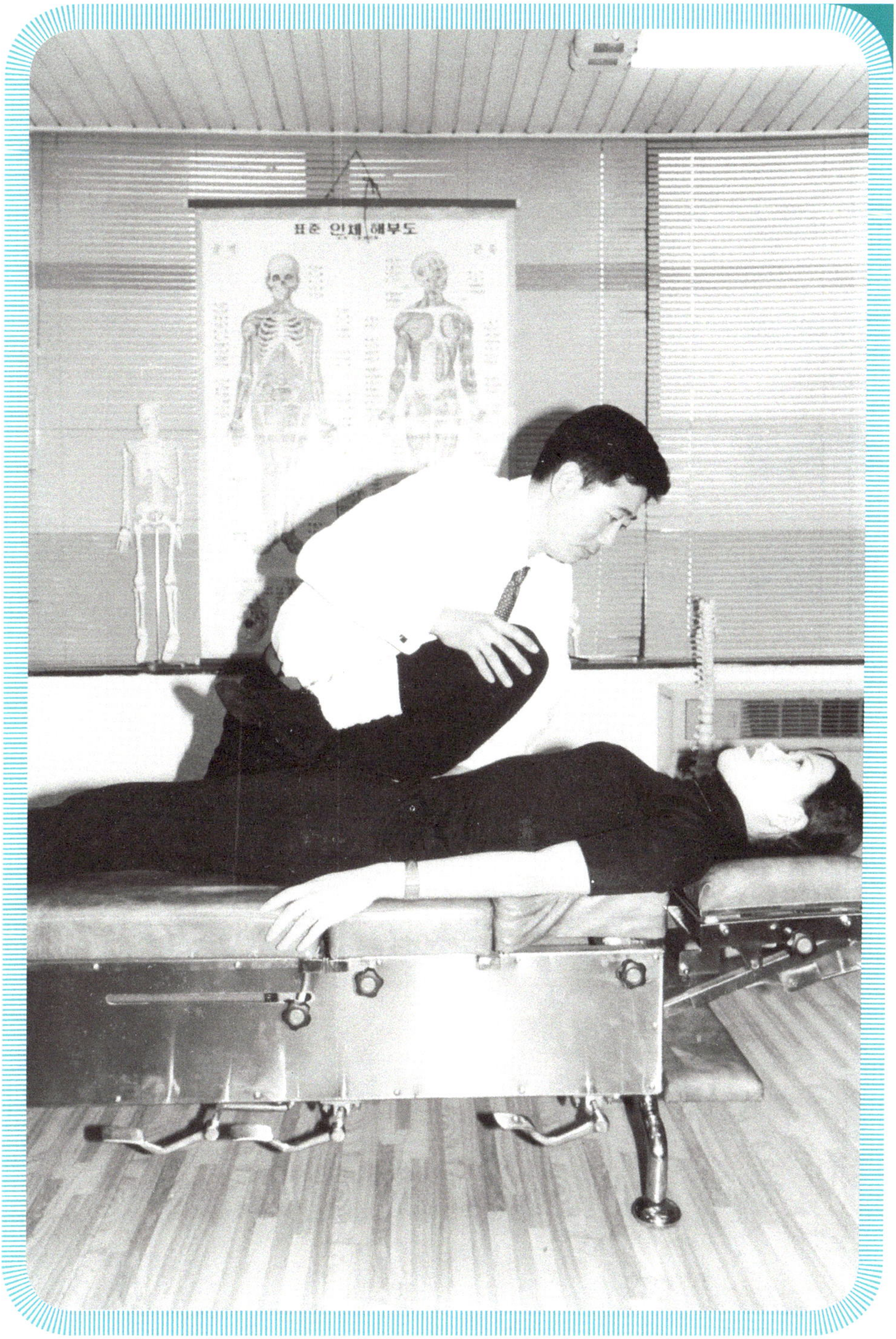
표준 인체 해부도

11) 슬관절 마사지

술 기 관절신장법

근 육 대퇴이두근, 족저근, 비복근의 외측두 등

신 경 총비골신경, 경골신경 등

경 혈 합양

효 과 장딴지 경련, 관절 통증

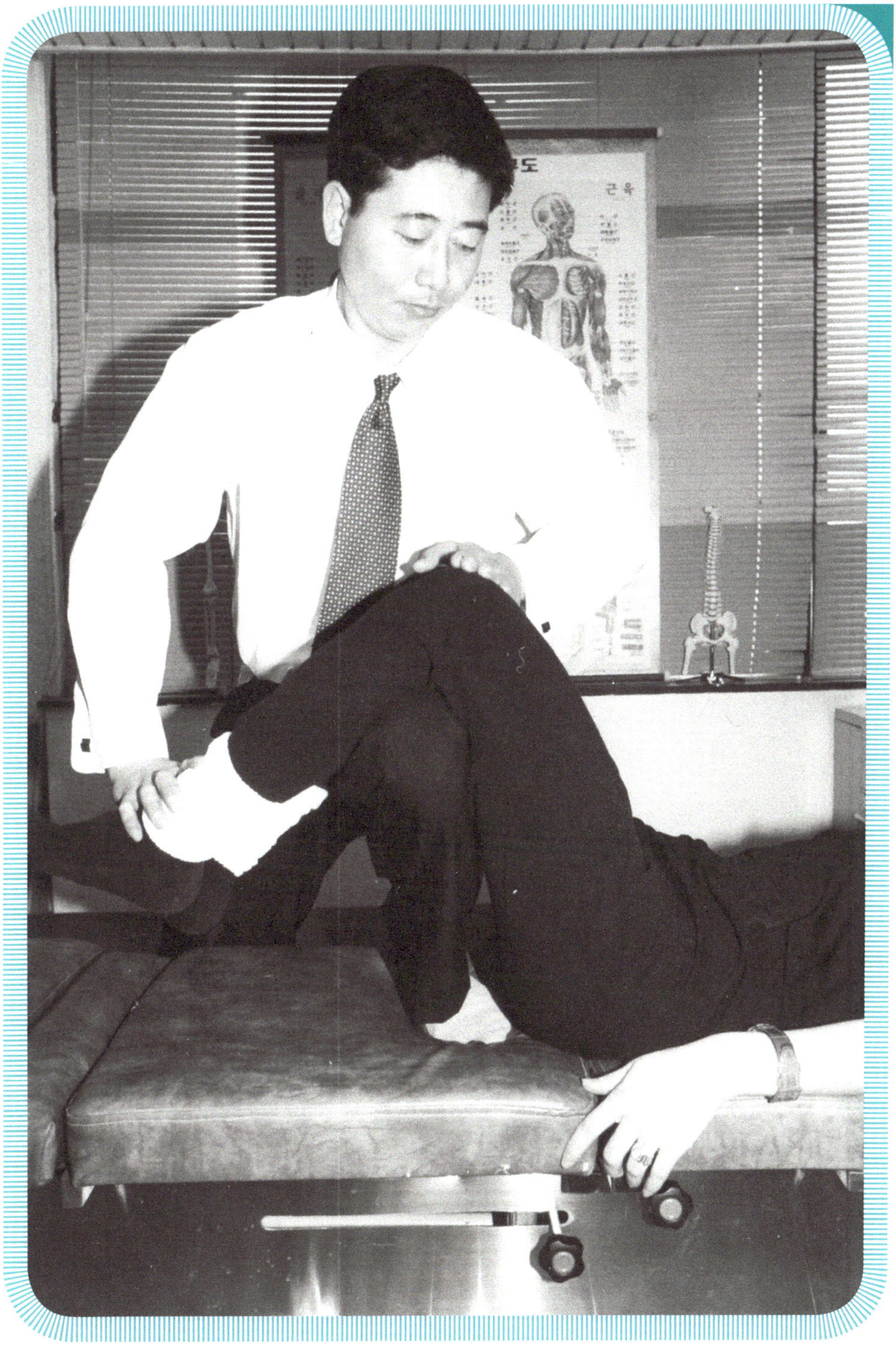
근 육

12) 종골건 마사지

술 기 압박법, 관절신장법

근 육 가자미근, 종골근, 단비골근

신 경 경골신경 등

경 혈 승산, 삼음교 등

효 과 장딴지 경련, 야뇨증, 생리통, 갱년기 장애

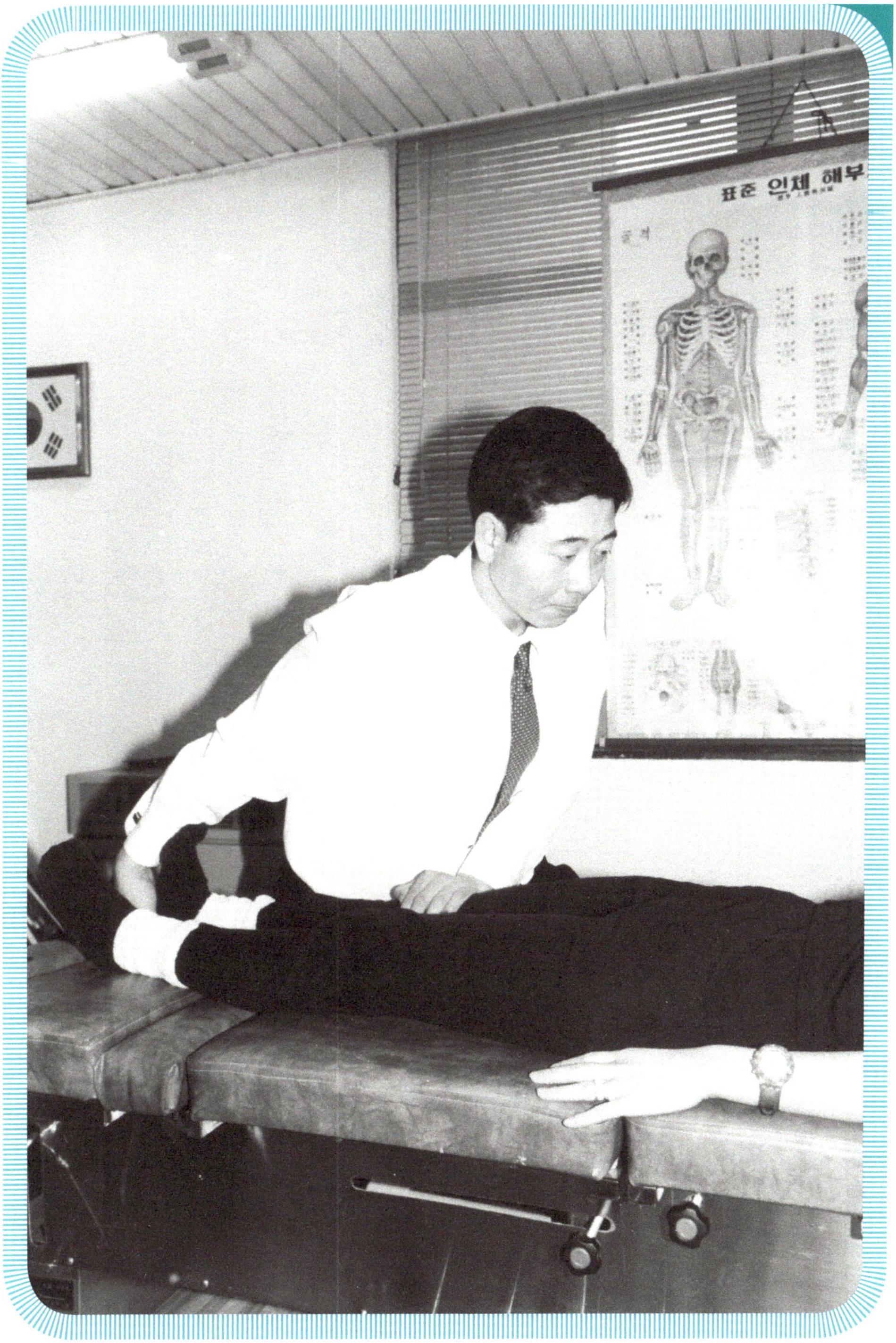
표준 인체 해부

13) 하지대 마사지

술 기 압박법

근 육 가자미근, 비복근, 박근, 반막양근 등

신 경 천비골신경, 심비골신경, 복재신경 등

경 혈 혈해, 양구, 내슬안, 외슬안, 음릉천, 족삼리, 지기, 풍륭

효 과 무릎관절통, 생리 불순, 불면증, 고혈압, 만성 간염, 설사, 변비, 당뇨병, 비만 등

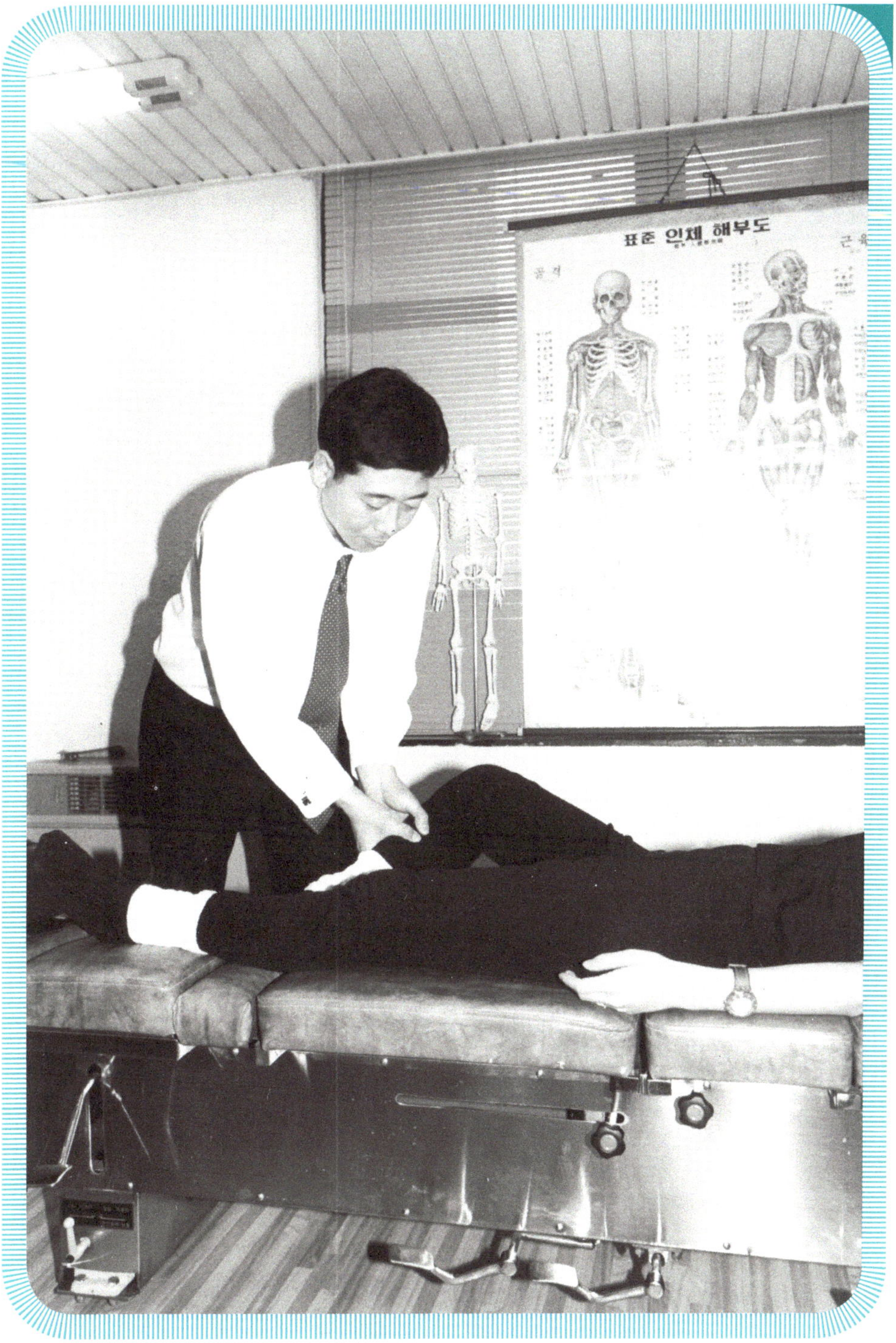
표준 인체 해부도

14) 승모근 마사지

술　　기 압박법

근　　육 승모근

신　　경 완신경총

경　　혈 견정, 천료

효　　과 어깨 결림, 머리 · 어깨 · 팔의 통증 혹은 마비, 눈의 피로, 사십견, 오십견

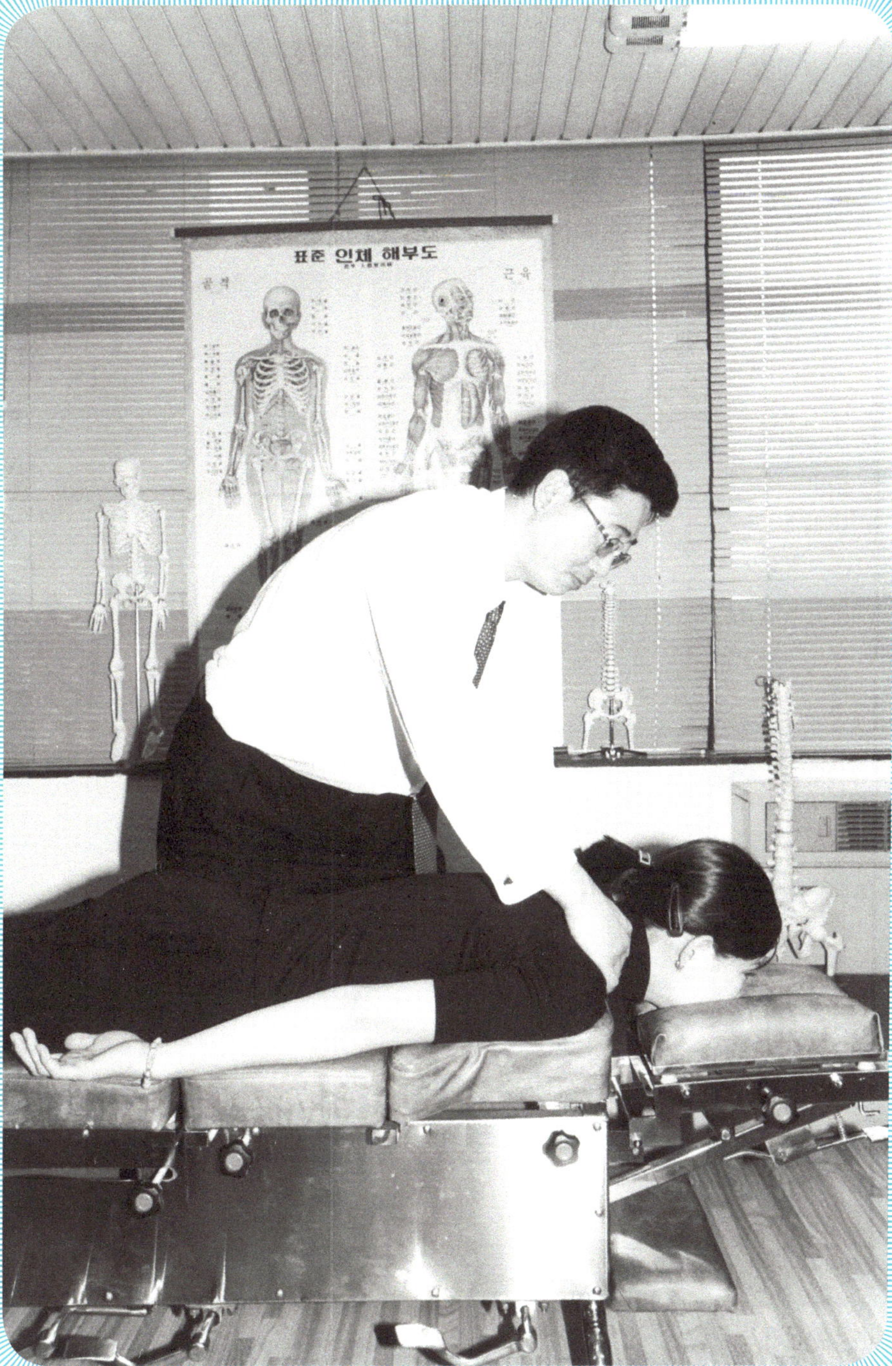
표준 인체 해부도

15) 견갑골 마사지

술 기 압박법

근 육 대능형근

신 경 늑간신경

경 혈 폐유, 천종

효 과 어깨 결림, 머리 · 어깨 · 팔의 통증, 사십견, 오십견, 기관지 천식

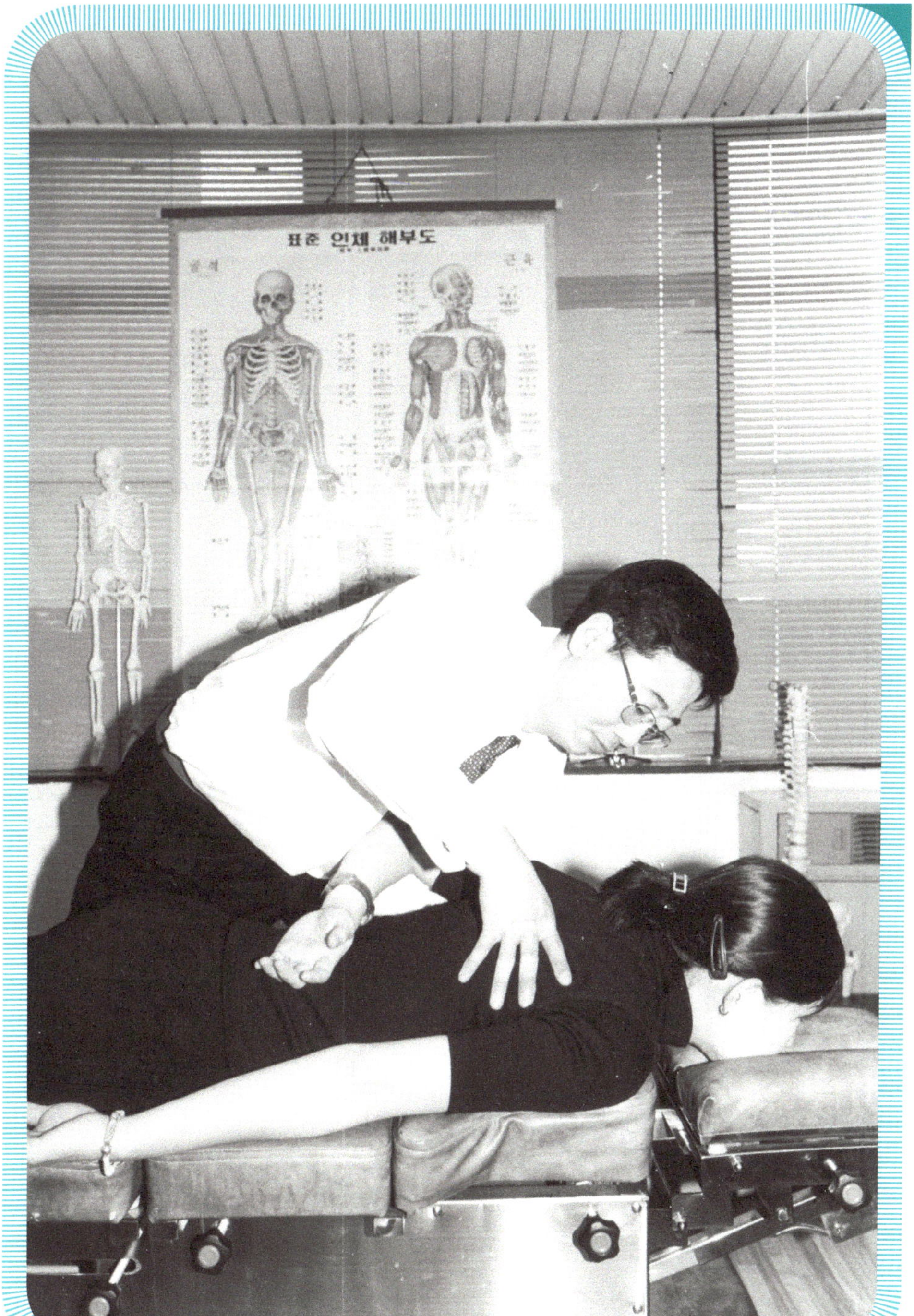
표준 인체 해부도

16) 척추 마사지

술 기 압박법

근 육 요배건막근, 승모근, 척추기립근

신 경 늑간신경

경 혈 신주, 폐유, 궐음유, 심유, 격유, 간유, 비유, 삼초유, 차료, 방광유, 소장유, 위유, 신유, 대장유

효 과 기관지 천식, 어깨 결림, 머리 · 어깨 · 팔의 통증, 숨 참, 가슴 두근거림, 불면증, 고혈압, 저혈압, 위 질환, 만성 간염, 귀 울림, 현기증, 비만, 당뇨병, 요통, 좌골신경통, 야뇨증, 이명, 변비, 치질, 전립선 비대, 갱년기 장애, 생리통, 정력 감퇴, 척추 후만

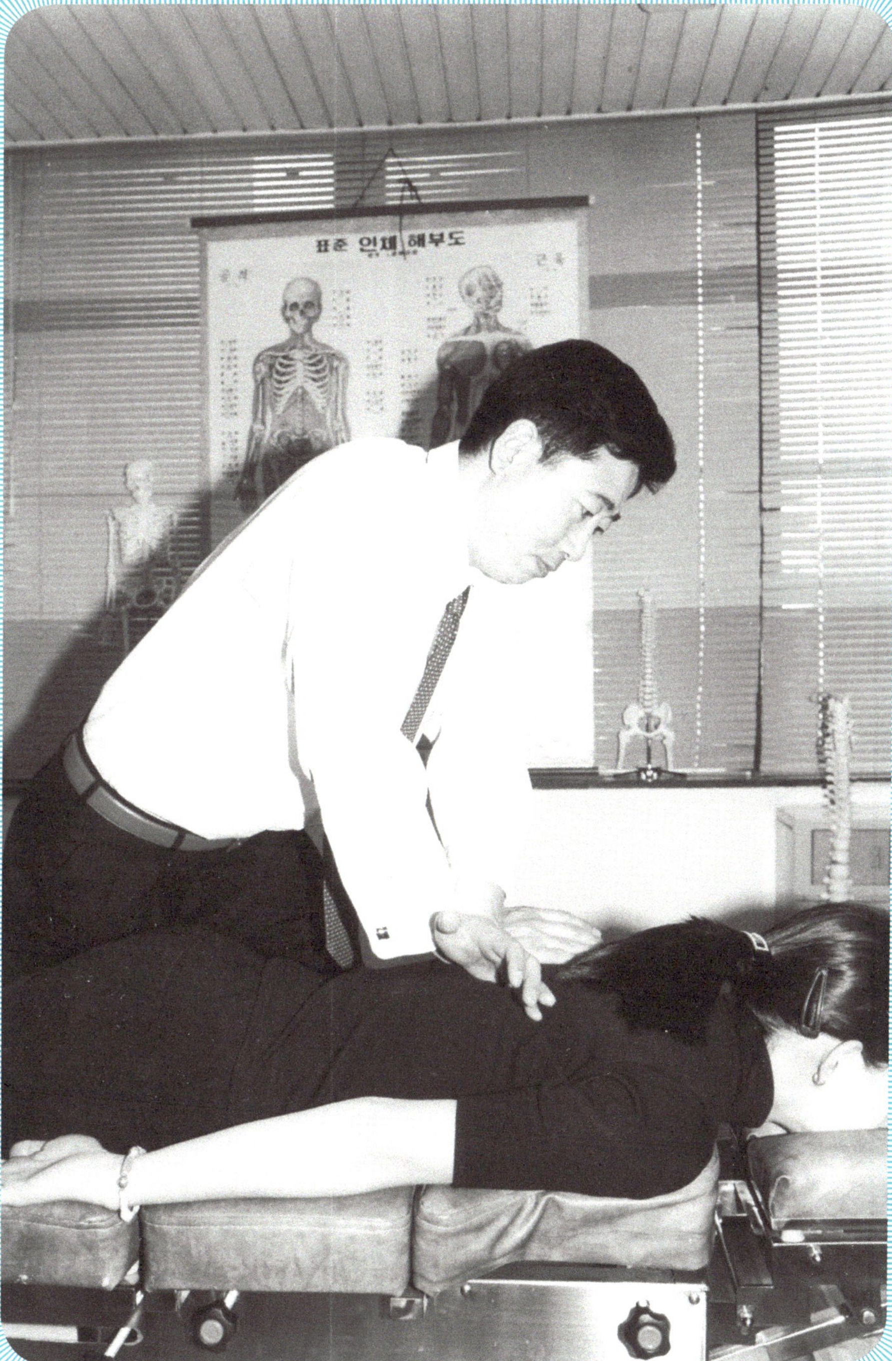
표준 인체 해부도

17) 흉추 마사지

술 기 압박법

근 육 흉추기립근

신 경 늑간신경

경 혈 신주, 폐유, 궐음유, 심유, 격유, 간유, 비유, 삼초유, 위유

효 과 기관지 천식, 어깨 결림, 머리 · 어깨 · 팔의 통증, 숨 참, 가슴 두근거림, 불면증, 고혈압, 저혈압, 위 질환, 만성 간염, 비만, 흉추후만

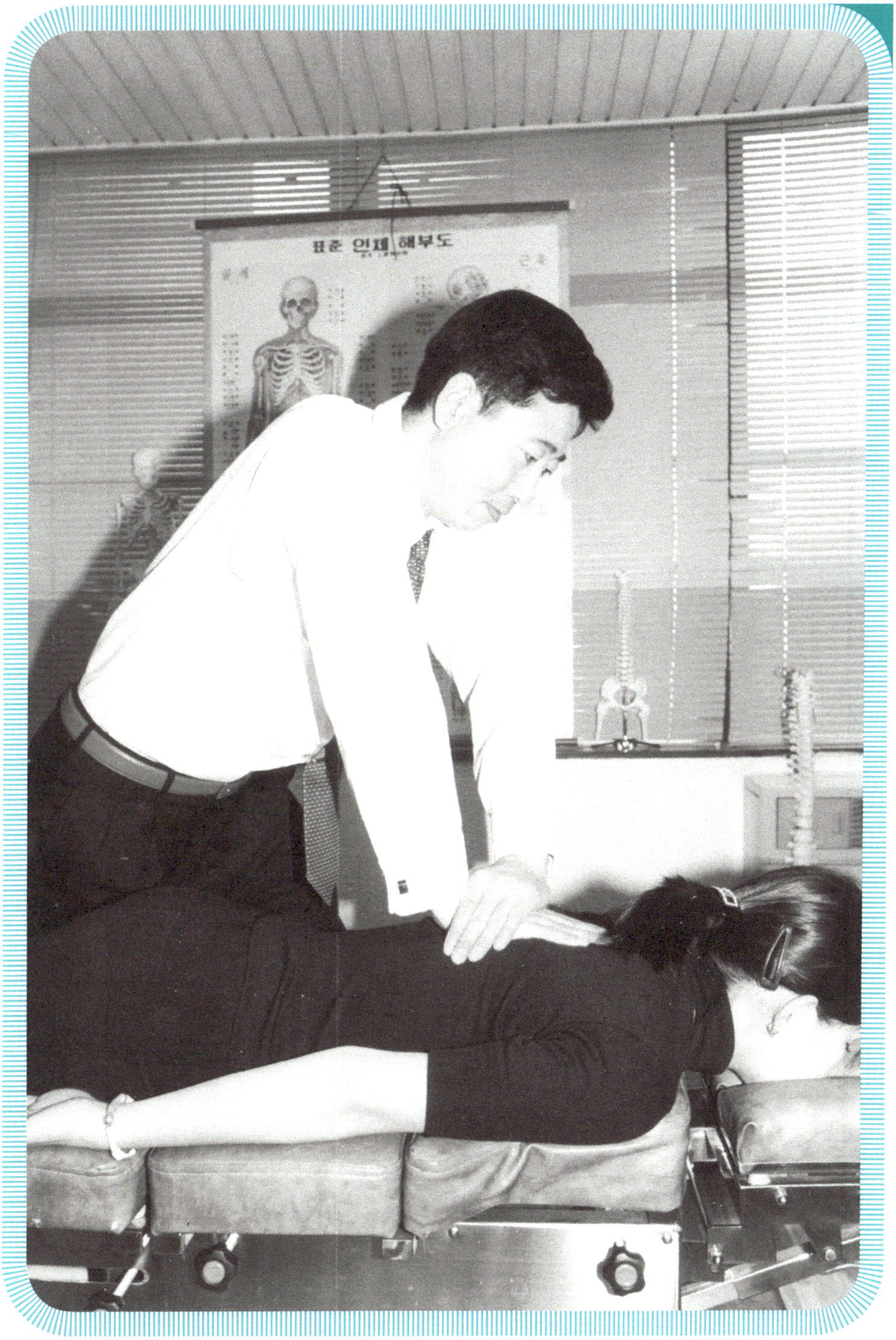
표준 인체 해부도

18) 요추 마사지

술 기 압박법, 유동법

근 육 요배건막근

신 경 요신경총, 요천골신경간

경 혈 지실, 신유, 소장유, 대장유, 방광, 차료

효 과 요통, 좌골신경통, 변비, 비만, 이명, 설사, 치질, 전립선 비대, 생리통, 냉증, 갱년기 장애, 정력 감퇴

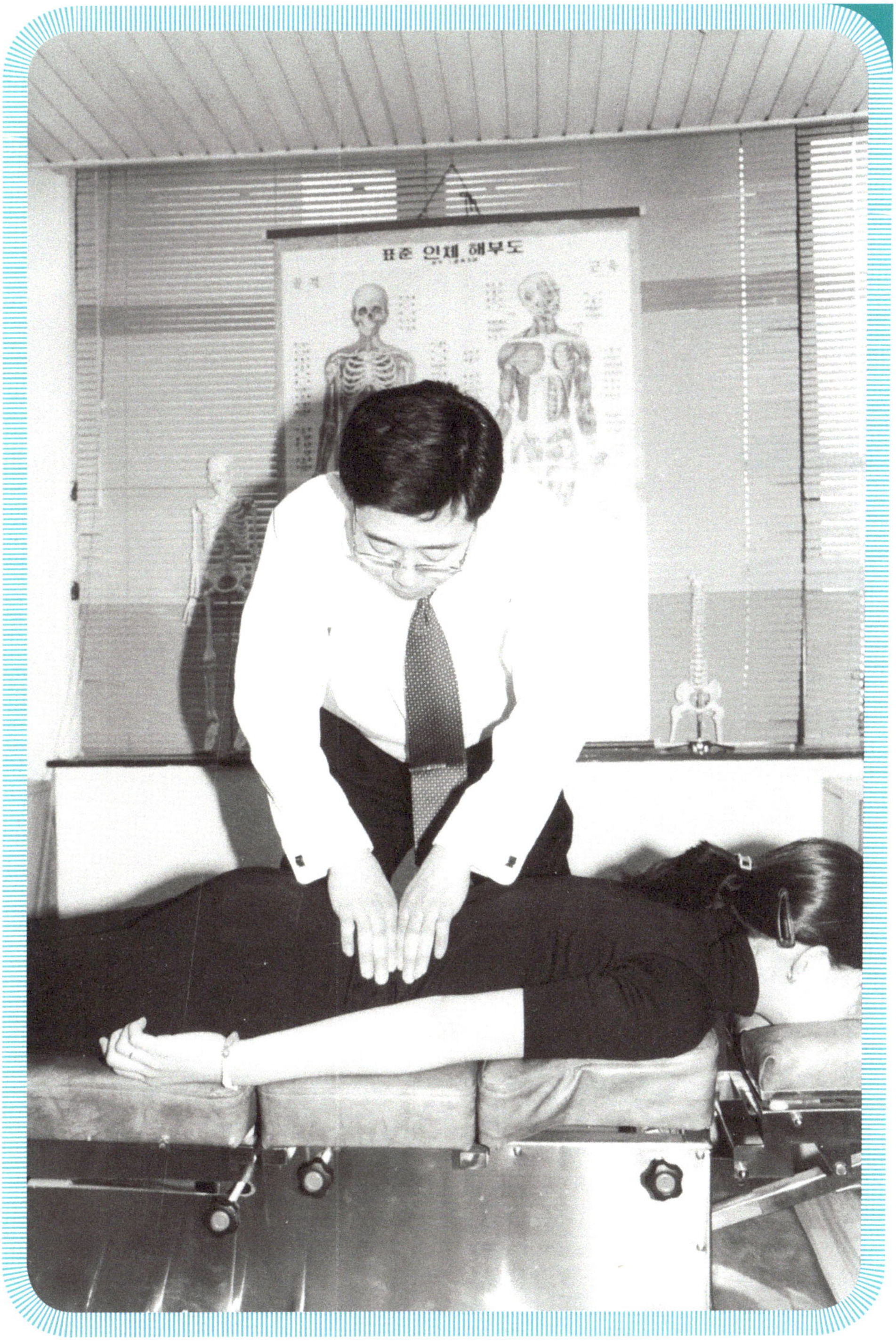
표준 인체 해부도

19) 요추 · 골반 마사지

술 기 압박법, 관절신장법

근 육 요배건막근, 대둔근 등

신 경 요신경총, 천골신경총 등

경 혈 신유, 소장유, 대장유, 방광유, 질변

효 과 요통, 좌골신경통, 변비, 비만, 설사, 고관절통

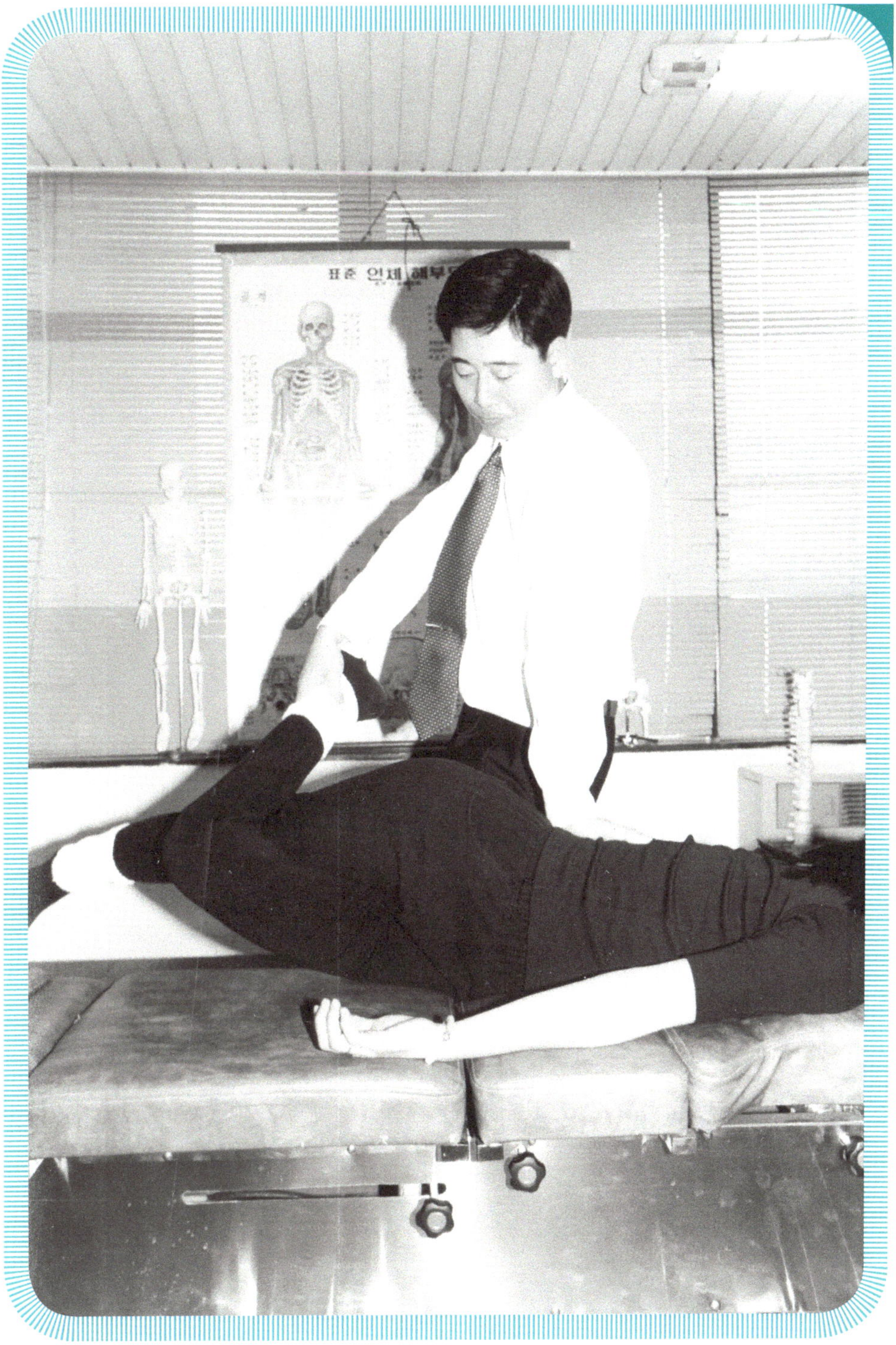

20) 고관절 마사지

술 기	압박법
근 육	대둔근, 봉공근 등
신 경	좌골신경, 치골근의 지배신경
경 혈	질변, 충문
효 과	고관절통, 요통, 치질, 좌골신경통

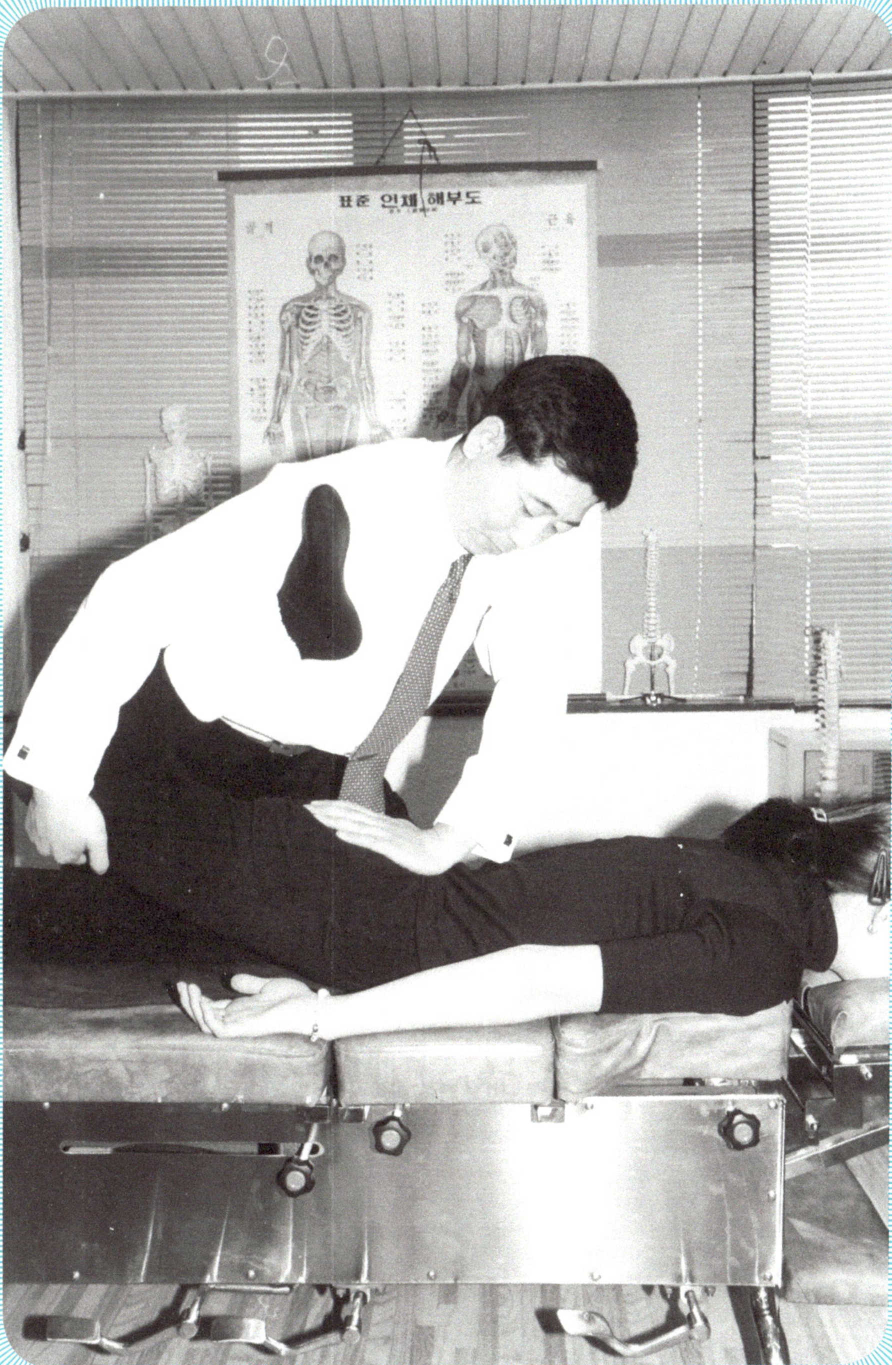
표준 인체 해부도

21) 선추 마사지

술　기	압박법
근　육	대둔근
신　경	좌골신경
경　혈	중료, 요유
효　과	치질, 선추후만

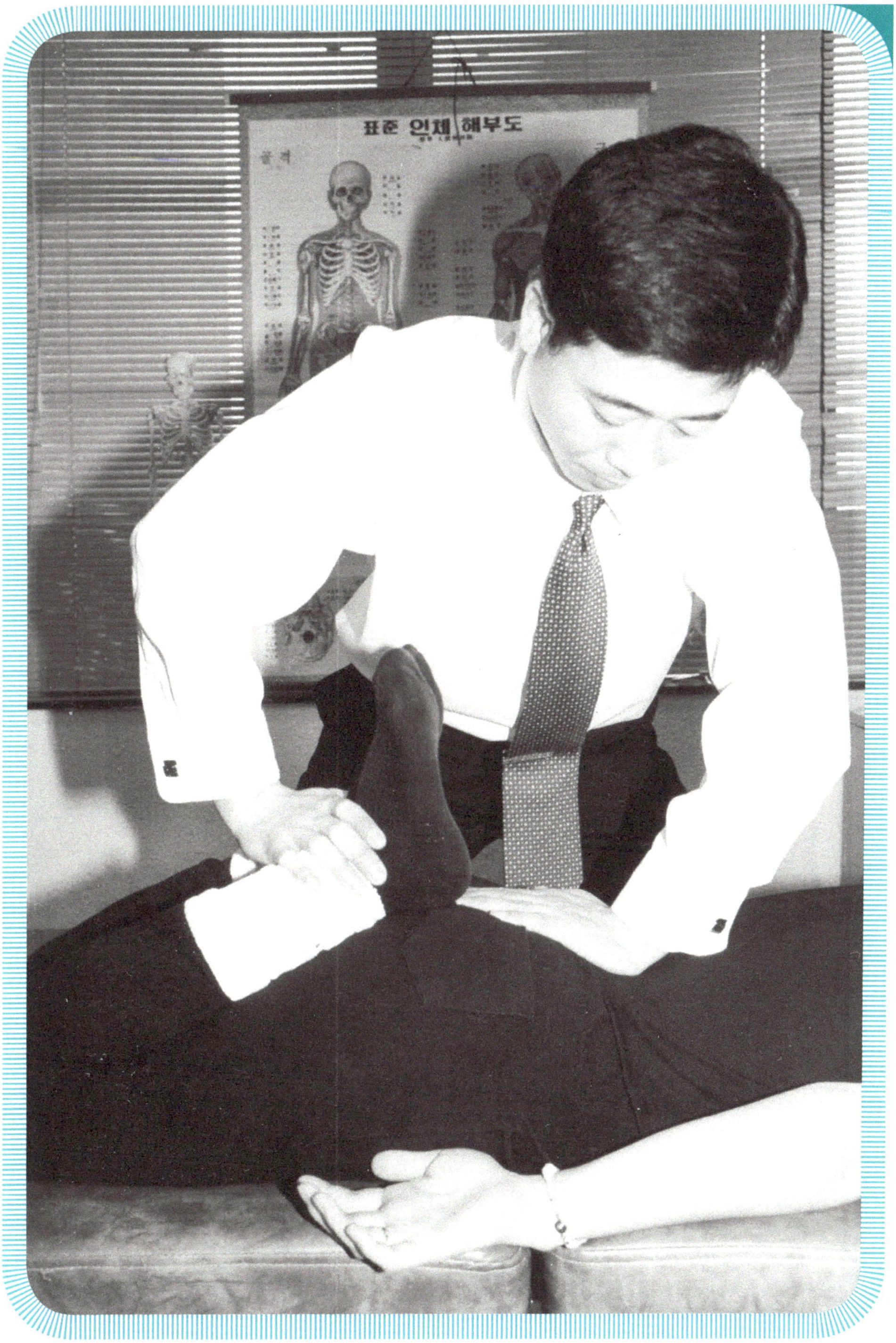
표준 인체 해부도

22) 장골 마사지(A)

술 기	압박법
근 육	대둔근
신 경	좌골신경, 상둔신경
경 혈	질변
효 과	고관절통, 요통, 치질, 좌골신경통

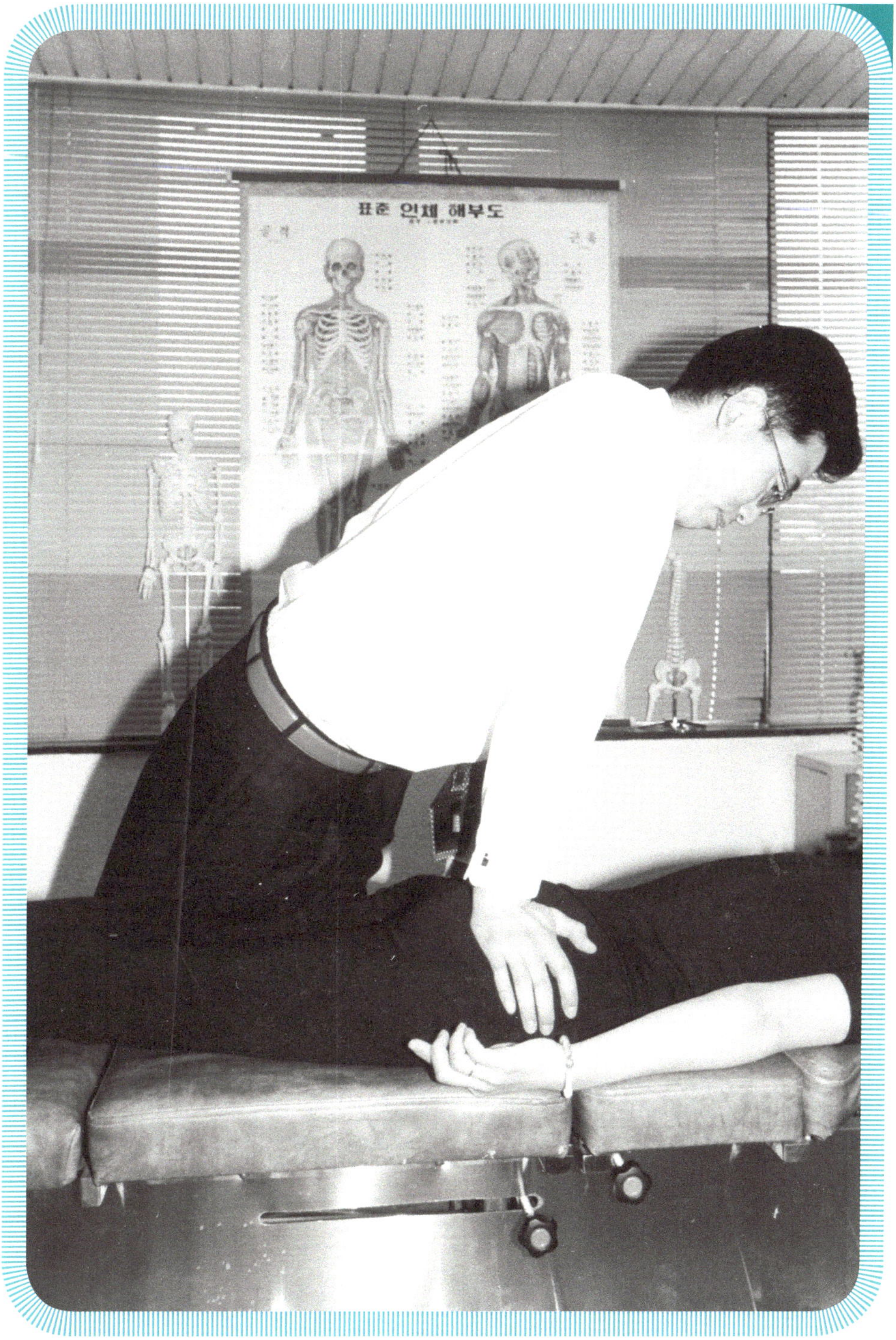
표준 인체 해부도

23) 장골 마사지(B)

술　기	압박법
근　육	대둔근
신　경	좌골신경
경　혈	질변
효　과	고관절통, 요통, 치질, 좌골신경통, 장골변위

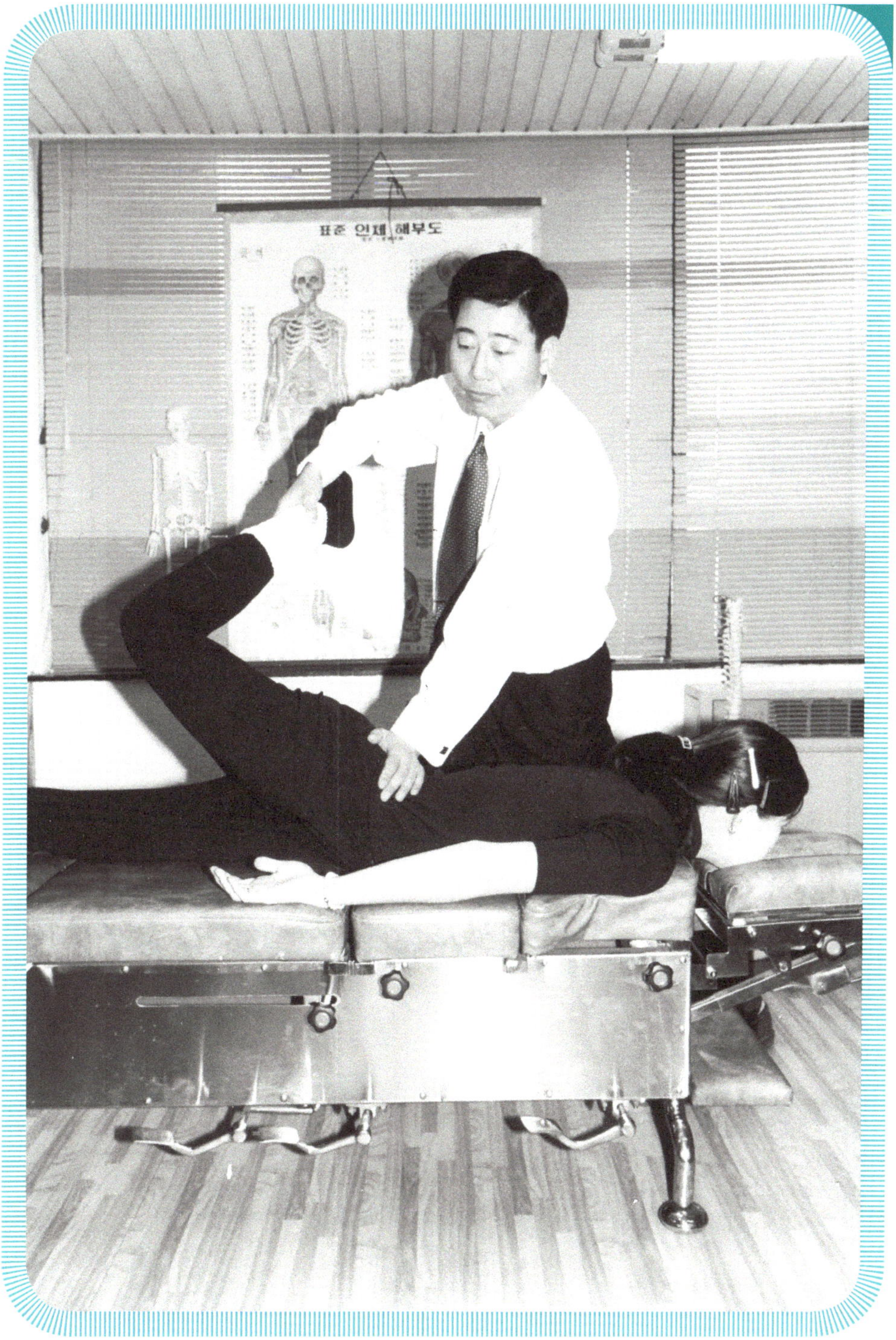
표준 인체 해부도

24) 하지대 마사지

술 기 압박법, 관절신장법

근 육 반막양근, 반건양근, 대퇴이두근, 비복근, 가자미근 등

신 경 좌골신경, 경골신경 등

경 혈 승부, 은문, 위중, 합양, 승근, 승산, 삼음교

효 과 좌골신경통, 알레르기성 비염, 요통, 장딴지 경련, 야뇨증, 갱년기 장애, 생리통, 생리 불순

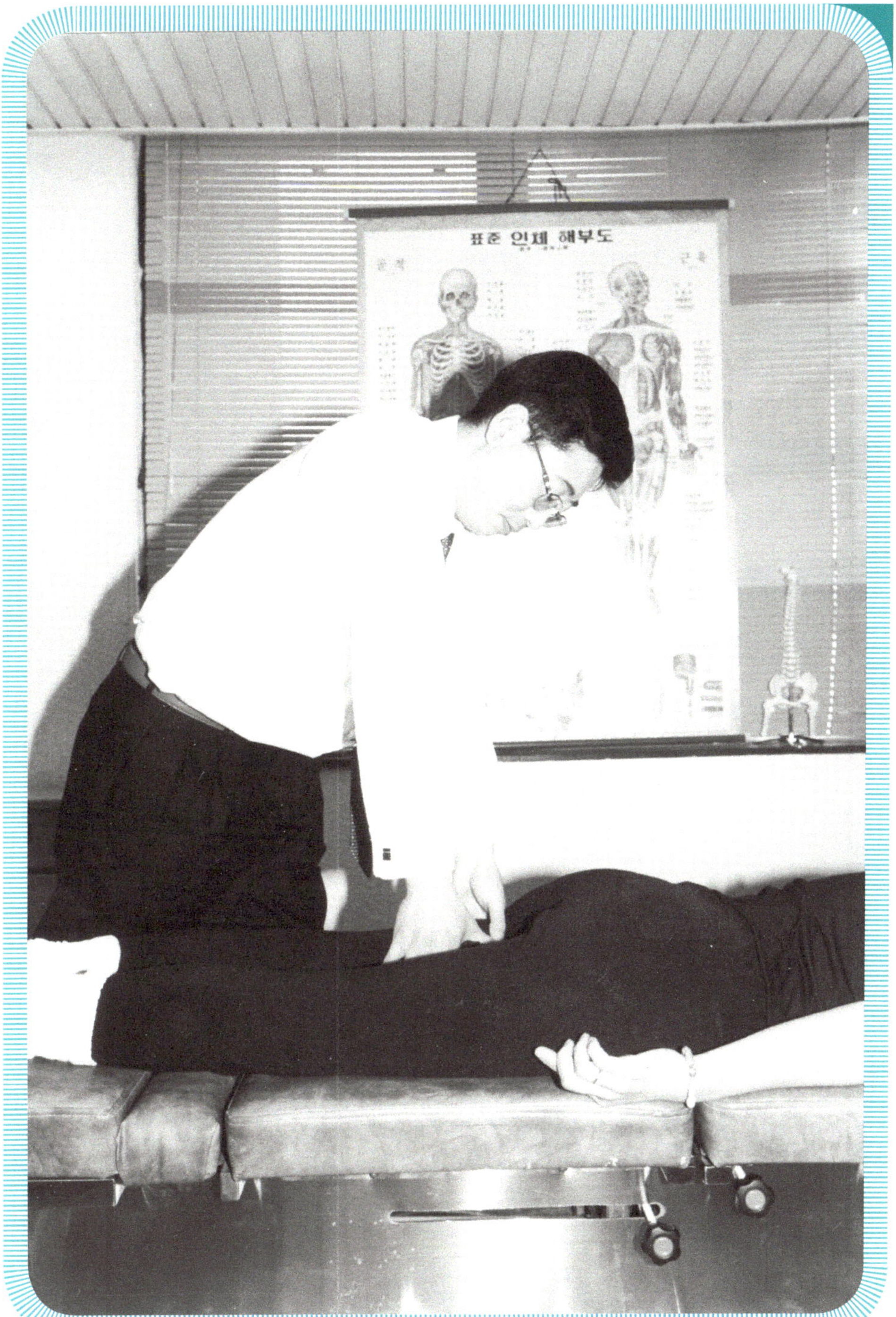
표준 인체 해부도

25) 족관절 마사지

술 기	압박법, 관절신장법
근 육	장지굴근, 종골건 등
신 경	경골신경, 지신경 등
경 혈	구허
효 과	족관절통, 목근육 긴장, 관절 긴장

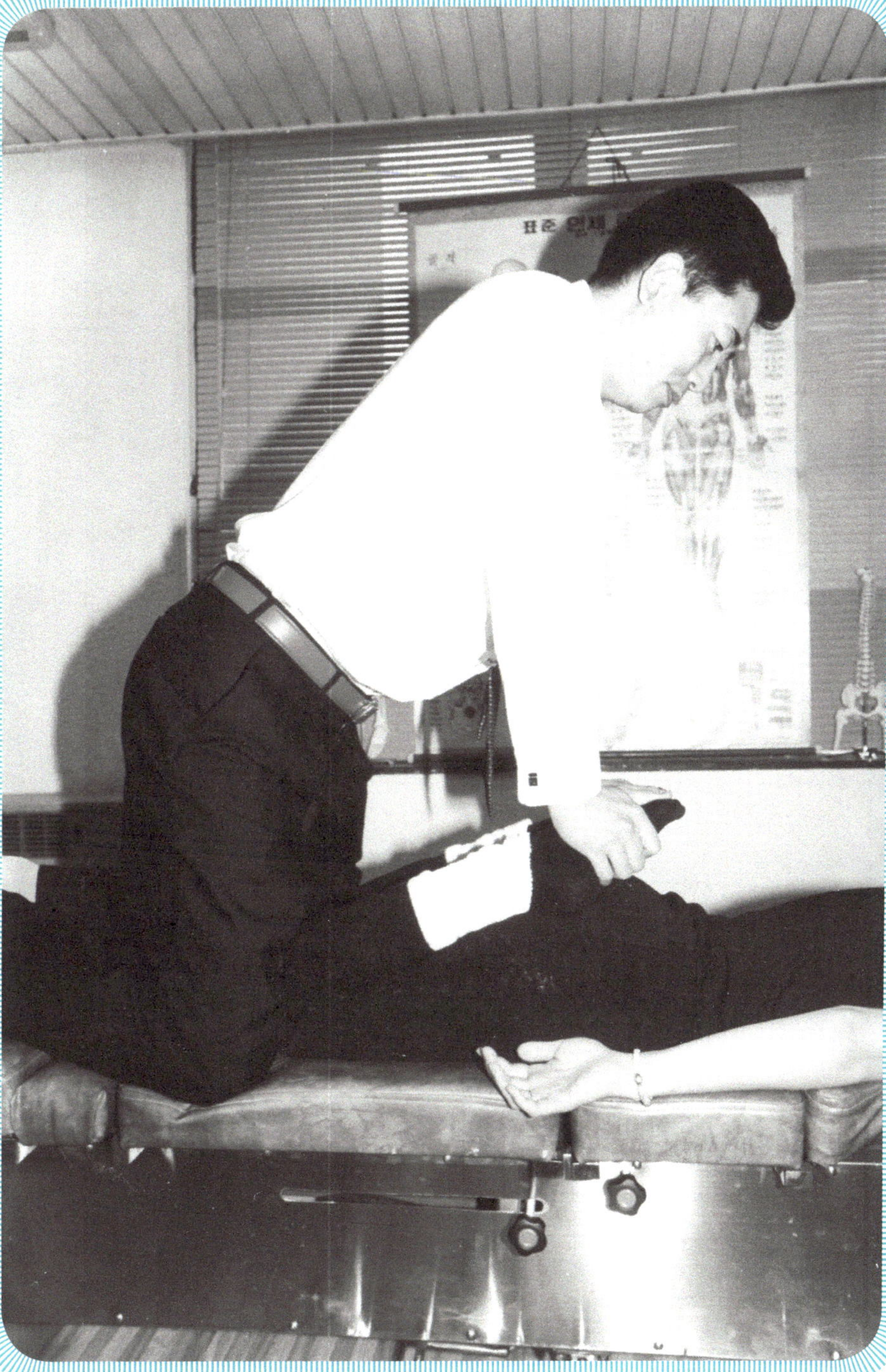

26) 족부 마사지

술 기 압박법

근 육 소지외전근, 모지외전근 등

신 경 지신경 등

경 혈 용천 등

효 과 냉증, 불면증, 소화불량, 피로 회복 등

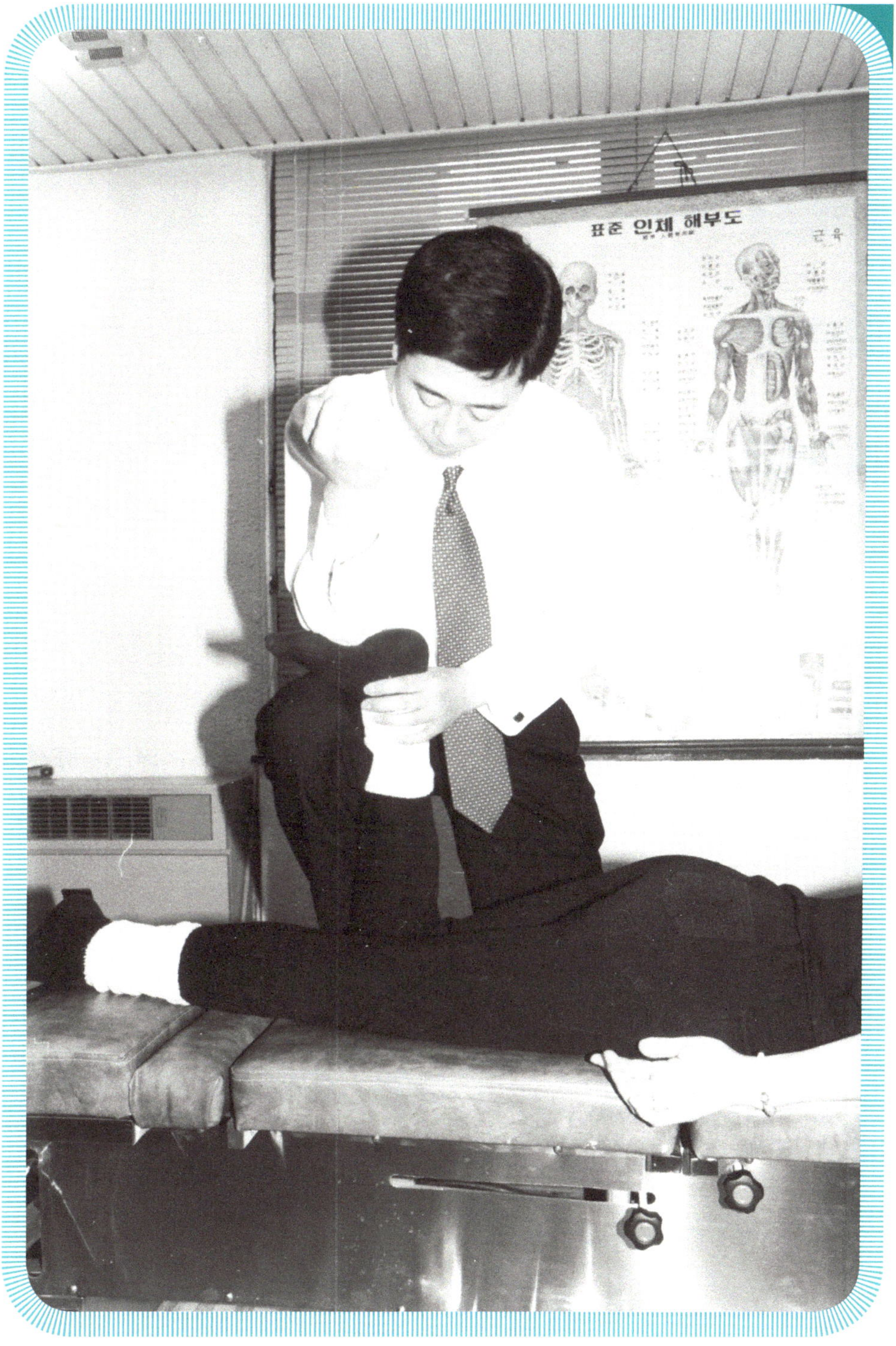
표준 인체 해부도
근육

27) 흉추 · 요추 마사지

술 기 압박법, 관절신장법

근 육 흉추기립근, 요배건막근

신 경 늑간신경, 요신경총

경 혈 신주, 노유, 궐음유, 심유, 격유, 간유, 비유, 심초유, 위유, 방광유, 차료, 신유, 소장유, 대장유

효 과 기관지 천식, 머리 · 어깨 · 팔의 통증, 어깨 결림, 숨 참, 불면증, 고혈압, 저혈압, 위 질환, 만성 간염, 귀 울림, 당뇨병, 비만, 요통, 좌골신경통, 변비, 갱년기 장애, 생리통, 흉 · 요추변위

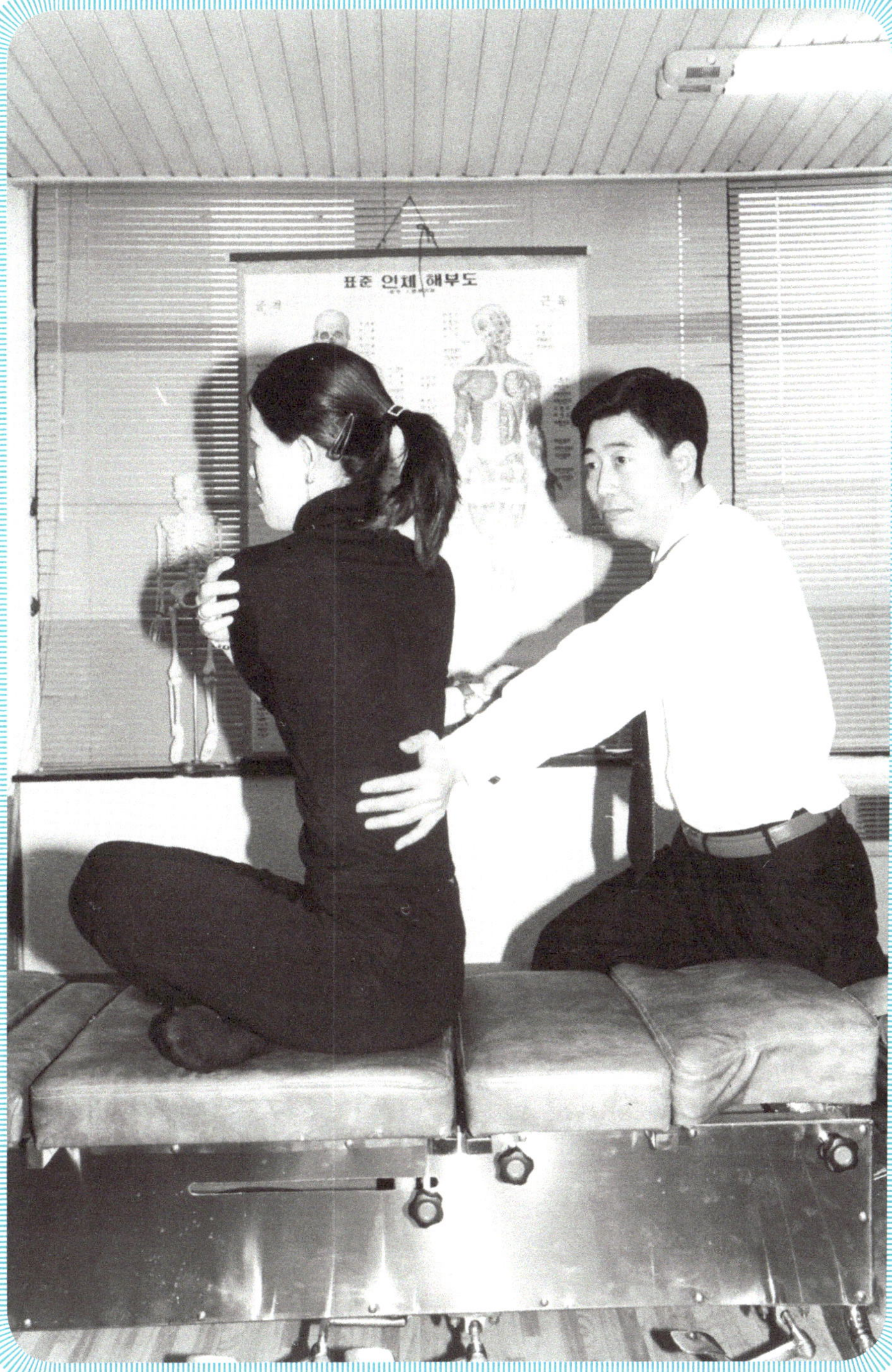
표준 인체 해부도

28) 견관절 마사지(A)

술 기 압박법, 관절신장법

근 육 승모근, 삼각근

신 경 완신경총

경 혈 견우, 천료

효 과 어깨 결림, 머리 · 어깨 · 팔의 통증, 사십견, 오십견

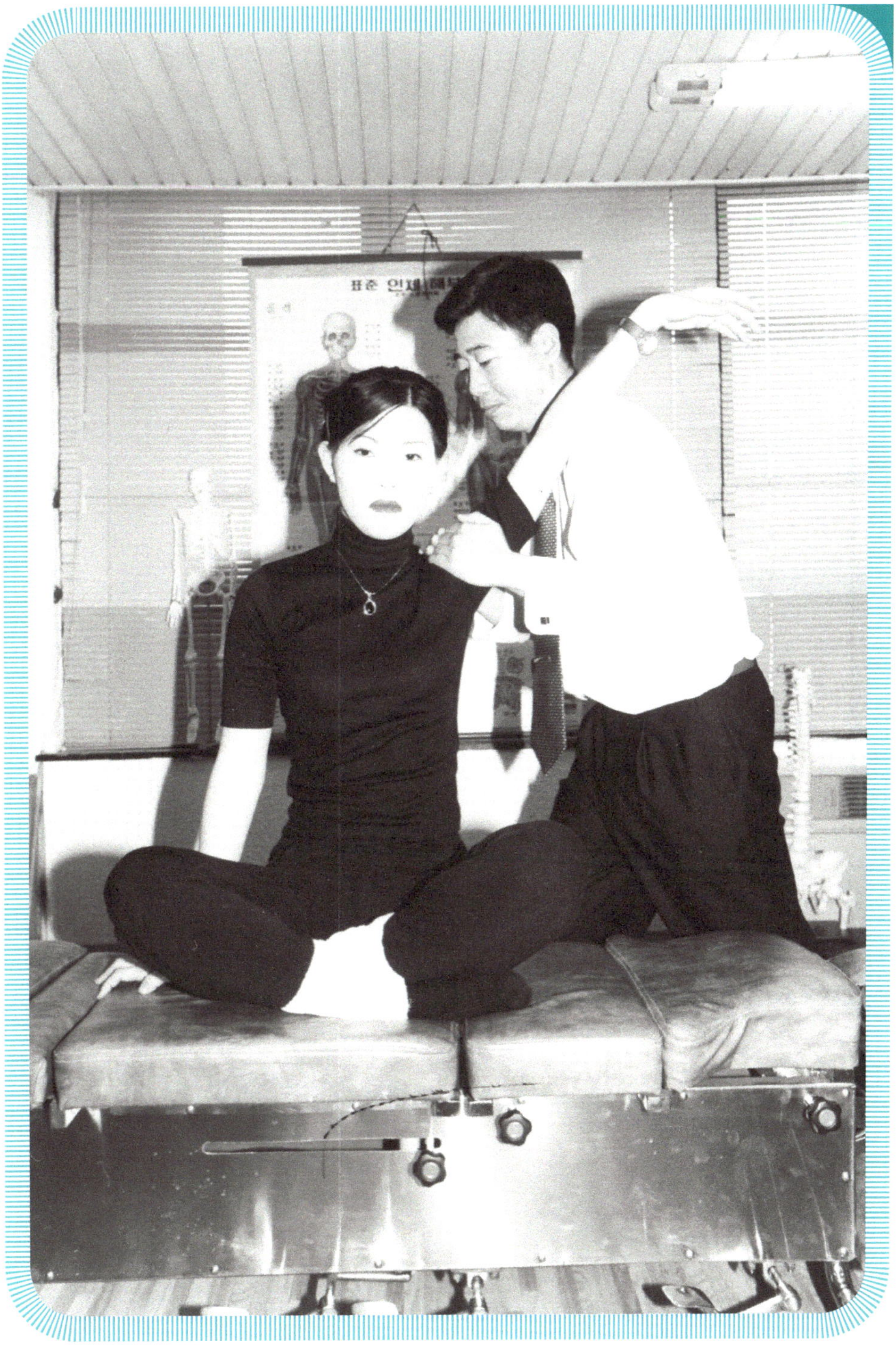

29) 견관절 마사지(B)

술 기 관절신장법

근 육 승모근, 삼각근

신 경 완신경총

경 혈 견우, 천료

효 과 어깨 결림, 머리 · 어깨 · 팔의 통증, 사십견, 오십견

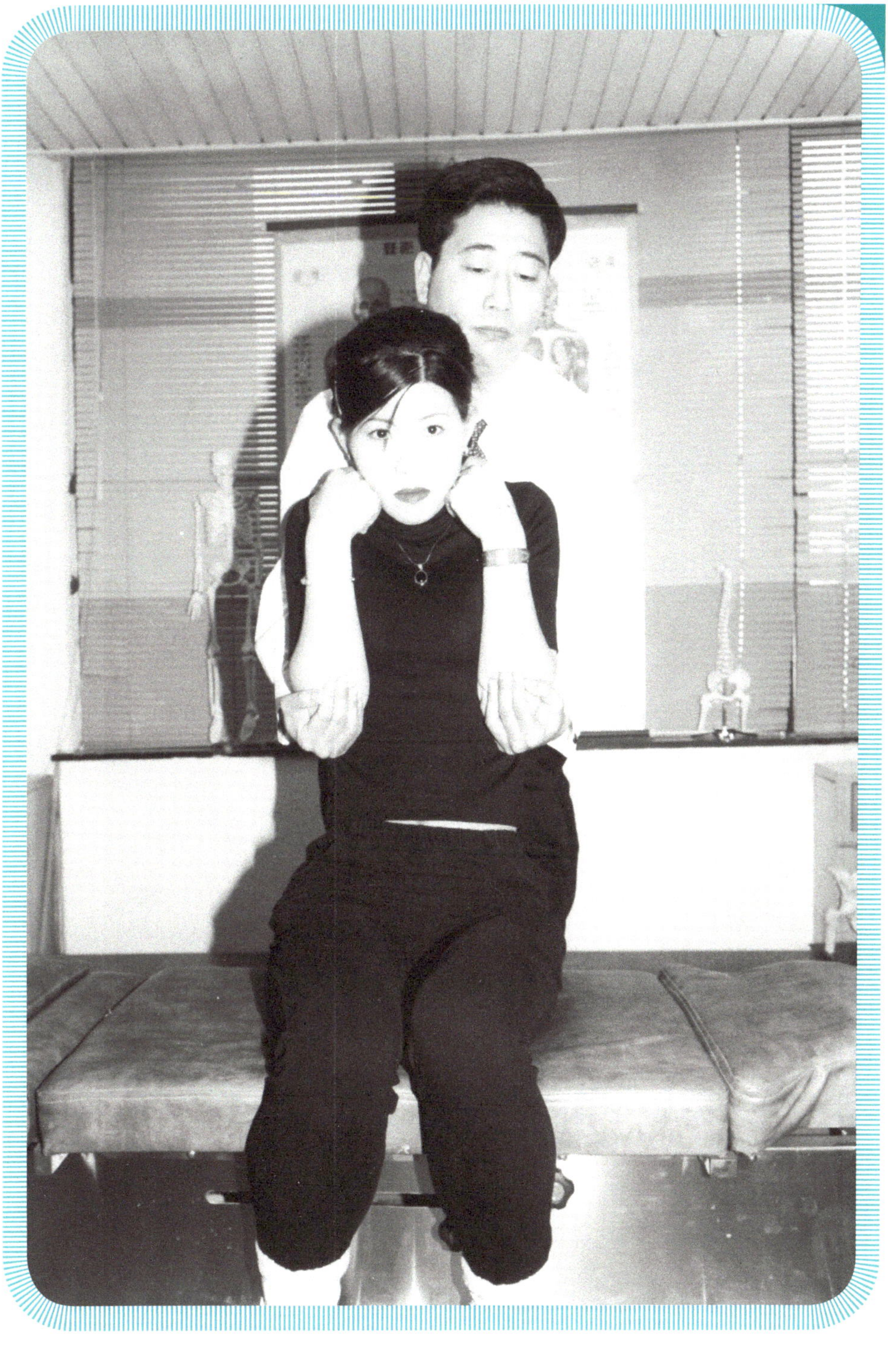

알기 쉬운

실전 체형교정, 추나, 스포츠마사지

초판 1쇄 인쇄 2019년 7월 11일
초판 1쇄 발행 2019년 7월 18일

지은이 강규수
펴낸이 박기남
기획 · 영업 박정헌
펴낸곳 율곡출판사
08590 서울시 금천구 가산디지털1로 84(에이스하이엔드 8차), 803호
전화 (代) 02) 718-9872/3
팩스 02) 718-9874
홈페이지 http://www.yulgokbooks.co.kr
이메일 yulgokbook@naver.com
등록 1989.11.10. 제2014-000031호
ISBN 979-11-87897-65-1 03510

정가 30,000원